全国中医药行业高等教育"十四五"规划教材
全国高等中医药院校规划教材（第十一版）

言语治疗学

（新世纪第二版）

（供康复治疗学、听力与言语康复学等专业用）

主　编　汤继芹

中国中医药出版社
·北　京·

图书在版编目（CIP）数据

言语治疗学 / 汤继芹主编 . --2 版 . -- 北京：中国中医药出版社，
2024.11

全国中医药行业高等教育"十四五"规划教材

ISBN 978-7-5132-8568-1

Ⅰ . ①言… Ⅱ . ①汤… Ⅲ . ①语言障碍—治疗学—中医学院—教材

Ⅳ . ① H018.4 ② R767.92

中国国家版本馆 CIP 数据核字（2023）第 223422 号

融合出版数字化资源服务说明

全国中医药行业高等教育"十四五"规划教材为融合教材，各教材相关数字化资源（电子教材、PPT 课件、视频、复习思考题等）在全国中医药行业教育云平台"医开讲"发布。

资源访问说明

扫描右方二维码下载"医开讲"APP 或到"医开讲"网站（网址：www.e-lesson.cn）注册登录，输入封底"序列号"进行账号绑定后即可访问相关数字化资源（注意：序列号只可绑定一个账号，为避免不必要的损失，请您刮开序列号立即进行账号绑定激活）。

资源下载说明

本书有配套 PPT 课件，供教师下载使用，请到"医开讲"网站（网址：www.e-lesson.cn）认证教师身份后，搜索书名进入具体图书页面实现下载。

中国中医药出版社出版

北京经济技术开发区科创十三街 31 号院二区 8 号楼

邮政编码　100176

传真　010-64405721

河北品睿印刷有限公司印刷

各地新华书店经销

开本 889×1194　1/16　印张 14　字数 385 千字

2024 年 11 月第 2 版　2024 年 11 月第 1 次印刷

书号　ISBN 978 - 7 - 5132 - 8568 - 1

定价　56.00 元

网址　www.cptcm.com

服 务 热 线　010-64405510　　微信服务号　zgzyycbs

购 书 热 线　010-89535836　　微商城网址　https://kdt.im/LIdUGr

维 权 打 假　010-64405753　　天猫旗舰店网址　https://zgzyycbs.tmall.com

如有印装质量问题请与本社出版部联系（010-64405510）

全国中医药行业高等教育"十四五"规划教材
全国高等中医药院校规划教材（第十一版）

《言语治疗学》
编 委 会

主 编
汤继芹（山东中医药大学）

副 主 编（以姓氏笔画为序）
张　健（天津中医药大学）　　　　陶　波（江西中医药大学）
李玉强（黑龙江中医药大学）　　　黄　佳（福建中医药大学）
谭　洁（湖南中医药大学）

编　　委（以姓氏笔画为序）
王　萌（南京中医药大学）　　　　王开龙（广西中医药大学）
王红艳（成都中医药大学）　　　　方　针（浙江中医药大学）
古琨如（广州中医药大学）　　　　边　静（长春中医药大学）
邢海娇（河北中医药大学）　　　　吴雪梅（贵州中医药大学）
张　铭（河南中医药大学）　　　　张小丽（甘肃中医药大学）
张淑慧（辽宁中医药大学）　　　　陆　健（陕西中医药大学）
陈　宇（山东中医药大学）　　　　胡志伟（北京中医药大学）
黄　立（上海中医药大学）

学术秘书
邢津骁（山东中医药大学）

《言语治疗学》
融合出版数字化资源编创委员会

全国中医药行业高等教育"十四五"规划教材
全国高等中医药院校规划教材（第十一版）

主　编

汤继芹（山东中医药大学）

副主编（以姓氏笔画为序）

张　健（天津中医药大学）　　　　　陶　波（江西中医药大学）

李玉强（黑龙江中医药大学）　　　　黄　佳（福建中医药大学）

谭　洁（湖南中医药大学）

编　委（以姓氏笔画为序）

王　萌（南京中医药大学）　　　　　王开龙（广西中医药大学）

王红艳（成都中医药大学）　　　　　方　针（浙江中医药大学）

古琨如（广州中医药大学）　　　　　边　静（长春中医药大学）

邢海娇（河北中医药大学）　　　　　吴雪梅（贵州中医药大学）

张　铭（河南中医药大学）　　　　　张小丽（甘肃中医药大学）

张淑慧（辽宁中医药大学）　　　　　陆　健（陕西中医药大学）

陈　宇（山东中医药大学）　　　　　胡志伟（北京中医药大学）

黄　立（上海中医药大学）

学术秘书

邢津骁（山东中医药大学）

全国中医药行业高等教育"十四五"规划教材
全国高等中医药院校规划教材（第十一版）

专家指导委员会

名誉主任委员

余艳红（国家卫生健康委员会党组成员，国家中医药管理局党组书记、局长）

王永炎（中国中医科学院名誉院长、中国工程院院士）

陈可冀（中国中医科学院研究员、中国科学院院士、国医大师）

主任委员

张伯礼（天津中医药大学教授、中国工程院院士、国医大师）

秦怀金（国家中医药管理局副局长、党组成员）

副主任委员

王　琦（北京中医药大学教授、中国工程院院士、国医大师）

黄璐琦（中国中医科学院院长、中国工程院院士）

严世芸（上海中医药大学教授、国医大师）

高　斌（教育部高等教育司副司长）

陆建伟（国家中医药管理局人事教育司司长）

委　员（以姓氏笔画为序）

丁中涛（云南中医药大学校长）

王　伟（广州中医药大学校长）

王东生（中南大学中西医结合研究所所长）

王维民（北京大学医学部副主任、教育部临床医学专业认证工作委员会主任委员）

王耀献（河南中医药大学校长）

牛　阳（宁夏医科大学党委副书记）

方祝元（江苏省中医院党委书记）

石学敏（天津中医药大学教授、中国工程院院士）

田金洲（北京中医药大学教授、中国工程院院士）

仝小林（中国中医科学院研究员、中国科学院院士）

宁　光（上海交通大学医学院附属瑞金医院院长、中国工程院院士）

匡海学（黑龙江中医药大学教授、教育部高等学校中药学类专业教学指导委员会主任委员）

吕志平（南方医科大学教授、全国名中医）

吕晓东（辽宁中医药大学党委书记）

朱卫丰（江西中医药大学校长）

朱兆云（云南中医药大学教授、中国工程院院士）

刘　良（广州中医药大学教授、中国工程院院士）

刘松林（湖北中医药大学校长）

刘叔文（南方医科大学副校长）

刘清泉（首都医科大学附属北京中医医院院长）

李可建（山东中医药大学校长）

李灿东（福建中医药大学校长）

杨　柱（贵州中医药大学党委书记）

杨晓航（陕西中医药大学校长）

肖　伟（南京中医药大学教授、中国工程院院士）

吴以岭（河北中医药大学名誉校长、中国工程院院士）

余曙光（成都中医药大学校长）

谷晓红（北京中医药大学教授、教育部高等学校中医学类专业教学指导委员会主任委员）

冷向阳（长春中医药大学校长）

张忠德（广东省中医院院长）

陆付耳（华中科技大学同济医学院教授）

阿吉艾克拜尔·艾萨（新疆医科大学校长）

陈　忠（浙江中医药大学校长）

陈凯先（中国科学院上海药物研究所研究员、中国科学院院士）

陈香美（解放军总医院教授、中国工程院院士）

易刚强（湖南中医药大学校长）

季　光（上海中医药大学校长）

周建军（重庆中医药学院院长）

赵继荣（甘肃中医药大学校长）

郝慧琴（山西中医药大学党委书记）

胡　刚（江苏省政协副主席、南京中医药大学教授）

侯卫伟（中国中医药出版社有限公司董事长）

姚　春（广西中医药大学校长）

徐安龙（北京中医药大学校长、教育部高等学校中西医结合类专业教学指导委员会主任委员）

高秀梅（天津中医药大学校长）

高维娟（河北中医药大学校长）

郭宏伟（黑龙江中医药大学校长）

唐志书（中国中医科学院副院长、研究生院院长）

彭代银（安徽中医药大学校长）

董竞成（复旦大学中西医结合研究院院长）

韩晶岩（北京大学医学部基础医学院中西医结合教研室主任）

程海波（南京中医药大学校长）

鲁海文（内蒙古医科大学副校长）

翟理祥（广东药科大学校长）

秘书长（兼）

陆建伟（国家中医药管理局人事教育司司长）

侯卫伟（中国中医药出版社有限公司董事长）

办公室主任

周景玉（国家中医药管理局人事教育司副司长）

李秀明（中国中医药出版社有限公司总编辑）

办公室成员

陈令轩（国家中医药管理局人事教育司综合协调处处长）

李占永（中国中医药出版社有限公司副总编辑）

张岠宇（中国中医药出版社有限公司副总经理）

芮立新（中国中医药出版社有限公司副总编辑）

沈承玲（中国中医药出版社有限公司教材中心主任）

编审专家组

组　长

余艳红（国家卫生健康委员会党组成员，国家中医药管理局党组书记、局长）

副组长

张伯礼（天津中医药大学教授、中国工程院院士、国医大师）

秦怀金（国家中医药管理局副局长、党组成员）

组　员

陆建伟（国家中医药管理局人事教育司司长）

严世芸（上海中医药大学教授、国医大师）

吴勉华（南京中医药大学教授）

匡海学（黑龙江中医药大学教授）

刘红宁（江西中医药大学教授）

翟双庆（北京中医药大学教授）

胡鸿毅（上海中医药大学教授）

余曙光（成都中医药大学教授）

周桂桐（天津中医药大学教授）

石　岩（辽宁中医药大学教授）

黄必胜（湖北中医药大学教授）

前 言

为全面贯彻《中共中央 国务院关于促进中医药传承创新发展的意见》和全国中医药大会精神，落实《国务院办公厅关于加快医学教育创新发展的指导意见》《教育部 国家卫生健康委 国家中医药管理局关于深化医教协同进一步推动中医药教育改革与高质量发展的实施意见》，紧密对接新医科建设对中医药教育改革的新要求和中医药传承创新发展对人才培养的新需求，国家中医药管理局教材办公室（以下简称"教材办"）、中国中医药出版社在国家中医药管理局领导下，在教育部高等学校中医学类、中药学类、中西医结合类专业教学指导委员会及全国中医药行业高等教育规划教材专家指导委员会指导下，对全国中医药行业高等教育"十三五"规划教材进行综合评价，研究制定《全国中医药行业高等教育"十四五"规划教材建设方案》，并全面组织实施。鉴于全国中医药行业主管部门主持编写的全国高等中医药院校规划教材目前已出版十版，为体现其系统性和传承性，本套教材称为第十一版。

本套教材建设，坚持问题导向、目标导向、需求导向，结合"十三五"规划教材综合评价中发现的问题和收集的意见建议，对教材建设知识体系、结构安排等进行系统整体优化，进一步加强顶层设计和组织管理，坚持立德树人根本任务，力求构建适应中医药教育教学改革需求的教材体系，更好地服务院校人才培养和学科专业建设，促进中医药教育创新发展。

本套教材建设过程中，教材办聘请中医学、中药学、针灸推拿学三个专业的权威专家组成编审专家组，参与主编确定，提出指导意见，审查编写质量。特别是对核心示范教材建设加强了组织管理，成立了专门评价专家组，全程指导教材建设，确保教材质量。

本套教材具有以下特点：

1.坚持立德树人，融入课程思政内容

将党的二十大精神进教材，把立德树人贯穿教材建设全过程、各方面，体现课程思政建设新要求，发挥中医药文化育人优势，促进中医药人文教育与专业教育有机融合，指导学生树立正确世界观、人生观、价值观，帮助学生立大志、明大德、成大才、担大任，坚定信念信心，努力成为堪当民族复兴重任的时代新人。

2.优化知识结构，强化中医思维培养

在"十三五"规划教材知识架构基础上，进一步整合优化学科知识结构体系，减少不同学科教材间相同知识内容交叉重复，增强教材知识结构的系统性、完整性。强化中医思维培养，突出中医思维在教材编写中的主导作用，注重中医经典内容编写，在《内经》《伤寒论》等经典课程中更加突出重点，同时更加强化经典与临床的融合，增强中医经典的临床运用，帮助学生筑牢中医经典基础，逐步形成中医思维。

3.突出"三基五性"，注重内容严谨准确

坚持"以本为本"，更加突出教材的"三基五性"，即基本知识、基本理论、基本技能，思想性、科学性、先进性、启发性、适用性。注重名词术语统一，概念准确，表述科学严谨，知识点结合完备，内容精炼完整。教材编写综合考虑学科的分化、交叉，既充分体现不同学科自身特点，又注意各学科之间的有机衔接；注重理论与临床实践结合，与医师规范化培训、医师资格考试接轨。

4.强化精品意识，建设行业示范教材

遴选行业权威专家，吸纳一线优秀教师，组建经验丰富、专业精湛、治学严谨、作风扎实的高水平编写团队，将精品意识和质量意识贯穿教材建设始终，严格编审把关，确保教材编写质量。特别是对32门核心示范教材建设，更加强调知识体系架构建设，紧密结合国家精品课程、一流学科、一流专业建设，提高编写标准和要求，着力推出一批高质量的核心示范教材。

5.加强数字化建设，丰富拓展教材内容

为适应新型出版业态，充分借助现代信息技术，在纸质教材基础上，强化数字化教材开发建设，对全国中医药行业教育云平台"医开讲"进行了升级改造，融入了更多更实用的数字化教学素材，如精品视频、复习思考题、AR/VR等，对纸质教材内容进行拓展和延伸，更好地服务教师线上教学和学生线下自主学习，满足中医药教育教学需要。

本套教材的建设，凝聚了全国中医药行业高等教育工作者的集体智慧，体现了中医药行业齐心协力、求真务实、精益求精的工作作风，谨此向有关单位和个人致以衷心的感谢！

尽管所有组织者与编写者竭尽心智，精益求精，本套教材仍有进一步提升空间，敬请广大师生提出宝贵意见和建议，以便不断修订完善。

国家中医药管理局教材办公室
中国中医药出版社有限公司
2023 年 6 月

编写说明

言语治疗学是康复治疗学的重要组成部分，是对言语障碍、语言障碍、听力障碍及吞咽障碍进行评价、治疗和研究的一门学科。随着中医院校康复治疗学专业的发展，言语治疗学也逐渐分化成独立的学科。本教材的编写正是顺应了康复治疗学专业的发展趋势。

《言语治疗学》是根据中共中央、国务院印发的《中国教育现代化2035》、国务院办公厅印发的《关于加快医学教育创新发展的指导意见》及《"十四五"中医药发展规划》的精神，在国家中医药管理局宏观指导下，以全面提高中医药人才的培养质量、积极与医疗卫生实践接轨、为临床服务为目标，依据中医药行业人才培养规律和实际需求，由国家中医药管理局教材办公室和中国中医药出版社组织建设的全国中医药行业高等教育"十四五"规划教材之一。本教材是在全国中医药行业高等教育"十三五"规划教材《言语治疗学》的基础上修订而成，旨在正本清源，突出中医思维方式，体现中医药学科的人文特色和"读经典，做临床"的实践特点。

全书共分八章，编写分工如下：第一章绪论由张健编写；第二至四章为言语治疗的理论基础知识，由陆健、李玉强、陈宇、陶波、王萌共同编写；第五至八章包括言语治疗领域中各类障碍的干预，分别对应言语障碍的评定与康复治疗、语言障碍的评定与康复治疗、听力障碍的评定与康复治疗及吞咽障碍的评定与康复治疗，由邢海娇、张小丽、张淑慧、王红艳、吴雪梅、黄佳、古琨如、方针、黄立、谭洁、汤继芹、张铭、胡志伟、边静、王开龙共同编写，基本覆盖了言语治疗的所有领域。此外，本教材注重融合出版数字化资源建设，并适当融入了课程思政内容，尤其是党的二十大精神相关内容。

本教材适用于康复治疗学、听力与言语康复学等专业本科和研究生教学，也可供康复专科医师、康复专科治疗师、特殊学校教师，以及临床医师（神经内科、儿保科、耳鼻喉科等）、护士等阅读参考。

由于时间有限，书中难免存在不足之处，恳请同行专家和广大读者多提宝贵意见，以便再版时修订完善。

《言语治疗学》编委会
2024年7月

目　录

扫一扫，查阅
本书数字资源

言语治疗学是康复医学的重要组成部分，是对各种言语障碍、语言障碍、听力障碍及吞咽障碍进行评价、治疗和研究的学科。本章将介绍言语治疗学科的发展历史、与言语交流有关的基本概念，以及言语听觉链的基本知识。

第一节 言语治疗学的发展史

言语治疗学是一门多学科交叉的新兴学科，涉及医学、语音学、声学、语言学、心理学和特殊教育等多学科知识。

一、言语治疗学的临床与科学研究的发展

言语治疗在不同国家开始于不同时期，美国有 100 多年的历史，日本、韩国和中国香港有 50~60 年的历史。除香港地区外，我国的言语治疗工作取得较大发展是在 20 世纪 80 年代，至今已有 30 多年。关于言语治疗学的起源，美国大多数的描述都集中在组织的成立，他们认为本学科起源于 1925 年，当时言语治疗领域工作的专业人员成立了自己的组织。实际上，早在 19 世纪，一些关于言语声学、语音学、言语生理学、言语病理学、心理学的研究已经对言语治疗学的发展产生了深远的影响。

（一）言语声学

Hermann von Helmholtz 出生在柏林，主要致力于嗓音声学和声道共鸣的研究，是研究共鸣的先驱。Helmholtz 最早发现向装有不同量水的瓶子吹气，能产生不同的声音。后来，通过使用一个两端开口的中空玻璃球进行实验，Helmholtz 发明了复合音频率分析技术，这种中空玻璃球后来被称为"Helmholtz 共鸣器"（图1-1）。Helmholtz 用蜡密封玻璃球的一端，另外一端塞入自己的耳道。不同的玻璃球有不同的固有频率，每个玻璃球仅对与自己固有频率相同或相近的声音产生共鸣，这样就能够确定言语的基频、谐波和声道共鸣频率等。

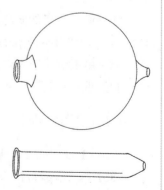

图 1-1 Helmholtz 共鸣器

不同的人在说话或唱歌时的音色各不相同，Helmholtz 把不同频率的音叉放在自己或他人的口腔前，让每个人用自己特定的口腔形状发一个元音，结果他发现不同的口腔形状会产生不同的共鸣频率。用这种方法，他确定了每个元音的绝对共鸣频率。1863 年，他出版了言语声学和谐波理论方面的巨著《音乐生理感知学》。此外，Helmholtz 还提出最重要的言语声学和物理学原

则：声门处形成的空气脉冲是嗓音产生的声源，声源谐波在咽腔和口腔产生共鸣，不同的共鸣产生不同的元音。

(二)语音学

Henry Sweet 出生在英格兰，是一名英语老师。Sweet 受德国语言学院派的影响，在印度做了许多语音学方面的工作，并开发了"可视言语（visible speech）"的语音手抄本系统，这个手抄本系统就是国际音标的前身。1877 年，Sweet 在可视言语改编本中写道："我用 Broad Romic 作为一种代数符号，每个字母代表一组相似的音。"在这里他简洁地表述了同一音位的每个音位变体可以看作一个音素，这种关于音素规则的想法是新颖的。尽管音素这个词不是他提出的，但他是第一个提到音素规则的人。继 1877 年语音手抄本出版后，1890 年他又出版了《语音学基础》，其中包含对言语的构音描述。

(三)聋人教育

Alexander Graham Bell 作为电话的发明者享誉世界。Bell 把发明作为业余爱好，而把聋人教育（deaf education）作为自己的职业。Bell 的父亲 Alexander Melville Bell 是一名言语教师和演说家，他在爱丁堡大学演讲，撰写了关于演讲的书和手册。Bell 最大的成就是开发了可视言语系统，该系统是描述每种言语构音的符号系统，言语声音可以通过图像表达出来。Bell 作为一名聋校培训的教师，一直使用可视言语系统开展聋人教育。Bell 把聋人教育看得极为重要，后来他又建立了 Volta 局（聋人信息中心），开发了测试听力的听力计，不断改进可视言语系统。

(四)言语生理学

Raymond Herbert Stetson 的主要贡献是发展和改进了言语生理的测量方法。19 世纪 20 年代早期，Stetson 在法国与被称为现代实验语音学之父的 Rousselot 一起工作和研究。Rousselot 发明了一种用于记录气流、气压和构音肌群活动的仪器，叫作波动曲线记录仪。Stetson 在此基础上进行改进，发明了示波器进行言语的生理测量，他的实验室后来也因此被称为奥柏林学院示波器实验室。受 Rousselot 的影响，Stetson 还进一步改进了腭位图，这个技术能够准确地测量舌和上腭的言语构音点。

Stetson 最著名的研究是关于音节产生和结构的理论。在他的《运动语音学》（1928 年首版，1951 年、1988 年两次修订）中，他假定胸部振动是音节产生的基础。后来的研究否定了他的发现，但是由于他关于言语产生的说法很有意义，尽管它是错误的，作为一名提出言语产生现代科学基础的重要研究者，Stetson 在北美仍然受人尊敬。

(五)言语病理学

Pierre Paul Broca 是法国著名的神经病学专家，也是最早发现大脑左半球语言中枢的生理学家。1861 年，他通过尸检证明大脑左半球额下回病变会导致患者语言功能受损，而大脑右半球相应区域受到类似的损伤，语言功能却没有受到影响。1865 年，Broca 发表了著名的文章"我们用大脑左半球说话"，首次科学地论证了语言与脑解剖的关系。其后，德国的神经病学专家 Carl Wernicke 发现，不是所有的语言障碍都是大脑左半球额下回损伤的结果。1874 年，Wernicke 首次证明大脑左半球还有另一个重要的语言区域——颞上回后部。这个区域受损，会导致语言理解上的缺陷。Broca 和 Wernicke 的发现具有划时代的意义，从此形成了优势半球的概念。后来，为了纪念他们对言语科学作出的巨大贡献，人们把大脑左半球额下回的语言中枢区域叫作 Broca 区，颞上回的语言中枢区域叫作 Wernicke 区。

（六）言语感知学

要在言语感知领域开展系统性的工作，必须具备足够的言语声学知识。20 世纪 40 年代，Ralph Potter 和他的同事在 Bell 实验室研制出了声谱仪（sound spectrograph），这种仪器便于科学家分析言语的频率随时间变化的情况。后来，声谱仪发展成了现在的语谱图（spectrogram），语谱图的出现使得言语声学的信息量迅猛增长，随之带来了言语感知研究的发展。对于识别语音，尤其是言语声学模式的主要参数和次要参数，Haskins 实验室先后做了大量的研究。

1939 年，Franklin Cooper 在担任 Haskins 实验室主任时，研制了一台言语合成器。这个仪器能把机器和手绘的声谱图转换成可听懂的言语声。通过手绘声谱图，Cooper 和他的同事们能够测试出对于言语感知起重要作用的声学特征。1944 年，Alvin Liberman 加入 Haskins 实验室，他和 Cooper 一起使用录音重放装置，系统地改变了言语声学参数来确定言语感知的线索。1950 年，Cooper 和 Liberman 邀请法国的 Pierre Delattre 加入 Haskins 实验室，从事言语感知的研究工作。Delattre 擅长在录音重放装置上手绘声谱模式，并评定该模式所产生的声音。在没有声谱图参考的情况下，他协助开发了合成言语的手绘声谱图规则。Cooper、Liberman 和 Delattre 在早期言语感知领域做了许多工作，而且在言语感知的系统研究中，Haskins 实验室也一直遥遥领先于其他实验室。

二、言语治疗学科的发展

1925 年，美国言语治疗学会（American Academy of Speech Correction）成立，20 世纪 70 年代该学会改名为美国言语语言及听力学会（American Speech‐Language‐Hearing Association, ASHA），该学会在美国言语治疗学科的发展历史中占有重要的地位。1966 年，该学会开始草拟第一个全国性普查方案——言语病理学及听力学全国考试（National Examination on Speech Pathology and Audiology, NESPA），1968 年正式实行。该学会还规定：硕士学位是取得言语病理学或听力学临床资格证书的起点学位，硕士毕业后，通过 NESPA，还需要 9 个月的临床实习（clinical fellowship year, CFY），才可以获得临床执业证书（Certificate of Clinical Competence, CCC）。目前，该学会注册会员已超过 13 万人。教育方面，现在美国的 300 多所大学中设有言语病理学专业本科教育，其中 200 多所大学开设言语病理学硕士和博士研究生教育。加拿大、德国、澳大利亚、日本等也相继成立了言语病理学专业，而且日本、韩国及我国的香港地区也已由 20 世纪 80 年代的大专教育发展到现在的研究生教育，为社会培养言语治疗和研究人才。近 30 年来，随着医学、心理学、教育学的发展，言语治疗学科也得到了飞速的发展。

在我国，言语治疗学科的建立是在 20 世纪 80 年代。1981 年 7 月，有 25 个省、市从事嗓音医学、言语医学的工作者参加了在大连举办的全国首届嗓音言语医学学习班。随后，许多医院与康复研究机构，如华东师范大学、武汉同济医科大学、广州中山医科大学、中国康复研究中心、中国聋儿康复研究中心等单位均陆续开始了言语治疗与研究工作。1996 年 10 月，由首都医科大学、北京同仁医院、北京市耳鼻喉科研究所主办，中国聋儿康复研究中心协办的中澳听力学教育计划正式实施。1997 年，华东师范大学的特殊教育专业独立成系，将教育听力学、言语治疗学作为专业课程讲授。1998 年，中国残疾人联合会与北京联合大学联合创办了北京听力语言康复技术学院，培养具备本科、专科学历及职业岗位技术证书的听力言语治疗人员。2004 年，教育部批准华东师范大学开设言语听觉科学本科专业；2008 年，华东师范大学言语听觉科学专业的硕士点和博士点获教育部批准，并于同年开始招生；2009 年，华东师范大学又成立了我国首个言语听觉康复科学系。十几年来，华东师范大学在我国听力言语专业人才的培养方面发挥了重要的引领和推动作用。之后，上海中医药大学、中山大学新华学院、北京联合大学、昆明医科大学、浙江中医药大学、滨州医学院等高校也相继成立了听力与言语康复学专业或言语康复的相关院系。2014 年，中国国际言语语言听力协会成立，这是我国第一个全国性的言语治疗协会，该协会大大推动了我国言语听觉康复与教育事业的发展。

在几代人的共同努力下，经过几十年的发展，我国言语听觉康复的教育事业已经取得了令人瞩目的成绩。党的二十大报告提出，"我们要坚持教育优先发展、科技自立自强、人才引领驱动，加快建设教育强国、科技强国、人才强国"。但是，毋庸置疑，我们离发达国家的康复水平还相距甚远。应该说，缺乏科学、系统的言语听觉康复教育理论，缺乏专业的言语治疗人员是制约我国言语治疗学发展的重要原因。国际上言语治疗师［或称言语—语言病理学家（speech-language pathologist，SLP）］的需求量标准是每 10 万人口中 20 名，按国际的标准推算，我国需要言语治疗师 26 万名，但目前我国从事言语治疗的专业人员尚不足该标准的 1/10，在数量上和水平上远远不能满足大量言语障碍者的需求。因此，不断壮大言语治疗人员的队伍、提高从业人员的专业水平是当前的紧要任务。听力与言语康复学专业的设立，为我国填补该领域的专业人才缺口、提升教育科研水平搭建了一个重要的平台。

第二节 言语治疗学的基本概念

与人类言语交流能力有关的几个重要概念包括言语与语言、听力与听觉。在言语治疗学领域，需要对这些概念有清晰的认识，才能更好地从事言语治疗工作。

一、言语与语言

"语言"和"言语"这两个概念首先是由现代语言学之父、瑞士语言学家索绪尔提出来的，他认为"语言和言语是相互依附的，语言既是言语的工具，又是言语的产物"。

人们通常认为言语（speech）和语言（language）两个词的意思是一样的，往往将两词混用，但从言语病理学的角度讲，尤其是为了更好地开展言语治疗工作，言语和语言应有相应的区分，如此才能更好地干预言语障碍和语言障碍。

言语是表达语言思维的一种方式，是音声语言（口语）形成的机械过程，是神经和肌肉组织参与的发声器官机械运动的过程。其表现形式即口语表达。言语是以语音为代码的语言，是人们最常用、最快捷、最基本的交流工具。

语言是人类特有的一种符号系统，是以语音为物质外壳、以语义为内容的词汇材料和语法组织规律的体系。语言是思维的外壳，是人类社会中约定俗成的符号系统，人们通过应用这些符号达到交流的目的。其具体表现为符号的运用（表达，如说和写）和接受（理解，如聆听和阅读）。符号包括口语、书面语、姿势语言（手势、表情及手语）等。不同国家、地区、民族的语言不同，应用的符号系统和符号组合的规则也不相同。

语言与言语的关系体现在两个方面：第一，言语第一性，语言第二性；没有言语，就没有语言。语言存在于言语之中。第二，语言来源于言语，又反作用于言语。语言虽然是第二性的，但它绝不是消极的，它对言语起着强调性的规范作用。没有语言，言语就失去了统一的系统，从而不能被理解，其效果也无法验证。相反，没有言语，语言也很难建立起来，即要先有言语，才能学会语言。任何一个说话的人（写作的人）都必须遵照这个规则，否则便没有社会应用价值。

二、听力与听觉

人类在交流的过程中，听力和听觉起着极其重要的作用，听力与听觉水平的高低直接影响着整体语言交流水平的提高与发展；而且听力损失越大，听觉剥夺效应的发生率也越高，或者说言语识别率下降的程度也越大。

听力和听觉在通常的语言情境下是混用的，但是要为听障碍患者提供更专业的治疗服务，需要对听力与听觉两个概念进行必要的区分。听力是人们听到声音的能力，人们所听到的声音具有四个属性，即音长、音强、音高和音色；听觉或称为听觉能力则是人们听清、听懂声音的能力，是人们对听到的声音，进行理解、记忆、选择后，形成声音概念的能力。听力主要依赖完整的听觉传导通路，外界声波通过介质传到外耳道，再传到鼓膜；鼓膜振动，通过听小骨放大之后传到内耳，刺激耳蜗内的纤毛细胞（也称听觉感受器）而产生神经冲动，由听神经向听觉中枢传导；对人类来说，音高、音强、音长、音色声音特征的辨别是在听觉中枢的低级水平上进行；而听觉是在具备听音能力的基础上，协调运用多种感官功能、认知心理功能等，在大脑皮层高级中枢的参与下对声音进行综合处理的过程，大脑听觉高级皮层的功能很可能是存储和分析那些比音高等更为复杂的刺激因素，如言语、音乐旋律的时间序列等。

总之，听力是先天具有的，而听觉需要后天的发育及学习，才能不断地成熟和完善。在语言发育和语言交流的过程中，听力是听觉的基础和前提，只有听到声音，才能进一步听清、听懂声音，特别是言语声，以此来进行有效的交流。

三、言语听觉链

言语包括从语音表象到发出语音、听到语音、感知和理解语音的全过程。在言语的产生和感知过程中，连接说话人大脑和听话人大脑的、依次发生的一系列心理学、生理学、物理学的事件所组成的链条，称为言语听觉链（speech and hearing chain）。在言语听觉链中，依次发生言语编码、发出言语、言语传递、接受言语和言语解码几个过程。为了便于理解，我们将言语听觉链分为言语学、生理学和声学三个水平（图 1-2）。

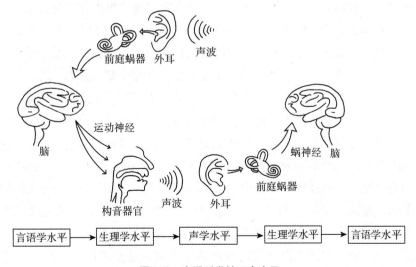

图 1-2　言语听觉链三个水平

(一)言语学水平

言语学水平是在大脑内完成的。说话人基于一定的交流目的，首先产生一种交流的愿望和表达的意识，然后利用大脑语言库中储存的信号进行编码，形成要说的内容，即内部语言。人脑的语言库中储存着两种信息，一种是音义结合的语言实体，即作为客观事物存在的符号——字、词等语言单位；另一种是把这些语言实体组织成使用单位的规则，表现为一些具体的手段、方式。在进行语言编码时，人脑利用具体的手段、方式把一个个语言符号组织起来，来表达自己的想法。听话人将听觉神经传入的生物电化学信号不断地传到大脑的听觉语言中枢，听觉语言中枢把传来的语言信号进行解码，形成声音概念，便理解了说话人表达的内容。

(二)生理学水平

说话人的听觉语言中枢进行语言编码后，形成内部语言。听觉语言中枢又将这些内部语言信号传给运动中枢，运动中枢发出神经冲动，沿着运动神经传向呼吸、发声、共鸣构音等器官，通过这些器官的协调运动，内部语言便物化成有规律的语音流，即外部语言。内部语言在大脑中是带有意义的声音的心理印象，外部语言则是把这些声音的心理印象转换为可以听见的声音——振动的空气波。振动的空气波在空间传播后，通过听话人的外耳、中耳、内耳、听神经传到听话人的听觉中枢，同时也通过同样途径传到说话人的听觉中枢，说话人由此调节和控制自己说话的音调和音量。换句话说，说话人发出的声音，不仅听话人在听，同时说话人自己也在监听。在监听时，他不断地将实际发出的声音与他想要发出的声音进行比较，并随时做出必要的调整，使说话的效果符合自己的意图。这些均属于复杂的生理过程。

(三)声学水平

通过说话人发音器官的协调运动，内部语言便物化成了有规律的外部语言，我们称之为语音。语音以振动的空气波为载体在空间传播，传到听话人和说话人的耳朵里，这个过程就是言语的声学水平。语音同自然界其他的声音一样，有着相似的声学特征，即音强、音高、音长、音色4个属性。

关于言语听觉链，有两点说明：①在交流中，言语听觉链的形式是循环往复的。听话人接受语音并对语音进行解码后，产生一种冲动，触发其表达和交流的愿望，于是听话人变成了说话人，在大脑里开始编码语言，经过下一个言语听觉链传到先前说话人或其他听话人的听觉语言中枢进行解码。这个过程有规律、有节奏地循环往复下去，交流不断地进行。当然，这种循环只是言语听觉链各个环节的循环，言语的内容多是不重复的。② 虽然我们把由许多事件串联而成的言语听觉链人为地分为三个水平，代表一定思想的代码从一个水平转换到另一个水平。但是，如果认为在不同水平中的相应事件是一样的，那就完全错了。这些事件当然有一定的关系，却远非相同。例如，不同的人说同一个单词时，往往产生不同特性的声波。同一个人在说不同的单词时，又可能产生相似的声波。这种现象在实验中已经得到了证实。实验内容是让一组人听同一声波，该声波代表一个词，而这个词被分列于三个不同的句子中。结果听话人把这个实验词分别听成"bit"或"bet"或"bat"。以上实验结果表明：听话的环境（上下文关系）会影响听话人的听辨结果。我们把一个特定的言语声波听成这个或那个单词，是要依赖上下文关系的。换句话说，一个单词与特定声波之间的关系，以及与特定的肌肉活动或神经冲动之间的关系，并不是一一对应的。

因此，在言语交流中，当说话人在不同时间里说同一个词时，并不总是产生完全相同的声波。听话人在识别言语时，也并不仅仅依靠他所接收到的言语声波信息，还依赖于他对受制于语言法则的复杂交流系统的认识，同时也依赖于所谈论的话题和说话人所提供的信息等。当我们认识到这一点，就会发现确实没有其他方式能够代替人类的言语。即使测声的仪器比人耳更为精密和灵敏，我们仍未能制造出一台像人脑一样来识别言语的机器。

言语听觉链中每一个水平都很复杂，任何一个水平出现问题，都可能导致言语、听力和（或）语言障碍，如常见的言语障碍包括嗓音障碍、构音障碍、口吃等；语言障碍主要包括失语症、儿童语言障碍等，详见后续章节（第五章、第六章等）。

【复习思考题】

1. 简述在言语治疗的发展史中，曾作出过突出贡献的科学家们。
2. 试述言语和语言的区别与联系。
3. 试述听力和听觉的区别与联系。
4. 简述言语听觉链。

第二章
汉语语音的声学基础

扫一扫，查阅本章数字资源，含PPT、音视频、图片等

现代语言学家索绪尔认为，"语言和言语是彼此相互依存的，语言既是言语的工具又是言语的产物"。从这一意义上说，语音是语言的物质外壳。言语的交际作用是通过代表一定意义的声音符号来实现的，这种代表一定意义的声音符号就是语音。语音是一种物理现象，物体振动产生声波，传播到人的耳朵里被听到。一切声音可以从音高、音强、音长、音色四个要素去认识，包括语音，这是语音的物理性质。这些都是语音学研究的内容。语音学是研究语言声音的学科，作为语言学的分支，其主要研究语言的发音机制、语音特性和在言谈中的变化规律。语音是从人体发音器官产生，可从物理学、生理学的角度分析发音器官活动的部位和方式。语音作为社会交际工具，只有结合词语才能表达意义，而词语的意义是社会赋予的。因此，语音学研究除了物理、生理学性质，分析语音也不能离开使用这种语音的民族社会习惯。

第一节 汉语普通话的音位特征

普通话作为现代汉语推广的标准语，即现代汉民族的共同语，普通话以北京语音为标准音，以北方话为基础方言，以典范的现代白话文著作为语法规范。在语音学中，汉语普通话是声调语言，由超音段音位与音段音位所组成。

一、超音段音位

普通话中的声调、语调、重音等均被看作音段系统上叠加的成分，美国结构主义语言学家称之为超音段音位，就是指语音的音长、音高、音强和音色成分，通常称为韵律、次音位。

（一）音长（duration）

音长是指语音持续的时间，能够保证一口气连贯流畅地表达语句，而不出现间断停歇的现象。音长与发音时的呼吸支持有关。

（二）音高（frequency）

语音的音高亦称语音音调，其对应的生理物理学概念是基频，是指发音过程中声带每秒钟振动的次数，单位为 Hertz（Hz），声带振动的快慢决定嗓音音调的高低，振动频率越快，语调越

高。语音的频率范围主要在 500~3000 Hz。音高在汉语里有很重要的作用，其表现形式有声调（图 2-1）和语调两种。

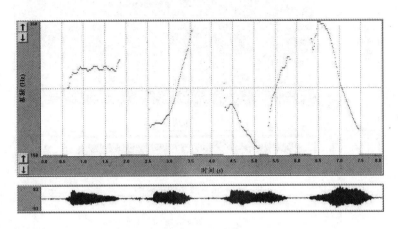

图 2-1　四声调

(三)音强(intensity)

语音的音强亦称语音响度，取决于一定时间内声波振动幅度的大小，语音的强弱与言语过程中呼出气流的强弱有关，即呼出气流对声带的冲击力强，声带的振动幅度大，声音就强，听起来就响亮；反之声音就低弱。普通话的语句中，出于表达的需要，会有重音成分，重音部分与非重音部分的差别主要在于音强的不同。

(四)音质或音色(timbre)

音色是指声音的个性、特色，语音的音色取决于声带振动的规则与否，以及声道共鸣功能的个体差异。例如，发相同音时，即使是同年龄同性别个体，也会出现个性音色，仅通过这种声音能够分辨个体；再者，语音中音色的变化，主要是由于发音器官状况的不同和发音方法的变化，比如说"啊"时口腔张开，说"衣"时口腔闭合，念"m"音时气体由鼻腔通过，因而形成不同的音色。

(五)语谱图(sonogram)

言语发声的过程可用语谱图记录语音信号动态频谱特性，从而客观分析受试者言语语音的特点，协助临床诊治。

采用快速傅利叶变换和线性预测算法获得的语谱图具有三维特性，纵轴对应于频率、横轴对应于时间，图像黑白度正比于语音信号的能量。语谱图有三个特点：周期性、规律性和噪声成分。正常语谱图的特点如图 2-2 所示，基频周期性强，谐波有规律，高频区的噪声成分少。异常语谱图的特点如图 2-3 所示，基频周期性差，谐波规律性差，高频区的噪声成分多。

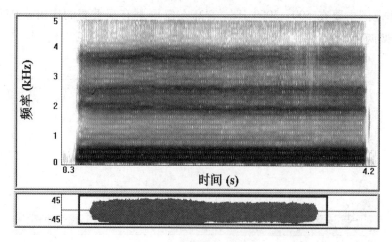

图 2-2　正常嗓声的语谱图

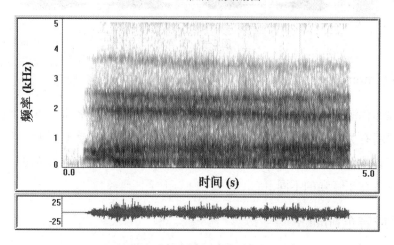

图 2-3　病理嗓声的语谱图

二、音段音位

音段音位是指有一定音长的语音单位，是语音序列中可区分意义的最小单位。它们通常都指元音或辅音（声母或韵母）的音段。

从生理学角度出发，根据呼出气流的能量转变成声学能量方式的不同，可以将言语声分成元音和辅音两类音素。

一类是元音，即发音时声道畅通（无约束）的言语声。在声学上表现为通过声带振动调制呼出气流的一个准周期过程，它的声学谱为准周期性的谐波频谱，即具有周期性的声音，包括一个基频分量和多个谐波分量，如普通话中发 a、o、e 等。

另一类是辅音，即发音时声道某处有约束或阻塞的声音，如普通话中发 b、p、m 等。当呼出的气流通过某受限处时产生湍流，声学上导致了不规则的声波。这种声音可能只是噪声，或可能与浊音相混合，而产生擦音或边音；发塞音时悬雍垂上抬，鼻咽通道关闭，并在口腔某处闭合。塞音可以是不送气音，也可以是送气音。不送气的塞音在闭合期间有一个停顿期，而送气的塞音在闭合期间存在一种低频能量带。塞音的释放使闭合所建立的空气压力得到缓解，在声学上产生爆破音，同时也表明准随机噪声的形成。鼻音是指发音时口腔某处闭合、悬雍垂位置较低、鼻腔通道通畅的辅音。

音段就是音位、音素。在汉语普通话中，不同的音位形成了组成音节必需的声母和韵母。普通话体系中有 21 个声母（其中两个零声母）、39 个韵母和 4 个声调。声母、韵母或声调中任意一个发生改变，都会改变音节的意义。例如，"bái"（白）发成"pái"（牌）时，意义相差非常大（这里，/b/和/p/是两个不同的音位）。

（一）韵母

普通话中的 39 个韵母可按两个维度来分类。

1. 第一维度　第一维度是根据韵母中第一个韵母发音的口型特点来分，包括四类：开口呼、齐齿呼、合口呼和撮口呼。发开口呼韵母时，下颌不同程度地打开，包括/a/、/o/、/e/本身及以它们开头的音；发齐齿呼韵母时，舌尖与牙齿平齐，包括/i/及以/i/开头的韵母；发合口呼韵母时，下颌向上，唇呈圆形，包括/u/及以/u/开头的韵母；发撮口呼韵母，唇撮起，包括/ü/及以/ü/开头的韵母。普通话韵母构音见表 2-1。普通话 39 个韵母中 23 个由元音（单元音或复合元音）充当，16 个由元音附带鼻辅音韵尾构成。

2. 第二维度　第二维度是根据韵母的内部结构特点，主要考虑构音器官的不同运动，可以分为单韵母、复韵母、鼻韵母三大类。

（1）单韵母　单韵母由一个元音组成，其构音要求快速形成准确的形状，普通话包括 10 个单韵母。如发/a/时，要求下颌打开，舌随着下颌快速下降（表 2-1）。

（2）复韵母　根据运动的方向，又可分为前响复韵母、后响复韵母和中响复韵母三类。前响复韵母发音时，舌由下往上运动；后响复韵母发音时，舌由上往下运动；中响复韵母发音时，舌先由上往下，再由下往上。一般而言，由于后响复韵母发音时遵循重力原理，舌自然下降，因此，除单韵母外，后响复韵母较容易发出（表 2-1）。

表 2-1　普通话韵母构音表

		开口呼	齐齿呼	合口呼	撮口呼
单韵母 （10个）	单韵母	-i（前，后） a o e ê er	i	u	ü
复韵母 （13个）	前响韵母	ai ei ao ou			
	后响韵母		ia ie	ua uo	üe
	中响韵母		iao iou（iu）	uai uei（ui）	
鼻韵母 （16个）	前鼻音韵母	an en	in ian	uan uen	ün üan
	后鼻音韵母	ang eng ong	ing iong iang	uang ueng	

（3）鼻韵母　根据发音时主要作用部位的不同，可分为前鼻韵母和后鼻韵母两类。前鼻韵母

发音时，舌尖抵住上齿龈，然后让气流在鼻腔形成共鸣。由于发音时舌尖起主要作用，因此，这一类韵母被称为前鼻韵母。后鼻韵母以/ng/结尾，发音时，舌后部抬起，靠近软腭，气流在鼻腔形成共鸣。由于发音时舌后部起主要作用，所以一般称为后鼻韵母（表2-1）。

（二）声母

普通话中独立的声母共有21个（还有两个零声母/w/和/y/），主要分类方式有清浊与否、发音部位、发音方式和是否送气（表2-2）。

表 2-2　普通话声母构音表

发音方式 ＼ 发音部位		唇音		舌尖音			舌面音	舌根音
		双唇音	唇齿音	舌尖前音	舌尖中音	舌尖后音		
鼻音	清音							
	浊音	m			n			(ng)
塞音	清音 不送气	b			d			g
	清音 送气	p			t			k
	浊音							
塞擦音	清音 不送气			z		zh	j	
	清音 送气			c		ch	q	
	浊音							
擦音	清音		f	s		sh	x	h
	浊音					r		
边音	清音							
	浊音				l			

1. 清音和浊音　所谓清音、浊音，是指发音时声带是否振动，发音时声带振动称为浊音，声带不振动称为清音。在汉语21个声母中，只有四个浊辅音，即/m/、/n/、/l/、/r/。

2. 发音部位　发音部位指言语发音时气流在声道受到约束或阻塞的地方。要形成约束或阻塞，必须是两个部位形成接触，即包括主动活动部位和被动接触部位。按照主动活动部位的不同，普通话21个声母可以分成双唇音、唇齿音、舌尖前音、舌尖中音、舌尖后音、舌面音和舌根音。如舌尖中音/d/、/t/等虽然只标出为"舌尖中音"，但实际上它是舌尖中部与齿龈共同形成对气流的阻塞，其中上齿龈是被动参与构音的。

3. 发音方式　普通话的发音方式主要包括鼻音、塞音、塞擦音、擦音和边音5种。

（1）鼻音　是指发音时气流主要从鼻腔流出，形成鼻腔共鸣，如/m/、/n/等。

（2）塞音　是指发音时两个部位闭合，将气流阻塞在该处，然后再将气流突然释放出来，造成爆发色彩，如/b/、/p/、/t/等。

（3）塞擦音　是指发音时两个部位先完全闭合，然后再打开一条缝隙，让气流从中擦过去，如/z/、/c/、/zh/等。

（4）擦音　是指发音时两个部位形成一条缝隙，让气流从其中擦过去，如/f/、/s/、/sh/等。

（5）边音　是指发音时气流从舌的两边流出去，如/l/。同一发音部位，使用不同的阻塞方式形成的声音是不同的。

4. 送气方式　送气方式可根据释放气流时间的长短分为送气音和不送气音，送气与否的分类仅存在于塞音和塞擦音中，释放气流时间长的称为送气音，释放气流时间短的称为不送气音，送气音和不送气音往往成对存在，例如，发/b/时，双唇迅速打开，气流释放时间短，为不送气音；而发/p/时，双唇则较缓慢地打开，气流释放时间较长，为送气音。

（三）汉语拼音字母与国际音标对照

将汉语拼音字母与国际音标进行对照有助于人们更好地学习汉语、了解或研究汉语普通话语音，为后面的构音音韵的学习奠定良好的语音学基础。中国康复研究中心的构音障碍评估表中就使用国际音标标注发音。

1. 国际音标　国际音标，又称国际语音字母（international phonetic alphabet，IPA），是用于为全世界所有语言注音的符号系统。其源于 1888 年，由国际语音协会制定。国际音标遵循"一音一符"的严格标准，最初用于为西方语言、非洲语言等进行标音。经过多年发展，在中国语言学者赵元任等人的努力下，国际音标逐渐完善，已可为汉语等东方语言注音。2005 年以后，通行表上的音标计有元音 23 个、辅音 72 个（表 2-3）。2007 年以后，国际音标共有 107 个单独字母、56 个变音符号和超音段成分。

表 2-3　辅音和元音国际音标

国际音标表														
辅音表														
发音方法 ＼ 发音部位			双唇	唇齿	齿间	舌尖前	舌尖后	舌叶	舌面前	舌面中	舌面后	小舌	喉壁	喉门
塞音	清音	不送气	p			t	ʈ		ȶ	c	k	q	ʡ	ʔ
		送气	pʰ			tʰ	ʈʰ		ȶʰ	cʰ	kʰ	qʰ	ʡʰ	ʔʰ
	浊音	不送气	b			d	ɖ		ȡ	ɟ	g	ɢ		
		送气	bʰ			dʰ	ɖʰ		ȡʰ	ɟʰ	gʰ	ɢʰ		
塞擦音	清音	不送气		pf	tθ	ts	tʂ	tʃ	tɕ	cç	kx	qχ		
		送气		pfʰ	tθʰ	tsʰ	tʂʰ	tʃʰ	tɕʰ	cçʰ	kxʰ	qχʰ		
	浊音	不送气		bv	dð	dz	dʐ	dʒ	dʑ	ɟj	gɣ	GB		
		送气		bvʰ	dðʰ	dzʰ	dʐʰ	dʒʰ	dʑʰ	ɟjʰ	gɣʰ	GBʰ		
鼻音			m̥	ɱ̥		n̥	ɳ̥		ɲ̥	ɲ̊	ŋ̊			
			m	ɱ		n	ɳ		n	ɲ	ŋ	N		
滚音	清音					r̥	ɽ̥					R̥		
	浊音					r	ɻ					R		
闪音	浊音					ɾ	ɽ							
边音	浊音					l	ɭ		ȴ	ʎ	j			
边擦音	清音					ɬ								
	浊音					ɮ								
擦音	清音		ɸʍ	f	θ	s	ʂ	ʃ	ɕ	ç	x	χ	ħ	h
	浊音		β	v	ð	z	ʐ	ʒ	ʑ	ʝ	ɣ	ʁ	ʕ	ɦ
通音	浊音		wɥ	ʋ		ɹ				j	ɰ			

续表

无音表					
舌面元音	舌位前后和唇形圆展 / 口腔开合和舌位高低	前	央		后
		圆唇	展唇		圆唇
	高（闭）	i　　　y	ɨ	ʉ　　ɯ	u
	次高	I（ɪ）　　Y			ʊ（ɷ）

2. 汉语拼音的国际音标　汉语拼音包括声调、声母和韵母三个基本组成部分，以下依次对此三部分给出相对应的国际音标。

（1）声调五度标记法及国际音标　见表2-4。

表2-4　五度标记法

声调	阴平声	阳平声	上声	去声
调值（国际音标）	˥	˧˥	˨˩˦	˥˩
调值（五度标记法）	55	35	214	51

（2）声母的国际音标表　见表2-5。

表2-5　声母的国际音标表

拼音	国际音标	拼音	国际音标	拼音	国际音标	拼音	国际音标
b	[p]	g	[k]	s	[s̪]	注：下列为非正式读音	
p	[pʰ]	k	[kʰ]	zh	[tʂ͡]	w（北京人）	[ʋ]
m	[m]	h	[x]	ch	[tʂ͡ʰ]	x（台湾人）	[sʲ]
f	[f]	j	[tɕ͡]	sh	[ʂ̪]	z（台湾人）	[tʂ͡ʲ]
d	[t]	q	[tɕ͡ʰ]	r	[ɻ]～[ʐ]	c（台湾人）	[tʂ͡ʰʲ]
t	[tʰ]	x	[ɕ]	ng	[ŋ]		
n	[n]	z	[ts͡]	n（后接i或ü时）	[ɲ]		
l	[l]	c	[ts͡ʰ]				

（3）韵母的国际音标表　表2-6、表2-7。

表2-6　单韵母表

拼音字母	国际音标	拼音字母	国际音标	拼音字母	国际音标
a	[a]或[ä]（单元音）	e	[ɯə]，[ə]（轻声）	u	[u]
o	[ɔ]	i	[i]	ü	[y]
ê	[ɛ]	-i（声母为zh、ch、sh时）	[ɻ̩/ʐ̩]	-i（声母为z、c、s时）	[ɣ/z̩]

表 2-7　复韵母表

拼音	国际音标	拼音	国际音标	拼音	国际音标	拼音	国际音标
ai	[ai̯]（单独）/ [æɕ]（辅音后）	ia	[iä]	ua	[uä]	üe	[yø]
ao	[au̯]（单独）/ [au̯]（辅音后）	iai（某些方言）	[iä～æi̯]	uo	[uɔ]	üan	[yæn]/[yɛn]/ [yɒ̃]
ei	[ɛi̯]（单独）/ [əi̯]（辅音后）	iao	[iä～au̯]	uai	[uæi̯]	ün	[yʏn]
ou	[ou̯]（单独）/ [ɵu̯]（辅音后）	ie	[iɛ]	ui (uei)	[uɛi̯]	iong	[you̯ŋ]
an	[ä～æn]	ian	[iɛn]/ [iæn]/ [iän]	uan	[uä～an]		
ang	[ä～ɑŋ]	iang	[iä～ɑŋ]	uang	[uä～ɑŋ]		
en	[ə～ɘn]	iou	[iɵu̯]	un (uen)	[uə～ɘn]		
eng	[ə～ɤŋ]	iong	[iʊŋ]	ueng	[uə～ɤŋ]		
er	[əɚ]	in	[iˑɪn]	ong	[ouŋ]		
er（其他）	[ɚ]	ing	[iɯ̃]				

第二节　汉语普通话的音节特征

一、普通话音节结构

音节是语音中最自然的结构单位，是在听觉水平上最易分辨的自然语音。如"节"（jié）一听就是一个字；"饥饿"（jī è）通过重音分割出两个音节。

普通话的音节就是把音段音位结合在一起构成的一个汉字，包括声母、韵母、声调 3 个构音要素，韵母内部又分为韵头、韵腹、韵尾。目前学术界公认普通话音节呈现如下的结构模型（图 2-4）。

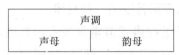

图 2-4　普通话音节结构模型

汉语普通话的音节以声母-韵母结构较多，其他音节结构还包括单一的韵母（如"鹅"）等。除了/n/、/ng/可位于音节的结尾，其他声母均位于音节的开头。音节可以分为单音节、双音节、三音节或多音节。

声调是构成汉语普通话音节重要的成分，它表示音节的高低升降的动态形式，由音高决定。声调是汉语区别于其他语言的显著特征之一，普通话中发同一个语音的时候，可用不同长短、不同调值的声调，构成不同的语义。

普通话有 4 种基本的调值，所以归纳为 4 个调类，即阴平、阳平、上声、去声；习惯上称第一声、第二声、第三声、第四声，也称四声。现代汉语中用调值表示音节的声调高低变化，也是实践的读法。"中国语言学之父"赵元任根据国际音标发明了声调五度标记法（图2-5），使汉语声调实现了可视化，便于语言学习者掌握。

调值：高平调（55调）、中升调（35调）、降升调（214调）、全降调（51调）；

调类：阴平（第一声）、阳平（第二声）、上声（第三声）、去声（第四声）。

如：成（chéng）的调值：中升调/35调；调类：阳平/第二声。功（gōng）的调值：高平调/55调；调类：阴平/第一声。

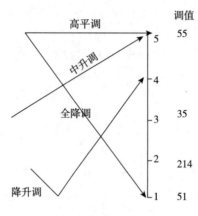

图2-5　声调五度标记法

二、普通话声韵调的组合

声韵母的配合关系往往是以声母的发音部位和韵母的韵头为依据的，有较强的规律性，如/b/、/p/、/m/只跟开口呼、齐齿呼、合口呼（限于/u/）韵母相拼，不跟撮口呼韵母相拼等。还可以从韵母出发，得出普通话声韵拼合的另一些规律："er"韵母不与任何声母相拼，只有零声母音节等。如"耳"（ěr）。另外，音节在拼读时，应学会声母的本音读法，也可以把声母读得轻些、短些，把韵母读得重些、长些，拼合时速度要快些，中间不得停顿有间隙。

三、音变

言语过程不是孤立地发出一个个音素或音节，而是连续发出许多音素或音节形成语流。在这个过程中，音素之间或音节之间相互影响，产生语音的变化。普通话的音变现象包括轻声、变调、儿化等，以下举例说明轻声和变调音变的一些规律。

轻声是指普通话中的词或句子里许多音节常常失去原有的声调而读成一个较轻、较短的调子，例如，"头"原本是阳平，但是在"木头"这个词中失去了原来的声调，读得比"木"轻得多，成为一个轻声音节。轻声的性质与一般的声调很不相同，它不是一种独立的调类，而是连读时产生的一种音变现象，一般声调的性质主要决定于音高，轻声则主要取决于音强。轻声的特点是发音时用力特别小，音强特别弱。汉语中轻声音变可用于区分词性和词义，如语气助词"吗、呢"等；助词"着、了"等；名词的后缀"子、头"等，以及方位词"上、下"等。

普通话里常见的变调现象包括上声的变调、去声的变调等。例如，上声在非上声字前面变成半上，即由［214］变为［211］，如老师、语言；上声在上声字前面变得近乎阳平，即由［214］变成［24］，如冷水、野草。去声在非去声字前一律不变，在去声字前则由全降变为半降，即由［51］变为［53］，如木炭、照相。

四、语调与朗读

在超音段音位中，还有语调。语调和声调不同。声调指单个字的调子，用于区别词义或语素义，也称作"字调"。语调指贯穿整个句子的调子，用于表达整句的意思和感情，也称作"句调"。语调是衡量普通话标准与否的第一特征。

言语过程中除了每个字音的声调以外，整个句子还有抑扬顿挫的调。句子里，有的字后面要有一个小小的停顿，有的字要读得重一些。有的句子语调上升，有的句子语调逐渐下降，这些现象与语意及言者的情感有直接联系，如"他爱画画"，这句话的语调逐渐上升，这是问话；语调逐渐下降，这是一般的陈述。普通话语调的内容比较复杂，一般说来，它包括停顿、重音和升降三种形式，通过以上变化，实现陈述、疑问、强调、否定等语言交际的功能。

【复习思考题】

1. 汉语普通话有哪些音位特征？
2. 汉语的声母和韵母如何用国际音标标注？
3. 汉语普通话有哪些音节特征？

扫一扫，查阅本章数字资源，含PPT、音视频、图片等

人类在长期的进化过程中，神经系统特别是大脑皮质得到了高度的发展，产生了语言和思维功能。言语是如何形成的？也就是说，人类的言语产生系统与言语声波输出是如何进行精确匹配的？欲回答此问题，首先需要掌握言语系统各个部分（包括呼吸系统、发声系统、共鸣构音系统）的解剖结构和生理功能。解剖是生理功能的基础，因此，本章重点介绍专司言语听觉功能的中枢神经系统、周围神经系统、听觉器官、言语器官（包括呼吸系统、发声系统、共鸣构音系统），以及吞咽器官的解剖生理学基础。

第一节　与言语听觉功能相关的神经系统

神经系统由脑、脊髓及与其相连的12对脑神经和31对脊神经组成。神经系统是人体内主要的功能调节系统，其主要功能是调节和控制人体各系统的功能活动，并在各系统功能活动的协调中发挥重要作用，使人体成为一个有机的整体。按位置和功能的不同，可将神经系统分为中枢神经系统和周围神经系统。其中支配言语听觉功能的神经系统涉及大脑皮层、脑干传导束等中枢神经系统，以及与言语功能相关的脑神经等周围神经系统，此外，还包括言语活动的神经传递通路。

一、与言语听觉功能相关的功能区

大脑半球表面的一层灰质称为大脑皮质，由各种神经元、神经纤维及神经胶质构成，Brodmann 的分区法，将大脑皮质分为 52 个区（图 3-1、图 3-2）。根据临床观察和实验研究证明，人的大脑皮质有许多不同的功能区，称为"中枢"，其中言语听觉功能直接受到相关功能区的控制，同时也受到皮质下各神经中枢的调控。

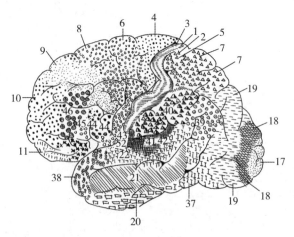

图 3-1　大脑皮质分区（外侧面）

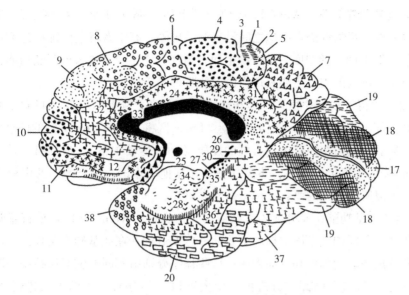

图 3-2　大脑皮质分区（内侧面）

（一）大脑皮质的言语功能区

大脑皮质是脑的最重要部分，是高级神经活动的物质基础。机体各种功能活动的最高中枢在大脑皮质上具有定位关系，形成许多重要中枢，其中语言中枢是人类大脑皮质所特有的，通常存在于优势半球，并且涉及大脑皮质的广泛部位。

1. 视觉中枢　视觉中枢位于枕叶内侧面距状沟上、下的皮质，即上方的楔叶和下方的舌回（17 区），为初级视觉区，接受来自外侧膝状体的视辐射纤维。局部定位关系为：距状沟上方的视皮质接受上部视网膜传来的冲动；下方的视皮质接受下部视网膜传来的冲动；距状沟后 1/3 上、下方接受黄斑区来的冲动。一侧视觉中枢接受同侧视网膜颞侧半和对侧视网膜鼻侧半的视觉冲动，损伤一侧视觉中枢可引起双眼对侧视野同向性偏盲。

2. 视觉性语言中枢（阅读中枢）　视觉性语言中枢位于顶叶的角回（39 区），该区储存以视觉为基础的语言记忆痕迹，是识别文字的基本结构。此中枢受损害，患者视觉没有障碍，但看不懂已认识的文字，不能理解句意，从而不能阅读，称失读症。

3. 视运动性语言中枢（书写中枢）　视运动性语言中枢位于额中回后部（8 区），紧靠中央前回的上肢代表区，特别是手的运动区，储存对侧手书写文字的记忆痕迹。此中枢受损，患者写字、绘画等精细运动发生障碍，但上肢的其他运动功能仍然保存，临床上称为失写症。

4. 视觉联合区　视觉联合区位于视觉中枢前，包括枕叶和顶叶的 18 区、19 区，初级视觉区（17 区）、视觉联合区（18 区、19 区），产生不完善的视觉，并对初级视觉信号进行分析。

5. 听觉中枢　听觉中枢位于颞叶的颞横回（41 区、42 区），是听觉的最高中枢，也是初级听觉区，接收和分析听觉信息。每侧听觉中枢都接受来自双耳的冲动，因此一侧听觉中枢受损，不致引起全聋。

6. 听觉性语言中枢（听话中枢）　听觉性语言中枢位于颞上回后部（22 区），也称听觉联合区，它能分析来自听觉中枢的传入信号，将这些信号与贮存在记忆库中的信息进行匹配，并解码翻译，调整自己的语言和理解他人的语言。此中枢受损，患者听力无障碍，也能说话，但不能理解别人说话的意思，不能正确回答问题，临床上称为感觉性失语症。

7. Wernicke（韦尼克）区　Wernicke区位于颞上回后部（41区、42区）及部分邻近的22区；听觉性语言中枢和视觉性语言中枢之间没有明显界限，有学者将它们统称为Wernicke（韦尼克）区，该区包括颞上回、颞中回后部、缘上回及角回。它主要司语言的听觉功能，其中储存大量的听语记忆痕迹，该区的损害主要表现为语言的听理解障碍。

8. 运动性语言中枢（说话中枢）　运动性语言中枢位于额下回后部（44区、45区），即三角部的后部及岛盖部，又称Broca（布洛卡）区。Broca区将来自Wernicke区的信息处理成相应的言语运动程序，然后传到与头面部运动有关的皮质（初级运动中枢），启动唇、舌、喉肌的运动而形成言语。Broca区不仅负责说话，还控制书写和其他动作语言的产生。此中枢受损，患者丧失说话能力，但可以听懂他人的语言，称运动性失语症。

Broca区司言语运动功能，又称前语言区或第一语言区；Wernicke区司语言感觉功能，又称后语言区。这两个区共同构成言语中枢的主要部分。Wernicke在此基础上又提出，语言的生成和接受过程包含有分离的运动程序和感知程序，这些程序分别由不同的脑区所控制，因而一种行为的不同组成成分是由脑的不同部位处理的，即大脑以一种分布加工的方式进行语言信息处理（图3-3）。

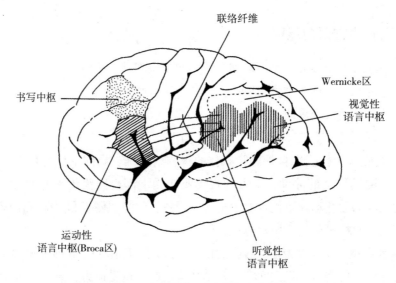

图3-3　大脑皮质语言中枢（上外侧面）

9. 初级运动区　初级运动区位于中央前回（4区）和中央旁小叶的前部（6区），分别被称为顶叶运动区（4区）和运动前区（6区），其功能是将从Broca区传来的信息转变成言语运动。顶叶运动区（4区）和运动前区（6区）涉及所有言语相关器官（口、唇、舌、软腭及手）的运动。

10. 弓状纤维　弓状纤维属于联系同侧半球内各部分皮质的纤维，即联络纤维。弓状纤维是联络纤维中的白色短纤维，它连接Broca区和Wernicke区等相邻脑回，并将信息从Wernicke区传向Broca区（图3-3），此部位损伤易产生传导性失语，表现为口语流利型，听理解相对保留，复述不成比例等特点。

11. 外侧裂周区　外侧裂周区环绕外侧裂周围的区域，包括Broca区、弓状纤维和Wernicke区。

12. 分水岭区或交界区　分水岭区或交界区为大脑前动脉与大脑中动脉分布的交界区，或者大脑中动脉与大脑后动脉分布的交界区，此区受损可以引起经皮性失语。

13. 联络区 大脑皮质除上述特定功能中枢外，还存在着广泛的脑区，这些脑区不局限于某种特定功能，而是对各种信息进行加工、整合，来完成更加复杂和高级的神经精神活动，称联络区。联络区在高等动物的大脑中显著增加。

在大脑皮质广泛的联络区中，额叶的功能与躯体运动、发音、语言及高级思维活动有关；颞叶与听觉、语言和记忆功能有关；顶叶的功能与躯体感觉、味觉、语言等有关；枕叶与视觉信息的整合有关；边缘叶与内脏活动有关。

14. 第二联合区 第二联合区位于优势半球的顶下小叶，包括角回（39 区）和缘上回（40 区），位于视觉、听觉、躯体感觉区联合皮层之间，并接受邻近联合区的大量纤维，所以是联合区中的联合区，故称为第二联合区。它是人类某些特有高级中枢功能的整合中枢，使得各种感觉之间的联系更为密切，上升为完整的知觉。

15. 胼胝体 胼胝体位于大脑纵裂底，是大脑半球的联合纤维，由连接左右半球新皮质的纤维构成，在正中矢状切面上呈钩形，由前向后可分为嘴部、膝部、干部和压部 4 个部分，其纤维向两半球内部前、后、左、右辐射，广泛联系额叶、顶叶、颞叶、枕叶。

（二）大脑皮质下的言语功能区

大脑皮质与大脑皮质下的脑结构有紧密的联系，大脑皮质下的言语区作为言语活动脑机制的组成部分，背侧丘脑、后丘脑、下丘脑、基底核、脑干和小脑都有协同大脑皮质调节言语的功能。

1. 背侧丘脑 背侧丘脑是一对卵圆形的灰质团，简称丘脑，位于大脑半球内侧，间脑的最背侧，其外侧紧贴内囊。丘脑（主司感觉功能）与两侧的基底核（主司运动功能）合为大脑感觉与运动功能联络的主要区域，从前至后依次为运动功能区和感觉功能区，而丘脑也有前（受感觉影响的运动）与后（纯感觉）的分区。

目前认为背侧丘脑与语言功能有关的区域是腹外侧核、腹前核及丘脑枕。腹外侧核、腹前核和 Broca 区、运动区及辅助运动区有丰富的双向联系，丘脑枕与颞叶、大脑后部皮质间密切相连。丘脑虽然不是言语发生的部位，但它将来自身体各部分的感觉信息投射到大脑皮质的相应区域，从而影响语言功能。丘脑性失语在临床上常以音量小、语调低、表情淡漠、不主动讲话、找词困难、听理解及阅读理解轻度障碍、复述可正常，以及轻度命名障碍等为主要表现。

2. 后丘脑 后丘脑是位于背侧丘脑后外下方的一对小隆起，分别称内侧膝状体和外侧膝状体，它们分别是听觉和视觉传导通路的中继站。通过内侧膝状体从听神经束中接受神经冲动，然后自内侧膝状体发出纤维，组成听辐射，向上止于颞横回的听觉中枢（41 区、42 区）。同样，视觉纤维进入后丘脑的外侧膝状体，进行中央"整合"，然后由外侧膝状体核发出纤维组成视辐射，直接投射至枕叶视觉中枢（17 区）。

3. 间脑——下丘脑 下丘脑位于背侧丘脑的前下方，被第三脑室分隔为左右两半，内侧面组成第三脑室侧壁的下半和底壁。下丘脑的纤维联系极为复杂，和中枢许多部分存在着广泛的联系，通过复杂的纤维网络分别与边缘系统（膈区、乳头体、杏仁体）、脑干和脊髓、背侧丘脑，以及垂体相联系。下丘脑是皮质下内脏活动高级中枢，有"内脏脑"之称。

下丘脑作为控制情绪及多种行为动机的神经中枢，与言语活动所必需的紧张状态有关，其损伤可导致器质性缄默症，患者言语行为动机缺失，不愿意说话，言语迟缓，发音困难。

4. 基底核 基底核也称基底神经节，是大脑底部白质内的灰质核团，包括尾状核、豆状核和杏仁体等。尾状核与豆状核均发出纤维支配平滑肌与骨骼肌。基底核接纳来自丘脑的多重连续的感觉信息，有参与控制运动的机能（包括发音活动）。其损害可导致语言功能障碍，称为基底节失语，表现为自发性言语受限，且音量小、语调低。

5. 脑干　脑干位于颅后窝的斜坡上，自下而上由延髓、脑桥和中脑三部分组成。延髓下部在平枕骨大孔处与脊髓相续，中脑上部紧接间脑。延髓和脑桥的背面与小脑相连，之间的腔室为第四脑室。第四脑室向上经中脑水管与第三脑室相通，向下与延髓及脊髓的中央管相续。在延髓上方、锥体交叉正下方的疑核对嗓音尤为重要。脑干内部的结构主要包括灰质（脑神经核、非脑神经核）、白质（多是脊髓纤维束的延续）和网状结构。

脑干中的白质主要由长的上行纤维束（主要为内侧丘系、脊髓后脑束、外侧丘系、三叉丘系和内侧纵束等）、长的下行纤维束（主要为锥体束及红核脊髓束、顶盖脊髓束、前庭脊髓束、网状脊髓束等）和出入小脑的纤维组成。

6. 小脑　小脑是重要的运动调节中枢，位于颅后窝，在大脑半球枕叶的下方、脑桥与延髓的后方。小脑借上、中、下三对小脑脚与脑干相连：小脑上脚与中脑相连；小脑中脚与脑桥相连；小脑下脚与延髓相连。小脑脚均由出入小脑的纤维束组成。小脑主要调节锥体外系的功能，使传入的感觉信息（本体感觉、运动觉、触觉、听觉及视觉）与运动反应达成精确协调。小脑损伤所引起的言语失调称为运动失调构音障碍，表现为说话缓慢、踌躇、构音困难、发音含糊、口齿不清等。同时，言语韵律也受影响。

(三)运动传导通路

运动传导通路是指从大脑皮质至躯体运动效应器的神经联系（包括与嗓音言语、书写功能有关的运动传导纤维束），其功能为管理骨骼肌的运动，主要包括锥体系和锥体外系。

1. 锥体系　锥体系是自大脑皮质发出控制骨骼肌随意运动的一个复合下行纤维束，主要由上运动神经元和下运动神经元组成。上运动神经元由位于大脑皮质中央前回和中央旁小叶前部的巨型锥体细胞（Betz 细胞）、其他类型的锥体细胞，以及位于额叶、顶叶部分区域的锥体细胞组成，其轴突聚集形成锥体束，其中下行至脊髓的纤维束称为皮质脊髓束，它与人体精巧运动有关；止于脑干躯体运动核，称为皮质核束，它是大脑皮质管理头面骨骼肌随意运动的传导路。

皮质脊髓束管理躯干、四肢骨骼肌的随意运动，主要由中央前回上 2/3 和中央旁小叶前部的锥体细胞轴突聚集而成，下行经内囊后肢、中脑的大脑脚和脑桥基底部至延髓上部的腹侧中线两旁聚为锥体。在锥体下部的大部分纤维（75%~90%）交叉至对侧，形成锥体交叉。交叉后的纤维在对侧脊髓外侧索内下行，称皮质脊髓侧束。此束沿途发出侧支止于同侧脊髓各节段的前角运动细胞，主要支配四肢肌。少部分的未交叉纤维在同侧脊髓前索内下行，称皮质脊髓前束。

皮质核束管理头面部骨骼肌的随意运动，主要由中央前回下 1/3 的锥体细胞轴突聚集而成，下行经内囊膝至脑干，在脑干下行过程中陆续分出纤维，大部分终止于双侧脑干躯体运动核（动眼神经核、滑车神经核、三叉神经核、展神经核、面神经核上部、疑核和副神经核），小部分完全交叉至对侧，终止于对侧面神经核下部和舌下神经核（图 3-4），两者发出的纤维分别支配同侧面下部的面肌和舌肌。因此，除面神经核下部与舌下神经核只受单侧（对侧）支配外，其他脑神经躯体运动核均接受双侧皮质核束支配。一侧上运动神经元（皮质核束）损伤后，对侧眼裂以下的面肌和舌肌瘫痪，而脑干躯体运动核支配的骨骼肌则无障碍。

锥体系的功能表现为神经通道，将神经冲动从大脑皮层传至终末通道，不致引起其他神经纤维（锥体外系）传递的干扰，它就像高速公路，神经冲动沿着整个神经通路在多个站点更换神经元。锥体系虽出现的时间较晚，但功能更加精细，而且是嗓音产生的高级控制中枢。其受损时还常出现上运动神经元麻痹（亦称中枢性麻痹或强直性麻痹）及锥体束征等。

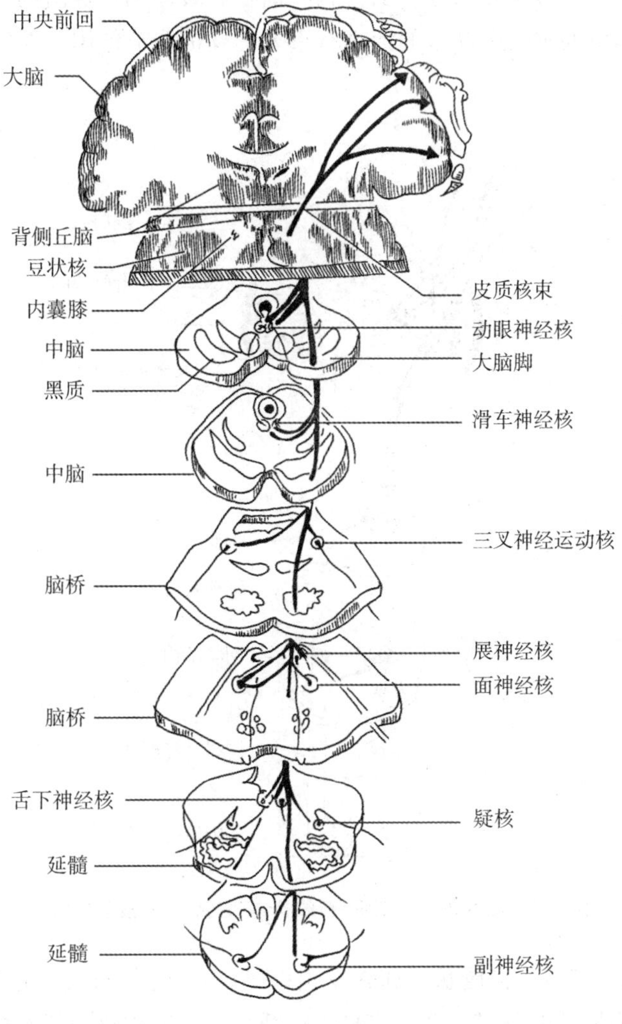

中央前回
大脑
背侧丘脑
豆状核
内囊膝
中脑
黑质
中脑
脑桥
脑桥
舌下神经核
延髓
延髓

皮质核束
动眼神经核
大脑脚
滑车神经核
三叉神经运动核
展神经核
面神经核
疑核
副神经核

图 3-4　锥体系（皮质核束）

　　大脑的高位损伤或上下投射系统的损伤可归为运动神经元的损伤。对于脑血管意外两次以上复发的患者，在出现双侧高位损伤时一般会出现如声音嘶哑、鼻音化、构音障碍等一些言语症状，但通常没有声带麻痹的表现。这类双侧锥体系损伤的患者通常被称为类延髓瘫痪，表现为中重度的构音障碍及喜怒失常等情绪的病理性波动。

　　2. 锥体外系　锥体外系是指锥体系以外的影响和控制骨骼肌运动的所有传导通路。锥体外系的结构十分复杂，主要包括大脑皮质、纹状体、背侧丘脑、底丘脑、中脑顶盖、红核、黑质、脑桥核、前庭神经核、脑干网状结构、小脑等结构，以及它们之间的纤维联系。锥体外系纤维通过多种复杂的回路联系，最后经红核脊髓束、网状脊髓束、前庭脊髓束等下行终止于脊髓前角细胞的运动性中枢神经通路中，以协调锥体系发动的随意运动。锥体外系的主要功能是调节肌张力、协调肌肉活动、保持体态姿势和习惯性动作等。锥体系和锥体外系在支配骨骼肌运动的功能上是互相依赖、不可分割的整体，只有锥体外系保持肌张力稳定协调，锥体系才能完成精确的随意运动，如写字、刺绣等；而锥体系是运动的发起者，有些习惯性动作开始是由锥体系发起的，然后由锥体外系进行管理，如游泳、骑车等。其主要通路如下：

　　（1）皮质-新纹状体-背侧丘脑-皮质环路　起于大脑皮质（主要是躯体运动区和躯体感觉

区），经内囊止于新纹状体；从新纹状体发出的纤维主要终止于苍白球；从苍白球再发出的纤维终止于背侧丘脑的腹前核、腹外侧核等；从丘脑腹前核和腹外侧核发出的纤维又返回到躯体运动区。该环路对发出锥体束的皮质运动区的活动有重要的反馈调节作用，对运动区皮质有抑制作用（图3-5）。

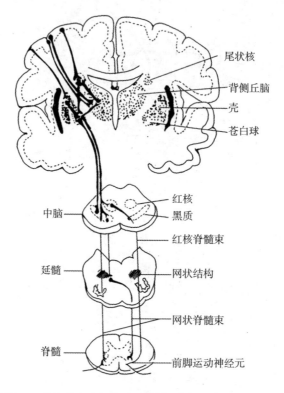

图3-5 锥体外束（皮质-新纹状体-背侧丘脑-皮质环路）

（2）新纹状体-黑质环路 自尾状核和壳发出纤维，止于黑质；再由黑质发出纤维返回尾状核和壳。纹状体黑质纤维是γ-氨基丁酸（GABA）纤维，而黑质致密部的神经细胞能产生和释放多巴胺（DA），因此，黑质纹状体纤维为多巴胺能纤维。

（3）苍白球-底丘脑环路 苍白球发出纤维止于底丘脑核，后者发出纤维经同一途径返回苍白球，对苍白球发挥抑制性反馈影响。一侧底丘脑核受损，丧失对同侧苍白球的抑制，对侧肢体出现大幅度震颤和抽搐。

（4）皮质-脑桥-小脑-皮质环路 起自大脑皮质额、顶、枕、颞叶，经内囊、大脑脚底，入脑桥，止于同侧的脑桥核。由脑桥核发出的纤维越过中线至对侧，经小脑中脚进入小脑，主要止于小脑后叶新皮质。同时，小脑还接受脊髓小脑前束、脊髓小脑后束、楔小脑束、前庭小脑束、橄榄小脑束等传入肌、腱、关节及前庭器官的感觉冲动。由小脑皮质发出的纤维，先至齿状核，齿状核再发出纤维经小脑上脚至对侧红核交换神经元。红核发出的纤维组成红核脊髓束，交叉后至脊髓前角细胞。另外，有的纤维在红核不交换神经元，直接至丘脑，然后由丘脑发出纤维投影到皮质躯体运动中枢（图3-6），与平衡运动有关。

锥体外系是和随意运动本身有关的神经通路，更确切地说，是与协调运动有关的神经通路，同时也相当于从小脑和额叶、边缘叶经丘脑下部的各种植物性活动的通路。锥体外系产生障碍时的（身体）运动症状，根据障碍在神经通路中的部位，可出现不随意的姿势或动作、震颤、运动失调、运动麻痹等各种表现。

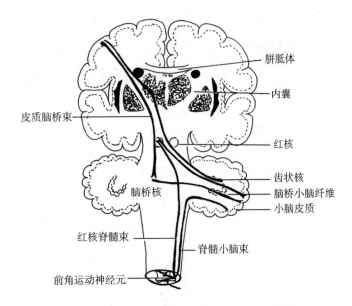

图 3-6　锥体外束（皮质-脑桥-小脑-皮质环路）

　　锥体外系的多数神经纤维起自额叶上回（6 区）。携带着传入与传出神经纤维的轴突纤维束进出于该 6 区，并且在许多中间神经元处进行转换。如同"乡间之路"，这些锥体外束在多处转换神经元传导，携带神经冲动穿过基底核区域（如尾状核与豆状核）传递至丘脑与下丘脑部位，然后通过网状系统传递至小脑、脑桥及延髓。锥体外系使得丘脑与基底核之间形成许多联结，使感觉信息与运动反应之间达成精确的控制与平衡。

二、与言语听觉相关的脑神经

　　与脑和脊髓相连的神经，即脑神经、脊神经和内脏神经（周围部），共同组成了周围神经系统（peripheral nervous system，PNS）。而支配言语听觉活动的主要是脑神经，在 12 对脑神经中，与言语听觉有着直接或间接关系的脑神经有 8 对，即视神经、三叉神经、面神经、前庭蜗神经、舌咽神经、迷走神经、副神经和舌下神经（图 3-7，表 3-1）。

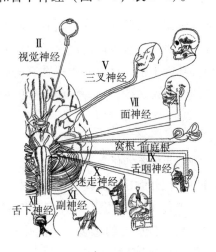

图 3-7　与言语听觉有关的脑神经

表3-1 与言语听觉有关的脑神经

顺序	名称	性质	连脑部位	出入颅部位	在言语听觉中的作用
II	视神经	感觉性	间脑	视神经管	由特殊躯体感觉纤维组成，传导视觉冲动，在阅读理解、朗读等方面发挥重要的作用
V	三叉神经	混合性	脑桥	眶上裂 圆孔 卵圆孔	其主要的运动纤维支配咀嚼肌；影响嗓音的感觉因素是鼻与口腔黏膜的触觉
VII	面神经	混合性	脑桥	内耳门 茎乳孔	其运动支支配面肌；其感觉支主司舌前2/3及软腭的感觉功能
VIII	前庭蜗神经	感觉性	脑桥	内耳门	其蜗支终于延髓上部蜗神经腹侧核和背侧核；然后由蜗核发出神经纤维，在各级中间神经元处进行换元，最后形成听辐射，止于大脑皮质的听区颞横回
IX	舌咽神经	混合性	延髓	颈静脉孔	传导舌后1/3黏膜和味蕾的一般感觉和味觉，以及咽峡、扁桃体、咽腔、软腭的感觉功能。其运动支主要支配咽上缩肌和茎突咽肌的收缩运动
X	迷走神经	混合性	延髓	颈静脉孔	喉上神经内支是感觉支，支配声门上方咽部的感觉；外支在咽下缩肌侧面与甲状腺上血管伴行至甲状腺上极，支配环甲肌，使声带紧张。喉返神经主要是运动神经，支配环甲肌以外的喉内各肌迷走神经支配咽喉的感觉支主司嗓音的情感功能。主司嗓音产生的运动支分布于舌底部、咽中下缩肌、喉部等部位
XI	副神经	运动性	延髓	颈静脉孔	副神经颅内分支起自疑核，从延髓一侧连续发出五个细小分支，支配腭帆提肌和悬雍垂。脊支纤维起自脊柱的上角，并向下走行，支配颈部的主要肌群，如胸锁乳突肌、斜方肌。副神经损伤将导致颈部的呼吸辅助肌群瘫痪，进而引起较明显的言语共鸣障碍
XII	舌下神经	运动性	延髓	舌下神经管	支配舌部内外肌群及一些颈部的带状肌群。主要负责喉腔的位置运动，如整个喉部位置的下降与抬高，并且有助于舌部的所有内部运动。它对嗓音造成的影响主要在于共振与音质的效应方面

三、言语听觉的神经传递

相对于言语交际中的言语活动来说，大脑中的言语机制实际上是大脑内部的言语活动，这种活动表现为复杂的神经传递过程，也可以说是人体内的一种信息处理过程，在人类的大脑皮质上具有相应的听、说、读、写等语言功能中枢，且这些中枢在言语活动中并非完全独立的，而是相互联系、相互协同的，与之相关的听、说、读、写等言语听觉的神经传递过程介绍如下。

(一)听觉传导通路

声波传入内耳的听觉感觉器，刺激毛细胞转化为神经冲动，经蜗神经传入脑干，止于蜗腹侧核和蜗背侧核，发出纤维至上橄榄核外侧形成外侧丘系，经中脑被盖的背外侧部、下丘、内侧膝状体，发出纤维组成听辐射，经内囊后肢，止于大脑皮质颞横回（41区、42区）的听觉中枢，产生听觉。

听觉信息再通过胼胝体到达双侧大脑皮层的感觉性语言中枢，由听觉中枢传入 Wernicke 区的颞上回后部（22区），进行译释，进一步理解为有意义的词句。

(二)说(口语表达)的神经传递通路

来自 Wernicke 区的信息通过弓状纤维传入 Broca 区（运动性语言中枢）——说话中枢，处理成相应的言语运动程序后，再传到与头面部运动有关的大脑皮层运动区——初级运动区（4区和6区），通过锥体系、锥体外系启动唇、舌、喉肌的运动而形成口语。

（三）读的神经传递通路

1. 视觉传导通路 视网膜神经部最外层的视杆细胞和视锥细胞为光感觉器细胞，感觉光刺激后，将冲动传到视网膜神经部中层的双极细胞、神经节细胞，集合成视神经，经两侧视神经管入颅腔，形成视束，视束绕过大脑脚后，经内囊后肢投射到枕叶距状沟上、下皮质的视觉中枢，产生视觉。

2. 阅读理解、有声阅读（朗读） 书面文字符号转换为时空构型的冲动频率，通过视觉传导通路在大脑皮层的视觉性语言中枢（阅读中枢）、视觉中枢和视觉联络区，通过能对几何图形做出特异反应的神经元，使视觉图像得到初步重建。然后把重建的信息传入 Wernicke 区中的角回，并转换为文字形象，进行初步译释，进一步理解为有意义的词句即可完成阅读理解；这种信息若再通过弓状纤维传入 Broca 区（运动性语言中枢）——说话中枢，处理成相应的言语运动程序后，再传到与头面部运动有关的大脑皮层运动区——初级运动区（4区和6区），通过锥体系、锥体外系启动唇、舌、喉肌的运动即可完成有声阅读（图3-8）。

3. 跟读（复述） 语音信号通过听觉传导通路在大脑皮层的感觉性语言中枢（初级听觉区）传入 Wernicke 区中的听觉性语言中枢（22区）进行译释，理解为有意义的词句；然后通过弓状纤维传入 Broca 区（运动性语言中枢）——说话中枢，处理成相应的言语运动程序后，再传到与头面部运动有关的大脑皮层运动区——初级运动区（4区和6区），通过锥体系、锥体外系启动唇、舌、喉肌的运动形成口语；也可用手势、表情及姿势来协助口语表达（图3-8）。

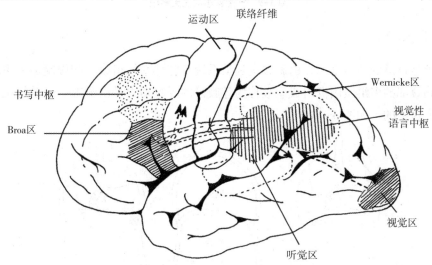

图3-8 跟读与有声阅读的神经传递过程

（四）书写的神经传递通路

声波信号通过听觉传导通路传入 Wernicke 区中的听觉性语言中枢（22区），进行译释，理解为有意义的词句；视觉信号则通过视觉传导通路到达 Wernicke 区的角回及缘上回，形成视觉忆痕；两者的信息传到额中回后部的视运动性语言中枢——书写中枢（8区），再通过锥体系及锥体外系，支配手部等小肌肉群，完成书写功能。

第二节　言语器官的解剖与生理

言语的产生通过呼吸系统、发声（嗓音）系统和共鸣构音系统的协调活动来实现。贮存在肺、气管与支气管内的气体有规律地随呼气运动排出，形成气流；到达声门处，转变成一系列脉冲信号（声门波）；然后通过声道的共鸣作用，形成具有适当形态的声波，最终由嘴和鼻发出言语声波信号。如图3-9所示。

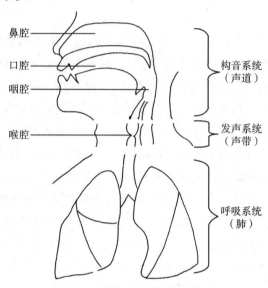

图3-9　产生言语的三大系统

一、呼吸系统

呼吸系统是言语的动力来源，由胸腹壁运动系统和肺部系统组成。胸腹壁运动系统由胸廓肋骨、膈肌、胸腹部的多组肌肉群组成。被称为呼吸泵的呼吸动力是由胸腹壁运动系统和肺部系统的协调运动所提供的，如图3-10所示。

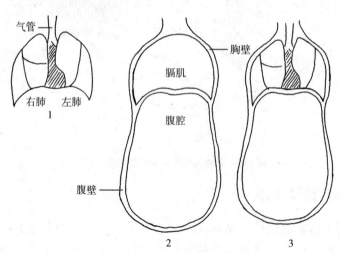

1. 肺部系统；2. 胸腹壁运动系统；3. 肺部和胸腹壁运动系统的组合

图3-10　呼吸泵

（一）胸廓

胸廓是骨-软骨性结构，呈圆锥筒状，胸廓内部为胸腔，胸腔骨架由十二对肋骨组成，它们向后分别连在十二块胸椎骨上。在前面，上十对肋骨借助软骨直接或间接地连在胸骨上。最下方的两对肋骨前端并没有附在胸骨上，称为浮肋。肋骨的运动由胸肌和腹肌带动，以此增加或减小胸腔的体积。因此，当肋骨向上抬起时，它们向外两侧运动。

（二）肺和胸膜

肺部呈两个锥形结构，分别居于纵隔的两侧，几乎占据整个胸腔。左肺分两叶，右肺分三叶。气管上段直通喉部，下段在胸腔内分叉，形成左右支气管，然后再经多次分支后，形成无数的细支气管，肺泡位于每根细支气管的终末分支（肺泡管）末端。肺表面覆盖着一层弹性纤维组织（脏胸膜），通过该弹性纤维与胸廓肋骨相连（壁胸膜），使肺在呼吸时既能直接受到来自胸壁的压力，又能活动自如，不产生摩擦和不适感。当胸腔扩张时，肺部被牵动扩张，内部压力降低，低于外界的大气压，使空气进入肺内。当肺部充满空气后，其中被拉长的弹性纤维产生呼气所需的弹性回缩力，该力连同施加于胸壁的肌张力和其他压力促使胸廓缩小，导致胸膜腔的压力增加，气体从肺内排出。

（三）呼吸肌群

呼吸肌群分为吸气肌群和呼气肌群两组。通常认为吸气肌群能扩张胸腔容积以吸入空气；呼气肌群缩小胸腔容积排出气体。

吸气肌群由膈肌和肋间外肌所组成。膈肌是肌肉-腱膜结构，呈扁平状，与胸廓肋骨部的下缘相连，松弛时形似一只倒置的碗。膈肌收缩时，其隆起部分向四周拉平，使胸腔在垂直方向上进行扩张，并使下部肋骨上提并向外移。肋间外肌起于上肋骨下缘，止于下肋骨上缘。共有 11 对肋间外肌覆盖于 12 对肋骨表面，它们向第一肋骨方向向上做整体提升运动。呼气肌群主要由肋间内肌组成。从胸骨缘到肋膈角，肋间内肌起自 11 对肋骨的下缘，止于相邻的上一肋骨。其作用是使肋骨下降，缩小胸腔容积。

（四）呼吸过程

在正常情况下，肺-胸-腹系统构成了一个呼吸功能单位。由于肺组织通过胸膜、胸壁与膈肌相连，肺组织受制于胸壁和膈肌，在正常情况下，肺组织受到一个牵拉力的作用，这种作用形成了胸膜腔负压。肺组织的回缩力趋向于减小胸腔容积，如图 3-11 所示，肺组织本身的弹性（用一个被拉伸了的弹簧表示）使得肺容量趋于减小。同理，胸腔的容量趋于扩大。这也就意味着肺-胸联合产生了两个作用方向相反的力。

呼吸过程主要可分为平静和言语两种状态下的呼吸运动。

1. 平静呼吸　平静状态下，胸腔的扩张力和与其作用方向相反的肺回缩力处于平衡状态，然而当肺-胸联合扩张或压缩时，这些力就失去平衡了。由于吸气肌的作用，胸腔发生扩张，肺组织"弹簧"的拉伸程度将远远超过其正常平衡状态，使它们产生了一个越来越大的回缩力。当扩张运动停止时，被拉伸的"弹簧"将会发生回缩运动，直到它们再次与胸腔"弹簧"达到平衡。当肺内压超过大气压强，且没有肌肉收缩力时，上述活动就等同于被动呼气过程。当胸腔"弹簧"由于呼气肌的主动运功，其压缩程度远远超过其正常平衡状态时，它们将会产生一个回缩力，这个力有扩张胸腔和肺组织的趋势，从而使肺内压下降，直到低于大气压强。这样便会导致气体进入，从而开始主动吸气。

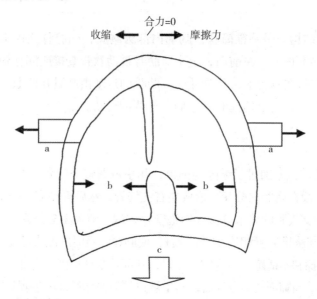

a. 胸控扩张使肺组织向外牵拉；b. 肺组织弹性使胸腔回缩；c. 腹腔内容物受到向下的压力

图 3-11　肺胸联合的平衡状态

在吸气开始前，后肌纤维的收缩及收缩程度稍小的前肌纤维的收缩，会牵拉中央的肌腱向前下运动，从而增加了胸腔的垂直径；与此同时，也压缩了腹腔内容物而使腹内压增加。在所有的健康人群中，膈肌都是在明显地运动，但是它的运动几乎总是得益于肋间肌的支持。肋间肌连系肋骨，强化肋间隙并且扩大肋胸腔前后及两侧间的距离。斜角肌也会参与运动，特别是在吸气末，它们帮助提升最上面的肋骨。如图 3-12 所示。

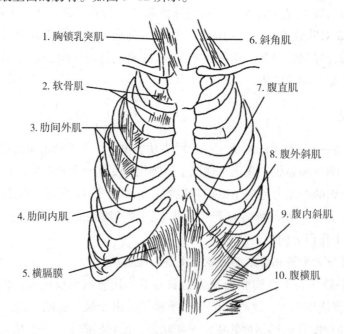

1、6 为呼吸辅助肌，其余均为主要呼吸机；1 提胸骨；2、3、6 均提肋；4 降肋；5 收缩时胸腔的上、下径变大助吸气，舒张时胸部的上、下径变小助呼气；7、8、9、10 收缩时降下部肋，挤压腹腔，助呼气

图 3-12　主要的呼吸肌群

低于大气压的胸膜腔内压使肺组织贴附于胸壁，因而胸腔的扩大会产生一个低于大气压的肺泡内压，其压力值大概相当于$-2cmH_2O$。气体进入体内，直到肺泡内压等于大气压强。当肺组织膨胀后，吸气肌逐渐停止收缩运动，被动的呼气运动就开始了。升高的腹内压也逐渐恢复到膈肌收缩前的水平，移位的肋骨和变形的组织重新恢复原来的状态，整个胸腔的容积也减小，肺组织也开始恢复原状。肺泡内压暂时地升高，使气体呼出，直到肺泡内压和大气压强再一次相等。

平静呼吸的特点是呼吸运动较为平稳均匀，每分钟呼吸频率为 12~18 次。吸气是主动的，主要由膈肌收缩引起；呼气是被动的，由吸气肌舒张产生。平静吸气时，自呼吸中枢延髓发出神经冲动，经脊髓到达相关的胸腔肌肉，通过颈段脊髓的运动神经元分支加入而组成的膈神经，将神经冲动传至膈肌，使膈肌收缩。膈肌隆起的中心部分下移，从而增大了胸腔的上下径，胸腔和肺容积增大，腹腔内的器官因受压迫而使腹壁突出，腹腔容积的变化量等同于膈肌收缩时胸腔增加的容积。与此同时，膈肌协助肋骨上提，促进了肋间外肌上抬肋骨的作用。膈肌舒张时，腹腔内脏恢复原位。由膈肌舒缩引起呼吸运动伴有腹壁的起伏，这种呼吸称为腹式呼吸（abdominal respiration）（图 3-13）。

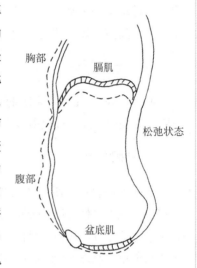

图 3-13　腹式呼吸运动

由于胸椎位置固定，而胸骨可以上下移动，所以当肋间外肌收缩时，肋骨和胸骨都向上提，从而增大了胸腔的前后径和左右径。有些人在每次吸气时都会表现出明显的腹壁膨出；而另一些人可能表现为胸腔的扩张，其腹壁的膨出并不明显；少数人在上胸部表现出明显的扩张，这些人在吸气时看起来像是通过抬高肩膀而将胸腔抬高。这些区别的存在导致了一些用于描述呼吸模式的名词的出现，比如腹式呼吸、胸式呼吸及锁骨呼吸。由肋间肌舒缩使肋骨和胸骨运动所产生的呼吸运动，称为胸式呼吸（thoracic respiration）。腹式呼吸和胸式呼吸同时存在，称为胸-腹式呼吸（thoracic-abdominal respiration）。由于锁骨呼吸可能导致喉部过度紧张及呼吸供应不足的情况，所以应该避免这种呼吸模式。

2. 言语时的呼吸　言语的产生需要一个在 5~20cmH₂O 范围内的肺泡内压（声门下压），而且还要有一个非常大的肺容量，此范围是由呼吸的频率及言语表达的长度决定的。在肺容量大的情况下，由胸腔所产生的松弛压力可能会超出言语机制的需要，但呼吸肌的调节运动就能够抵消过多的胸-肺回缩力，从而调整肺泡内压力。在中等肺容量的情况下，只凭松弛压力就能够满足言语状态下肺泡内压力的需要。而在低肺容量（低于平静状态的水平）的情况下，必须依靠呼气肌的运动才能维持正的肺泡内压。在调节机制、松弛压力及呼气肌的相互作用下，就可以实现一个能精确地调整肺泡内压的言语过程。

人体在言语和平静两种状态下，其呼吸表现有所不同，具体表现为以下 4 个方面。

（1）呼吸量　平静状态的呼吸量约为 500 mL。吸气是一个主动过程，呼气是依靠弹性作用的被动过程；言语状态下的呼吸量增加35%~60%，以便有足够的气流量来支持持续的言语活动。

（2）吸气与呼气时间比　平静呼吸时，吸气和呼气时间分别占总呼吸时间的40%和60%；言语时，吸气变得迅速、短促，呼气时间延长，呼气期的长短随着句长和语意发生变化。虽然因说话内容不同，呼气期会有所变化，但吸气和呼气时间分别约占总呼吸时间的10%和90%。

（3）呼吸的规律性　平静状态下，成年人每分钟呼吸 12~15 次，呼吸较有规律；言语状态下，单位时间内的呼吸次数减少且不规则。

（4）**呼吸肌群的运动** 发音时，呼吸肌群不仅为喉部运动提供驱动力，更重要的是控制气流量，还要抵抗呼气所产生的弹性回缩力。吸气时腹壁的前凸表明内部肌肉是展开的，具有弹性回缩力以抵抗所受的外力，随时恢复原状。当膈肌舒张时，弹性回缩力使腹部脏器和膈肌恢复原位。膈肌和胸腹部呼吸肌群的松弛对于平静呼气来说已足够。然而要维持充分的发音时长，腹部肌群需要主动收缩，以抵抗腹肌的弹性回缩力，使气流有控制地平稳呼出，换言之，言语状态下的呼气运动也是主动过程，所需腹部肌群收缩力量的大小取决于：言语产生时所需的肺容量、响度水平、发声长短、张力和语调种类等。

二、发声系统

喉（larynx）是发声系统的主要组成部分，有 4 种主要的解剖结构：软骨与关节、喉内肌、喉外肌和黏膜层。发声过程中最重要的部分是甲状软骨、环状软骨、一对杓状软骨和两对喉关节。

（一）喉软骨

喉由 5 块软骨、肌肉和韧带相互连接组成，位于舌骨之下，胸骨之上。环状软骨（cricoid cartilage）呈一封闭的软骨环，是喉腔的解剖基础，其他软骨都与之相连。甲状软骨（thyroid cartilage）是最大的一块喉软骨，由左、右两个方形的软骨板组成。甲状软骨切迹亦称为喉结，男性尤为突出。杓状软骨（arytenoid）骑跨在环状软骨板的上缘外侧，左右各一块，形似三角锥体。杓状软骨的两种运动为转动和滑动，有时会同时发生。基底部有两个突起：一个向前，称为声突，声带后端附着于此；一个向后外方，称为肌突，一些控制声带开闭的肌肉附着于此。会厌软骨（epiglottis）位于喉入口的前方，舌骨之后。

（二）喉关节

喉软骨形成两对关节，即环杓关节和环甲关节，声带的运动主要通过这两对关节的活动来完成。

环杓关节（cricoarytenoid joint，CA）是个鞍形关节，能够进行摇摆运动（rocking motion）和轻微的滑动运动（gliding action）。通过环杓后肌和环杓侧肌的作用，使双侧声带分开和关闭，即声带的外展和内收。声带外展时，杓状软骨的运动使声突向外上方翻转；声带内收时，使声突向内下方翻转。

环甲关节（cricothyroid joint，CT）是甲状软骨和环状软骨间的两个车轴关节，甲状软骨下角末端的内侧面有一圆形小关节面与环状软骨的关节面相连接，使两块软骨之间产生前后旋转运动（rotational motion）。其作用是通过改变声带的长度和张力来调节音调。

（三）喉部肌群

喉部肌群可分为喉外肌群和喉内肌群。喉外肌群可以抬高或降低喉腔。这种运动的结果是改变了软骨之间的角度和距离，也改变了喉内肌的自然长度。喉内肌群均附着在喉软骨上。喉内肌的作用包括：①开闭声门；②改变喉软骨的相对位置；③改变声带的长宽和物理特性（长度、紧张度、每单位长度的质量、顺应性、弹性）；④改变声带间的空间大小，克服声门间的阻力。喉内肌群可分为以下三部分：

1. 声门开肌 环杓后肌（posterior crico-arytenoid muscles，PCA）呈扁平状，起于环状软骨后壁，止于杓状软骨肌突。假设只有这两块肌肉收缩，肌突则向后下方移动，导致环杓关节出现翻转与滑动，它们使两侧杓状软骨向两外侧翻转与滑动而充分外展声带，因此是主要的声门开肌。

2. 声门关肌 杓间肌（interarytenoid muscles，IA）包括杓横肌和杓斜肌。杓横肌水平地延伸于两块杓状软骨之间，这块肌肉收缩将杓状软骨互相拉近；杓斜肌起于杓状软骨的肌突，止于相邻杓状软骨的顶端，杓斜肌的收缩将杓状软骨的顶端互相拉拢。

环杓侧肌（lateral crico-arytenoid muscles，LCA）起于环状软骨的两侧边缘，止于杓状软骨肌突。它使杓状软骨靠拢。

3. 声门张肌 环甲肌（Crico-Thyroid muscles，CT）起于环状软骨弓，止于甲状软骨的下缘。收缩时，将这两块软骨拉近，可拉长声带，增加声带张力，调控音调。

甲杓肌（thyro-arytenoid muscles，TA）包括两部分：甲杓内肌和甲杓外肌，其中甲杓内肌（也称声带肌 vocalis muscle）是声带的振动部分。这对肌肉收缩时，将附着于声突的部分拉向甲状软骨的切迹，使声带拉直，增加声带张力，并使声门关闭。

图 3-14 左栏显示每对喉内肌单独运动时喉软骨和声带边缘的位置，箭头显示外力的方向；中间栏显示喉剖面的上面观；右栏显示声带结构中间层冠状剖面的轮廓图。虚线表示当喉内肌没有运动时声带的参考位置。尽管上文分解描述了喉内肌群的收缩运动，但喉部肌群是作为一个整体在进行运动，不能孤立地看待它们之间的协调运动。

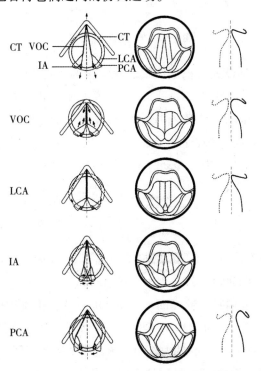

CT：环甲肌；LCA：环杓侧肌；PCA：环杓后肌；VOC：甲杓内肌（声带肌）；IA：杓间肌

图 3-14 喉内肌群及相关运动

（四）声带

声带是分层振动体，在声带额位切面图上可以观察到声带的不同结构层（图 3-15）：声带表面是既薄又滑的上皮层；下面依次是固有层的浅层、中层和深层；再下面是甲杓内肌，即声带肌。每一层都具有自己的物理学特性，结合在一起能产生平滑的剪切运动，这是声带振动的基础。

上皮层是由非角化上皮组成的黏膜上皮层，厚 0.05～0.1 mm。然后是固有层（lamina propria，LP），固有层浅层又叫 Reinke 间隙，为疏松结缔组织，是可分离层，最厚处可达 0.3～0.5 mm（膜性声带的中部），向前、后两端逐渐变薄；中层由弹性纤维组成，深层主要由胶原纤维组成。声带最深部为甲杓肌，构成声带的肌层，其在声带中部的厚度为 7～8 mm。

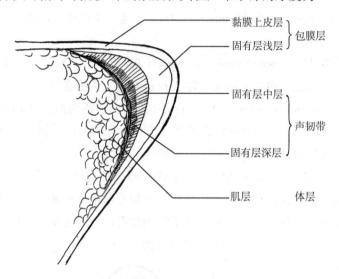

图 3-15 声带的层状结构

为了便于研究声带的振动模式，根据声带层状结构的生物力学特点，将声带分为三个功能解剖层：一是包膜层，又称为被覆层（cover），由黏膜上皮层和固有层浅层构成，移动度最大；二是结合部或过渡层（transition），由固有层中层和深层构成，即通常所说的声韧带（ligament vocal），移动度较小，能纵向稳定声带的振动；三是体层（body），由甲杓肌构成，移动度最小，主要是保持声带在振动时的稳定。声带振动时包膜层最容易损伤，充血、水肿或出血等病理改变主要发生在此层。

（五）喉腔

喉软骨围成一个形状不规则的管腔称为喉腔（laryngeal cavity），它分为声门上区（supraglottal，SG）、声门区（glottal，G）、声门下区（infraglottal，IG）。声门区最为狭窄，因为声带与室带（vestibular folds）或称假声带（false vocal folds）突向喉腔中央。

喉腔上皮组织的下方，弹性纤维组织（方膜与弹性圆锥）由肌肉活动所带动，被动地从相邻组织中拉伸出来，或受到空气动力学的外力作用，重建了喉腔的空间。喉腔的黏膜或黏膜层由喉上和喉下神经的感觉神经所支配（第十对脑神经即迷走神经的分支）。同样，它也受到对气流的方向和速率、疼痛和触觉刺激敏感的感受器的支配。

（六）喉的神经支配

迷走神经的重要分支分别支配喉内肌和喉部感受器。其中迷走神经分支——咽支支配软腭的感觉与运动；喉上神经（superior laryngeal nerve）外支支配环甲肌的运动，而其内支则作为来自喉感受器的感觉支。喉返神经（recurrent laryngeal nerve）从迷走神经分出后，向上走行，控制着其他喉内肌的运动，并且传递来自机械感受器（位于喉肌和黏膜内）所感受的信息。这些神经肌肉的小锤体通常围绕在喉肌的肌腱处，对肌肉的拉伸运动特别敏感，能够主动控制和调整肌肉的活动。

（七）声带振动机制

声带振动机制从两个方面介绍，首先介绍前发声阶段，然后再介绍发声阶段。

1. 前发声阶段

在声带开始振动之前，必须做以下三项重要的调整工作。

（1）声带肌收缩　起初两侧声带是适度张开的，就像平静呼吸状态中吸气时一样。成年男性在平静呼吸时，声带的最大张开度平均为 13 mm，在深吸气时可增加到 25 mm。前发声阶段所需要的时间主要取决于说话方式和语言环境，其平均值在 350~450 ms。在这一时间段中，两侧声带逐渐向中线靠近，它们之间的距离约从 13 mm 减至 2~3 mm，声带从完全张开至完全闭合是一个连续的过程。一些常见的声门状态如图 3-16 所示，图中包括在深吸气、正常吸气、发耳语声、清辅音发声、正常发声和用力发声时声门的典型状态。

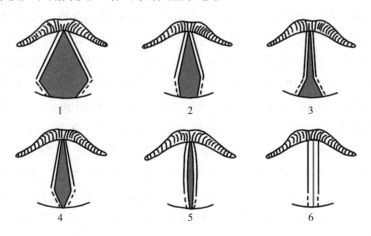

图 3-16　声门状态的简易图
1. 深吸气；2. 正常吸气；3. 耳语声；4. 清辅音发声；5. 正常发声；6. 用力发声

（2）气流开始呼出　声带只有在气流速度和声门下压适当时才能产生振动。在声门靠拢至发音位置的过程中，如果声门下压太高，嗓音中将出现一种可听见的声门擦音/h/，被称作气息声。如果声门下压太低，嗓音将出现吱嘎声，或声带几乎不产生振动。因此，最有效的起音运动要求前发声阶段呼气运动（声门下压与气流速度）和声带闭合运动（位置和肌张力）保持平衡，呼气运动应适度。

发声至少需要 2 cmH_2O 的声门下压和接近 100 mL/s 的气流速度。正常发声在 6 cmH_2O 的声门下压时需要 150 mL/s 的气流速度。（气流速度指单位时间内通过声门的空气体积值，它等于声门间的气压差除以气流阻力。因此，通过声门的气流速度与声门上下的气压差成正比，与声门阻尼值成反比。）

然而，在说话时还必须产生足够的语气变化（如音调变化、语调变化、响度变化等），呼气肌群应能在更大的声门下压范围内进行调整，这一范围在 2~30 cmH_2O，同时呼气肌群应能使气流速度达到 1000 mL/s 以上。呼吸运动应该在较舒适的状态下实现上述必要条件。据文献研究记载，男高音歌唱家声门下压的上限值大约为 70 cmH_2O，训练有素的歌唱家的气流速度大于 11000 mL/s。

（3）声门闭合与气流呼出的协调　声门关闭与呼气开始之间的时间协调十分重要，这两者之间的关系可以分成三种情况。

第一种情况，在声门完全关闭之前气流已经呼出，起音就是送气声，如/h/。这种发声情况可描述为气息声，或称软起音。气息声/h/声带向中线靠拢的过程中逐渐加重，而在声门完全关闭时停止。习惯性的气息音或软起音被认为是病理性的，特别是当气息声出现在元音的前面时，它使元音的强度减弱，声音质量明显下降。

第二种情况，当两侧声带刚达到完全闭合时，呼气运动正好开始，这是最佳的起音状态，这种起音方式被称为同时撞击。实验观察证明，声带黏膜的运动首先发生在中层，气流速度越快，声带中层的运动就越明显（该运动在声带闭合过程中进行了叠加）。

第三种情况，声门在呼气运动开始之前就已经关闭，那么起音则会是突然的，呈爆破式。这种声带先闭合，而后声门下压克服声带的抵抗作用，使气流冲开声门，声带发生振动的发音方式称为硬起音。由于硬起音会使声带的负担增加，若声带处于病理状态（如慢性喉炎）时，则可能发生损伤。

2. 声带振动发声阶段　声带是声音源，它们振动来自肺部的气体，气体流经喉腔后，在声道产生声波。1950 年提出的关于发声的肌弹性-空气动力学理论是最为流行的关于嗓音产生的理论模型。这个模型认为，嗓音是肌肉收缩力量、组织弹性、空气压力及流速共同作用产生的。声带振动是在呼气流作用下的一种被动运动，呼气流是声带振动的动力系统（能源）；声带是振动体，通过声带振动将呼气流转化为振动气流从而产生喉基音（glottal tone）。当声带闭合时，声门下压增加，当压力达到一定程度后，声门被冲开，气流通过声门，在声门被冲开的瞬间，声门下开始有黏膜移动，似波浪状，向上、向外移动，绕到声带上面，此为声门的开放相。声门开放后，根据 Bernoulli 效应（Bernoulli effect），在声门开放时，由于通过声门的气流加速，将在声门区形成瞬间负压，声带被吸向内，闭合相开始。闭合相时黏膜向下向内移动，当向下向内移动到双侧声带相互接触时，声门闭合，此为声门的闭合相。声门闭合时，声门下压再次升高，声门再次被冲开。如此反复循环，形成声门的开闭运动及声带振动，发出声音。

三、共鸣构音系统

喉音（声门波）自声带产生后，向上进入声道（声道由咽腔、口腔和鼻腔构成），通过声道大小形状的改变和构音器官的活动，对气体分子进行压缩和稀释，声道的共鸣性质（即声道共鸣曲线）发生变化，声音频谱中的一些频率得到了共振加强，而另一些则被削弱减幅，这些被加强的共振频率称为共振峰，共振峰直接由共鸣腔的体积来决定。

（一）共鸣腔

共鸣腔包括胸腔、喉腔、咽腔、口唇腔、鼻腔和鼻窦。其中，胸腔、喉腔和咽腔主要起低音共鸣作用，口唇腔系统主要对中音产生共鸣，头腔（包括鼻腔、鼻窦等）是对高音部分产生共鸣的共鸣腔。

1. 咽腔　咽腔作为肌腱性管道，其长度大约为 12 cm，位于颅底部，并向下延伸，至第 6 颈椎或环状软骨下缘平面，与食管相连。环绕咽腔的三块咽缩肌对声道的调整起着决定性的作用（图 3-17），咽腔的横截面积随咽缩肌的收缩而减小。如果咽下缩肌收缩，喉咽部分的宽度将减小，这种情况多见于发开元音时。发食管音时，咽下缩肌底部也发生收缩运动。咽中缩肌的起点位于舌骨上，它在言语过程中进行上下运动。这块缩肌如能自动放松，舌骨的运动将不会改变咽腔的大小和体积。咽上缩肌在言语过程中也较为活跃。鼻通道关闭时，它与软腭一起协同工作。根据发音的内容，鼻咽和口咽之间的鼻通道形状发生相应的变化：发鼻音时完全开放；发开元音时，该通道处于半开放位置；发闭元音和辅音时，该通道处于关闭状态。

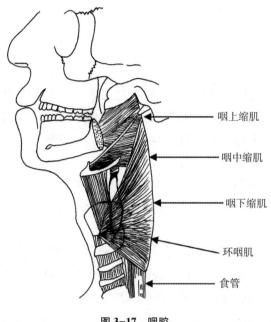

图 3-17 咽腔

咽腔从下至上分为喉咽、口咽和鼻咽三部分。喉咽自舌骨向下延伸，鼻咽部从悬雍垂平面向上延伸，剩余的中间部分位于口腔后方，称为口咽。元音的音色取决于咽腔的共鸣情况。低频共振峰对声门上方附近区域的横截面积的变化非常敏感，如果该区域较小，则低频共振峰较高，反之则较低。因此，声门上方附近区域的形状和大小决定了低频共振峰的频率值，也决定了发出的元音是开元音还是闭元音。一般情况下，个体成年后咽腔大小将不再改变，咽腔共鸣也基本不变。

2. 口唇腔 口腔在两侧以脸颊为界，上为腭部，下为口腔底部，前方经口裂与外界相通，后方以咽峡与咽腔相连。整个口腔由上下齿列分隔为固有口腔和口腔前庭。前面是口腔前庭，后面是固有口腔。通过舌外部肌群的运动，舌可以到达三个极点位置：前上方（如/i/）、后上方（如/u/）、后下方（如/ɑ/）。另外，舌内肌群也可使舌尖抬高或降低、左移或右移，由此改变口腔的形状，从而改变第二共振峰值。唇腔是指牙列与嘴唇之间的气腔。

3. 鼻 在鼻腔共鸣方面起主要作用的是鼻腔和鼻窦。

（1）鼻腔 鼻腔由鼻中隔分为左右对称的两部分。前鼻孔与外界相通，后鼻孔通向鼻咽腔。鼻腔被覆黏膜，并有丰富的鼻管构成鼻甲海绵体丛。在各种刺激或心理因素的影响下，该海绵体丛因充血而肿胀，使鼻腔变窄，影响说话时声音的共鸣效果。

（2）鼻窦 鼻窦系鼻腔周围的骨内含气空腔，分别为额窦、筛窦、上颌窦及蝶窦。鼻腔与鼻窦因有固定不变的体积，其共鸣作用主要是由软腭来进行调控。当音调升高时，软腭与悬雍垂逐步提高，以隔开鼻腔与口腔，改变共鸣方式，声音经骨壁传导至鼻腔和鼻窦，使声音增强。所以鼻腔或鼻窦中的病变均有可能导致鼻音功能异常。

4. 声道 声带上方的共鸣腔（咽腔、口腔和鼻腔）连接在一起，成为发声时呼出气流经过的管道，构成了声道（呈喇叭状）。成年男性声道的长度从声带至口唇部大约为17cm，成年女性声道的长度略短。通过二腹肌后腹、茎突舌骨肌和下颌舌骨肌的收缩使舌骨向上牵拉，声道变长。当舌骨受到胸骨舌骨肌、甲状舌骨肌和肩胛舌骨肌的牵拉向下运动，或当喉腔由于受到腭咽肌和茎突咽肌的牵拉向上提起时，声道的长度由此变短。

（二）构音器官

声道共鸣腔的体积主要由舌、唇、下颌及软腭的活动位置来决定，这些可活动器官的运动直接影响着声道共鸣的效应。

1. 下颌　下颌是一块质密、坚硬的 U 形骨，它主要由下颌骨体和两个下颌支组成，并在颞骨两侧通过一关节（颞颌关节）与颅骨相连结，参与构音运动。下颌骨体用于容纳下排牙齿，并作为舌部肌群的附着点，而两边下颌支则是两组下颌肌群的附着点。

下颌提肌共有 4 块：①颞肌，为宽的扇形肌，起点位于颞骨，止点附着在下颌前支上；②翼外肌，自下颌支向颅骨前基底部的起始处做水平向前或两侧运动；③翼内肌，起点在上齿内侧颅骨前下部位，并产生向下向后的收缩运动，止于下颌支之间的凹面；④咬肌，为厚的扁平肌，覆盖在下颌支的侧表面。

下颌牵肌自下颌骨向后、向下止于舌骨。下颌牵肌包括胸骨舌骨肌、下颌舌骨肌、颏舌骨肌和二腹肌前腹。胸骨舌骨肌起于胸骨柄，止于舌骨体。下颌舌骨肌，构成口腔底部，起于下颌骨两侧，止于中缝和舌骨体；颏舌骨肌，位于下颌舌骨肌上方，自下颌骨的中线内表面向后延伸，止于舌骨的上表面；二腹肌前腹起于下颌骨的中线内表面，通过舌骨小角处的腱环，延续为二腹肌后腹（附着于颞骨的乳突）。这些肌群之间协调运动，可将喉腔向上抬起。

2. 唇　唇的生理功能是防止食物和唾液流出，并参与面部表情的形成和构音运动。唇部最重要的一块肌肉是口轮匝肌，它环绕在口腔周围。其收缩时，使分开的唇关闭，并使唇部皱缩。拮抗这种闭合运动的有三组唇外肌：唇横肌将唇角向两侧外拉，将唇部抵在牙背上；唇角肌将上唇向上提，将下唇向外下方牵拉；唇直肌使嘴角收缩。从发音的角度上看唇部运动有两种，即圆唇（rounded）和非圆唇（unrounded）。当唇为圆形时，声道共鸣腔的频率则下降。

3. 舌　舌是最重要的构音器官，由大量的肌束构成。舌体能够向口腔的任意方向移动，并且能够灵活地改变形状和大小，能以较快的速度四周转动。它的生理功能是发音、咀嚼和吞咽。舌部肌群可分为成对的舌内肌群和舌外肌群。舌内肌群改变舌部的形状和大小，舌外肌群移动舌部，改变舌部与声道或颅骨的相对位置。

舌内肌群位于相互垂直的三个水平面上。舌上纵肌能够将舌尖向上拉伸，而舌下纵肌则将舌尖拉向下方。这两组肌群协动收缩使舌体缩短。舌横肌收缩时，使舌体两侧向中间收缩，从而使舌体拉长；当舌直肌收缩时，舌体则变薄。

元音构音中最重要的是舌前后运动。颏舌肌的收缩使舌部向前运动，拮抗肌即茎突舌肌的收缩使舌部向后和向上拉向软腭。当构建前元音和腭（齿）辅音时，舌面向上抬起抵住硬腭。舌面的抬升运动主要通过舌上纵肌的收缩来实现，并使舌尖向上举起，此时舌横肌也有轻微的收缩，导致舌部狭窄、拉长。颏舌肌收缩则主要将舌体向前拉伸。当舌骨舌肌、咽中缩肌和咽下缩肌收缩时，舌体向后拉伸，咽腔容积变小。发开元音时，可以见到这种构音方式，它们均有较小的咽腔。腭舌肌（也称舌腭肌）的收缩使舌背抬高形成拱沟。

4. 软腭　软腭位于口腔和鼻腔之间，像瓣膜组织，使鼻腔和口咽腔的声学耦合得到调整。在元音产生的过程中，鼻咽通道关闭，这样元音听起来就不带鼻音（图 3-18a）。软腭的上提通过腭帆提肌来完成，这块肌肉起于颞骨，沿中线向下，止于软腭。悬雍垂肌，纵向贯穿软腭之中，提起悬雍垂，使悬雍垂缩短。腭咽肌和腭舌肌用来降低软腭的位置，使鼻咽通道开放，可以发鼻音（图3-18b）；从舌体两侧，穿过两侧前腭弓，上达软腭，并在软腭处汇合。腭咽肌起自软腭，自两侧穿过后腭弓，止于咽腔。当它们将舌和咽壁与软腭相连时，如果这些肌群是固定的，或者过于紧张，结果导致很多鼻音发成非鼻音。

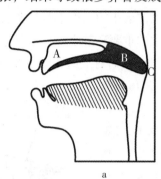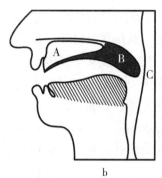

A. 硬腭；B. 软腭；C. 咽后壁

a. 鼻咽通道闭合，噪音从口腔发出；b. 鼻咽通道开放，噪音从鼻腔和口腔发出

图 3-18　鼻咽机制示意图

总之，人类共鸣构音器官的显著特点是共鸣腔的形状和横截面积是可以变化的，它通过可活动构音器官的运动来实现。因此，通过调节声道不同的形状，人的言语声也表现出不同的声音色彩。

第三节　听觉器官的解剖与生理

听觉器官是人体最复杂的感觉器官之一，负责接收、传导、感知和处理外界声信号，产生听觉。听觉器官包括外耳、中耳、内耳，以及将声音传输到大脑听觉中枢的听神经。

一、外耳的解剖与生理

外耳（outer ear）包括耳郭和外耳道，是空气振动（声波）经外界传入内部听觉器官的通道。耳郭位于头颅两侧，前（外）面凹凸不平，后（内）面较平整，但稍膨隆，有一定收集声波的功能，声波到达两耳存在强度和时间差，对定位声源有重要意义。外耳道长 2.5~3.5 cm，其内侧是鼓膜。外耳道通过共振效应能将传入声波的声压提高 10~15 dB。外耳还有保护内部中耳结构的作用。

二、中耳的解剖与生理

中耳（middle ear）位于外耳深面，由鼓膜与外耳分隔，包括鼓室、咽鼓管、鼓窦和乳突4部分。

（一）鼓室

鼓室是含气空腔，是中耳的中心部分，解剖上可人为地分为6壁。外壁为鼓膜，与外耳道相邻；内侧壁为内耳外壁，与内耳相邻；上壁为鼓室盖和鼓窦盖，与颅中窝相邻；下壁与颈静脉球相邻；前壁上方为咽鼓管鼓室口，通向咽鼓管，下方与颈动脉管相邻；后壁上方有鼓窦入口，向后与鼓窦和乳突气房相通。声波通过鼓膜、听骨链，经前庭窗以机械振动的方式传入内耳。

1. 鼓膜　鼓膜是一圆形或椭圆形约 9 mm×8 mm 大小的半透明薄膜，厚度约 0.1 mm，分上方的松弛部和下方的紧张部两部分，中央最凹陷处称鼓膜脐。检查鼓膜时，自脐向前下方鼓膜边缘有一三角形反光区，称光锥，由外来光线在鼓膜表面反射形成。

2. 鼓室　鼓室包含一组重要的解剖结构——听骨链，连接鼓膜和内耳外壁的前庭窗，自外向内由锤骨、砧骨和镫骨连接构成，这三块听小骨是人体最小的一组小骨。听骨链负责将外耳的声波以机械振动的方式传送至内耳，是听觉传导过程中的重要环节之一。中耳通过空气传导和颅骨传导两种途径，实现声波从空气传入液体（内耳淋巴液）时有效避免能量损失。

（1）鼓膜有效振动面积是镫骨足板面积的 17 倍，声压自鼓膜传至镫骨底板能获得 17 倍增益。

（2）听骨链的杠杆作用，可使声压到达足板时增加 1.3 倍。因此，声压经鼓膜到镫骨底板时，可提高 22 倍（17×1.3）、相当于 27 dB 声压级，基本补偿了声能从空气到内耳淋巴液约 30 dB 的衰减，如图 3-19 所示。

3. 耳内肌　鼓室内还有一些功能重要的肌肉结构称耳内肌，包括鼓膜张肌和镫骨肌。

（1）**鼓膜张肌**　附着于锤骨颈下方，由三叉神经下颌支的一分支支配，在受到突然强声刺激时收缩，鼓膜向内运动，张力增加，以免鼓膜震破或伤及内耳，有保护鼓膜和内耳的作用。

（2）**镫骨肌**　附着于镫骨颈后方，由面神经镫骨肌支支配，镫骨肌收缩时使镫骨足板前部翘起离开前庭窗，以减少内耳压力，对内耳有保护作用。外界声刺激可诱发镫骨肌收缩的反应称镫骨肌反射。镫骨肌反射阈值一般为 60 dB，该阈值降低提示重振现象存在，是耳蜗病变的表现。镫骨肌反射的强度在声刺激后 10 秒内通常不会发生明显衰减，镫骨肌反射持续时间的缩短（衰减阳性）可能提示耳蜗后病变。

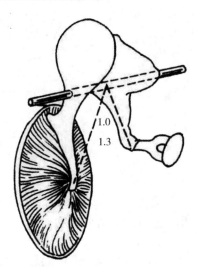

图 3-19　鼓膜、听小骨力轴

（二）咽鼓管

咽鼓管是连接中耳与鼻咽部的通道，长约 35 mm，外 1/3 为骨部，内 2/3 为软骨部。其生理功能如下：

1. 维持中耳压力平衡。

2. 引流作用。

3. 防声和消声作用。

4. 防止逆行感染。

咽鼓管功能不良包括咽鼓管的异常开放和关闭，或纤毛运动功能障碍，将直接影响咽鼓管执行正常生理功能。咽鼓管功能障碍最常见的临床表现是导致鼓室内负压和中耳积液，在疾病初期表现为传导性听力损失，逐渐发展为混合性或感音神经性聋。由于儿童免疫功能尚不完善，咽鼓管和鼻咽部黏膜下组织松弛，淋巴组织丰富，易发生炎性肿胀而影响咽鼓管功能，导致分泌性中耳炎。儿童分泌性中耳炎病情隐匿，会因发现较迟而听力损失难以逆转，成为导致儿童听力及言语功能障碍的重要原因之一。

（三）鼓窦

鼓窦是鼓室后上方的含气空腔，向前与鼓室相通，向后与乳突气房相通。鼓窦是中耳手术的重要解剖定位标志。

（四）乳突

乳突是鼓室和鼓窦的外扩部分，根据其气化程度不同，可分为气化型、板障型、硬化型和混合型。

三、内耳的解剖与生理

内耳位于颞骨内，由前庭、半规管和耳蜗 3 个部分组成，由于结构复杂亦称迷路，如图 3-20 所示。内耳从组织学上分为骨迷路和膜迷路两部分。膜迷路位于骨迷路内，含内淋巴液，膜迷路和骨迷路间充满外淋巴液。膜迷路内有听觉和位置觉感受器，对听觉而言，内耳是将声波的机械能转换为听神经冲动的重要结构。

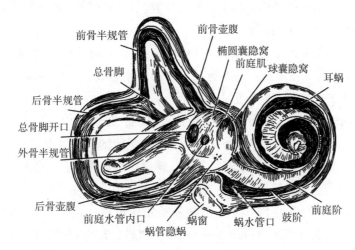

图 3-20　内耳的解剖结构

（一）前庭

前庭位于耳蜗和半规管之间，容纳椭圆囊和球囊，前方与蜗管的前庭阶相通，后方与骨半规管的 5 个开口相通。其外壁为前庭窗和蜗窗，前庭窗为镫骨底板所封闭，蜗窗则由膜性结构（圆窗膜）封闭。前庭内壁的椭圆囊隐窝容纳椭圆囊，椭圆囊隐窝下方有前庭导水管内口，内淋巴管通过前庭导水管通向内淋巴囊。前庭导水管扩大是大前庭水管综合征（enlarged vestibular aqueduct，EVA）的主要病理表现之一，也是儿童先天性聋的常见原因之一。

（二）骨半规管

骨半规管位于前庭后上方，由 3 个互成直角的半规管构成，即外（水平）、上（垂直）和后（垂直）半规管。半规管均开口于前庭，由于前半规管内端与后半规管上端合成一总脚，故半规管通过 5 孔与前庭相通。

（三）耳蜗

耳蜗位于前庭的前面，由中央的蜗轴和周围的骨蜗管构成，骨蜗管围绕蜗轴旋转 $2\frac{1}{2}$ ~ $2\frac{3}{4}$ 周，底周构成鼓室内壁。自蜗轴伸出骨螺旋板在骨蜗管中旋绕。由骨螺旋板及其向外延伸至骨蜗管外壁的基底膜将蜗管分为上下两腔，而前庭膜又将上腔分为两腔，故骨蜗管共有 3 个腔：上方为前庭阶，与后方的前庭相通；中间为中阶；下方为鼓阶。前庭阶和鼓阶的外淋巴液通过蜗轴顶端的蜗孔相通，鼓阶的外淋巴液经蜗水管与蛛网膜下腔相通。

（四）膜迷路

膜迷路由椭圆囊、球囊、膜半规管和膜蜗管组成。

1. 椭圆囊 椭圆囊位于前庭内壁的椭圆囊隐窝中，内有椭圆囊斑，前庭神经的分支纤维分布于椭圆囊斑，感受位置觉。椭圆囊后壁经 5 孔与 3 个半规管相通。

2. 球囊 球囊位于前庭的球囊隐窝中，内有球囊斑，前庭神经的分支纤维亦分布于球囊斑，感受位置觉。球囊经连合管与膜蜗管相通。

3. 膜半规管 膜半规管位于骨半规管的外侧壁，在骨壶腹部位扩大为膜壶腹，内有镰状突起称为壶腹嵴。壶腹嵴由支柱细胞、毛细胞及上方的嵴帽构成，毛细胞顶端的纤毛插入嵴帽中。壶腹嵴有前庭神经的分支支配，感受角加速度刺激。

4. 膜蜗管 膜蜗管即中阶，位于前庭阶和鼓阶之间，是充满内淋巴液的膜性盲管。其上壁为前庭膜，起自骨螺旋板，止于骨蜗管外侧壁；外壁为螺旋韧带和血管纹；下壁由骨螺旋板上增厚骨膜形成的螺旋缘和基底膜构成。基底膜起自骨螺旋板游离缘，止于骨蜗管外壁。基底膜上有螺旋器，又称 Corti 器，是听觉感受器的主要部分。

Corti 器由内毛细胞、外毛细胞、支柱细胞和盖膜等组成。人类 Corti 器包含 1 排内毛细胞（inner hair cells）和 3 排外毛细胞（outer hair cells），细胞总数约 15000 个，其中内毛细胞约 3500 个，外毛细胞约 12000 个，两者被三角形的 Corti 隧道所分隔。Corti 隧道内充满 Corti 淋巴，其离子成分与外淋巴液相似，膜迷路内其他部分则充满内淋巴液。内外淋巴液正常的离子成分和理化状态对于维持毛细胞正常生理功能具有重要意义，由于基因缺陷导致内外淋巴液理化性质改变而致聋是很多遗传性聋的原因。

毛细胞表面有 3 层静纤毛，呈"W"形、阶梯状排列，外毛细胞静纤毛最外一列最长，其末端与盖膜接触，大多数内毛细胞的静纤毛不与盖膜接触。当声波传入内耳，产生盖膜与基底膜之间的剪切运动，造成静纤毛的弯曲，是声波实现换能的基础。靠近蜗底的毛细胞静纤毛较短，越向蜗顶则静纤毛越长，且静纤毛的长度与其劲度成反比。耳蜗毛细胞静纤毛长度的梯度变化，可能是耳蜗音频排列和调谐功能的形态学基础。

内耳的血供主要来自迷路动脉。迷路动脉是基底动脉和小脑前下动脉的分支，其分出耳蜗总动脉和前庭动脉供应耳蜗、前庭和半规管。由于迷路动脉是终末支，没有侧支循环，当发生痉挛或阻塞时，不能通过其他动脉恢复血供，因此极易造成内耳的缺氧损伤。

毛细胞与螺旋神经节细胞的周围突构成突触联系。螺旋神经节细胞的胞体位于蜗轴内，分为两型。Ⅰ型神经元约占神经节细胞总数的 95%，为双极神经元，周围突与内毛细胞构成突触联系；Ⅱ型神经元约占 5%，为假单极神经元，周围突与外毛细胞构成突触联系。一个Ⅰ型节细胞末梢只与一个内毛细胞形成突触联系，而一个Ⅱ型神经节细胞支配约 10 个外毛细胞。螺旋神经节细胞的中枢突构成耳蜗神经。耳蜗神经约由 30000 根神经纤维组成，其外层和内层的纤维分别来自耳蜗底周和顶周，分别传输高频声和低频声的冲动。上述解剖特点是人工耳蜗工作的基础。

（1）**听觉的产生**　声波经外耳、中耳传入内耳后，机械能转化为电能是在 Corti 器中实现。由于外毛细胞最高的一排静纤毛顶端插入盖膜中，当振动经前庭窗传至外淋巴液后，引起基底膜向上或向下的移位，盖膜则会沿着与基底膜不同的轴移动，造成盖膜与毛细胞表面的网状板之间产生剪切运动。剪切运动的结果，使毛细胞的纤毛发生弯曲和偏转，毛细胞兴奋，经过一系列复杂的换能过程，将机械能转变为生物电能，并使毛细胞底部的耳蜗神经末梢产生神经冲动，兴奋耳蜗神经并上传至听觉中枢，产生听觉。如 3-21 所示。

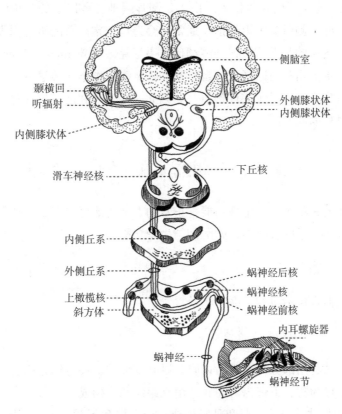

图 3-21　听觉的神经传导通路

（2）**Bekesy 行波学说**　基底膜纤维在蜗底较短，在蜗顶较长，即基底膜自蜗底到蜗顶，宽度逐渐增加。因此，基底膜愈靠近耳蜗底部，共振频率越高，而愈靠近耳蜗顶部，共振频率越低。Bekesy 的行波学说认为，声波振动自耳蜗底部向蜗顶部传播时，基底膜振幅逐渐增大，当在相应频率区达到最大振幅后，振幅随即迅速衰减。因此，低频声可引起耳蜗底部至蜗顶部的基底膜振动，最大振幅在耳蜗顶部；而高频声引起基底膜的振动主要局限在耳蜗底部。

（3）**耳蜗的主动换能作用**　研究发现，耳蜗不仅能接受外界声刺激，还存在主动的释能活动，即将生物电能转换为机械能，这一过程能被我们从外耳道检测到的耳声发射所证实。耳声发射（otoacoustic emissions，OAEs）是源于耳蜗而在外耳道记录到的声能，可能来源于 Corti 器外毛细胞的主动运动。外毛细胞的运动可能调节基底膜的机械特性，使传入声信号得到增益，从而增强耳蜗对声信号的敏感性，提高频率分辨率和听敏度。耳声发射的应用使得临床新生儿听力筛查更加便捷。

四、听神经及其传导路径

耳蜗螺旋神经节的中枢突形成耳蜗神经，经内耳门入颅，终止于同侧的耳蜗神经背核和耳蜗神经腹核。耳蜗神经与发自前庭神经节的前庭神经一道称为前庭蜗神经，即听神经。自耳蜗至蜗核的神经纤维为听觉的第 1 级神经元，其胞体位于螺旋神经节。自蜗神经背核和腹核的第 2 级神经元发出的纤维至双侧上橄榄核复合体，部分进入外侧丘系，终止于外侧丘系核或下丘核。第 3 级神经元自上橄榄核发出的纤维沿外侧丘系上行终止于外侧丘系核或下丘；自外侧丘系核发出的纤维（第 4 级神经元）至下丘；自下丘核发出的纤维至内侧膝状体核。自下丘核和内侧膝状体核发出的纤维经内囊终止于大脑听觉皮层。人类大脑初级听觉皮层主要位于颞叶横回的 Brodmann 41 区和 42 区，感受听觉信号的初级传入。由于延髓耳蜗神经核以上的各级听觉中枢都接受双侧听觉信号的传入，因此一侧听觉中枢的损伤通常不会造成非常严重的听力损失。

上传至初级听觉皮层的听觉信号，会继续传入韦尼克区（Wernicke's area）。韦尼克区位于颞上回、颞中回后部、缘上回和角回区域，是听觉和视觉言语中枢。韦尼克氏区的损伤将导致感觉性失语，患者可以听到声音，但无法理解语言。因此，在言语和语言形成过程中，完整的听觉功能仅是一系列复杂过程的起始阶段之一。

第四节　吞咽器官的解剖与生理

吞咽功能是人体的一项重要的生理功能。正常的吞咽功能可以满足人体营养摄入的需要，而吞咽功能的实现有赖于正常的吞咽器官的解剖与生理功能。

一、吞咽器官的解剖

参与吞咽过程的器官包括口腔、咽、喉及食管。

（一）口腔

口腔是吞咽器官的起始部分，前部为口唇，以其围成的口裂与外界相通，后部经咽峡与咽部相通，两侧为颊，上壁为腭，下壁为口腔底，由软组织和舌构成。

1. 口唇　口唇由皮肤、口轮匝肌和黏膜构成，分上唇和下唇。上、下唇之间的裂隙为口裂，口裂的两端称口角，口角约对第一磨牙。上唇外面中线处有一纵行浅沟，称为人中，为人类特有。上、下唇内面正中线处与牙龈基部间各有一黏膜皱襞，分别称为上、下唇系带。从鼻翼两旁至口角两侧各有一浅沟，称鼻唇沟，是唇与颊的分界线。

2. 颊　颊由皮肤、颊肌和黏膜等构成。颊黏膜在平对上颌第二磨牙牙冠处，有一小的黏膜突起，上有腮腺管的开口。

3. 腭　腭分为前 2/3 的硬腭和后 1/3 的软腭。硬腭以骨为基础，表面覆盖黏膜构成。软腭由骨骼肌和黏膜构成，其后缘斜向下称为腭帆，腭帆后缘游离，中部有乳头状突起垂向下，称悬雍垂。自腭帆向两侧各有两条弓状皱襞，前方的一条向下连于舌根，称腭舌弓；后方的一条向下连于咽侧壁，称腭咽弓。软腭肌包括腭帆张肌、腭帆提肌、腭垂肌、腭舌肌和腭咽肌，各肌协调运动，吸气时腭帆下降，接近舌根，暂时阻断口腔与咽腔的通道，空气由鼻腔经咽入喉；吞咽时腭帆上升，其后缘接触咽后壁，阻断口咽与鼻咽的通道，食物经口、咽入食管。

4. 舌　舌以骨骼肌为基础，表面覆以黏膜构成，有协助咀嚼、搅拌、吞咽食物和感受味觉的功能。舌可分为前2/3的舌体和后1/3的舌根，舌体前端狭窄称为舌尖，舌尖下面的中线上，有连于口底前部的黏膜皱襞，称舌系带，此带若过短，将阻碍舌尖抬起。舌体上面和边缘部的黏膜上有许多小突起，称为舌乳头，分为丝状乳头、菌状乳头、叶状乳头和轮廓乳头。丝状乳头感受一般感觉；菌状乳头、叶状乳头、轮廓乳头及软腭、会厌等处黏膜上皮中含有味觉感受器称味蕾，可感受酸、甜、苦、咸等味觉。舌肌包括舌内肌和舌外肌。舌内肌起止均在舌内，可分为上纵肌、下纵肌、舌横肌和舌垂直肌，收缩时分别可使舌缩短、变窄或变薄。舌外肌起于舌内、止于舌外，包括颏舌肌、舌骨舌肌、茎突舌肌，收缩可改变舌的位置。两侧颏舌肌同时收缩时，拉舌向前下（伸舌）；一侧收缩时，使舌尖伸向对侧。如一侧颏舌肌瘫痪，当患者伸舌时，舌尖偏向患侧。舌骨舌肌牵舌向后下外侧，茎突舌肌牵舌向后上方。

5. 舌骨与舌骨肌 舌骨为一U形骨，位于舌与喉之间，借茎突舌骨韧带和附于舌骨的诸肌悬吊于颅骨的下方。舌骨上肌群在舌骨与下颌骨和颅底之间，包括二腹肌、下颌舌骨肌、茎突舌骨肌、颏舌骨肌，其作用为上提舌骨，并可使舌升高，因而能协助推进食团入咽。当舌骨固定时，下颌舌骨肌、颏舌骨肌和二腹肌前腹均能拉下颌骨向下而张口。舌骨下肌群位于颈前部，在舌骨下方正中线的两旁，包括胸骨舌骨肌、肩胛舌骨肌、胸骨甲状肌、甲状舌骨肌，其作用为使舌骨和喉下降。甲状舌骨肌在吞咽时可提喉使其靠近舌骨。

6. 牙 牙是人体最硬的器官，嵌于上、下颌骨的牙槽内，分别排列成上牙弓和下牙弓。牙对食物进行切咬和磨碎。每个牙都分为3个部分：牙冠是暴露在牙龈外面的部分；牙根是嵌入牙槽内的部分；牙颈为牙冠和牙根之间稍细的部分，外包以牙龈。

7. 大唾液腺 口腔中有3对大唾液腺，有湿润口腔黏膜、调和食物及消化淀粉等作用。腮腺是最大的一对唾液腺，略呈三角楔形，位于外耳道前下，咬肌后表面和下颌后窝；下颌下腺略呈卵圆形，在下颌骨体与舌骨舌肌之间；舌下腺较小，呈扁长杏核状，位于口腔底舌下襞的深面。另外，口腔内还有若干小唾液腺，如唇腺、颊腺、舌腺等。

8. 咽峡 咽峡是口腔与咽的分界处，由腭帆后缘、两侧腭舌弓及舌根共同围成。

9. 口腔的分部 口腔可由上、下牙弓分为前外侧部和后内侧部。前外侧部称为口腔前庭，是位于上、下唇，颊和上、下牙弓间的狭窄空隙；后内侧部即固有口腔，其前界和外侧界是牙弓，后至咽峡。当上下牙列咬合时，口腔前庭与固有口腔仅借第三磨牙后方的间隙相通。口腔内有两个重要的沟槽：一个位于上下齿与嘴唇之间，称为前方沟槽；另一个位于脸颊与上下齿之间，称为侧方沟槽。出现口腔吞咽障碍时，此沟槽容易滞留食物（图3-22）。

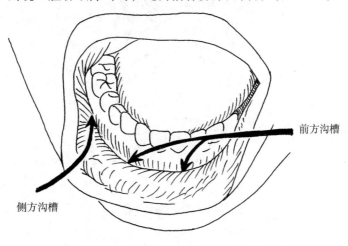

前方沟槽

侧方沟槽

图3-22 口腔内易滞留食物的沟槽

（二）咽

咽是一个上宽下窄，前后略扁的漏斗状肌性管道，上起颅底，下至第6颈椎下缘续于食管，长约12 cm（图3-23）。以软腭和会厌上缘为界，可分为鼻咽、口咽、喉咽3个部分，分别与鼻腔、口腔和喉腔相通。口咽与喉咽是消化道和呼吸道的共同通道。

1. 鼻咽 鼻咽即咽腔鼻部，是鼻腔向后方的直接延续，上达颅底，下至软腭，前经鼻后孔与鼻腔相通。鼻咽部向下与口咽部相通，软腭游离缘和咽后壁之间的通道称为鼻咽峡，吞咽时，软腭上提与咽后壁接触，鼻咽部与口咽部完全隔开。

2. 口咽 口咽即咽腔口部，是口腔向后方的延续，位于软腭和会厌上缘平面之间，向前经咽峡与口腔相通。口咽不完整的前壁主要由舌根构成，舌根后部正中有一矢状位黏膜皱襞连至会厌，称舌会厌正中襞，其两侧的凹陷称会厌谷，为异物易停留处。

3. 喉咽 喉咽即咽腔喉部，位于会厌软骨上缘至环状软骨下缘平面之间，向下与食管相续，是咽腔比较狭窄的最下部分。该部位前为喉的后壁，经喉口与喉腔相通。从会厌两侧至咽侧壁有弓形皱襞称为咽会厌襞，在此皱襞下方，喉咽腔伸向前，在喉的两侧和甲状软骨内面之间形成一对较深的隐窝称梨状窝，亦为异物易滞留处。

4. 咽壁 咽壁由黏膜、纤维、肌肉和外膜4层结构组成。咽壁的肌层由咽缩肌和咽提肌相互交织而成。咽缩肌包括咽上、咽中、咽下3对收缩肌，各咽缩肌纤维斜行，从下向上依次呈叠瓦状排列，包绕咽侧壁及后壁，并在后壁中线处终止。各咽缩肌共同收缩时可缩小咽腔，吞咽时各咽缩肌自上而下依次收缩将食团推入食管。咽下缩肌为3对缩肌中最厚的，分为甲咽部和环咽部，环咽部在咽和食管的交界处的横行肌束称环咽肌。环咽肌是吞咽的括约肌，正常情况下呈收缩状态，防止空气在吸气时进入食管，当食团到达此处时则开放，食团进入食管后即关闭，避免食物逆流入气管。咽提肌位于咽缩肌深部，肌纤维纵向排列，包括腭咽肌、咽鼓管咽肌和茎突咽肌，咽提肌收缩时，上提咽喉，舌根后压，会厌封闭喉入口，食团越过会厌进入食管。

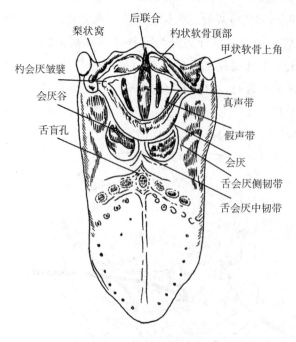

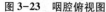

图3-23 咽腔俯视图

（三）喉

喉与气管通过带状肌群悬挂于舌骨与胸骨之间。喉腔是由喉软骨支架围成的筒状腔隙，上经喉口与咽腔喉部相通，下达环状软骨下缘。喉腔可分为 3 个部分：喉前庭、喉中间腔和声门下腔。喉前庭由会厌、构会厌皱襞、构状软骨及假声带的上表面围成。咽腔通向喉腔入口处有三层瓣膜结构：会厌与构会厌皱襞；构状软骨、会厌基部及假声带；声带（图 3-23）。吞咽时喉由下至上关闭，即声带和室带内收，随后构会厌襞内收。喉向前的动作使声门离开口咽与喉咽之间的直线，导致喉咽和食管上部相对张开。构会厌襞的内收和舌根推动会厌后移，每边各形成一条沟，将食团引向梨状窝。喉返神经麻痹引起的误咽一般发生于咽部，多由于喉关闭不全所致。

（四）食管

食管是一扁狭肌性长管状器官，长约 25 cm，上端与咽相连，下端经贲门与胃相连，可分为颈部、胸部、腹部 3 个部分。颈部自起始端至胸骨颈静脉切迹平面，长约 5 cm；胸部自颈静脉切迹平面至膈肌食管裂孔，长 18~20 cm；腹部自食管裂孔至贲门，长 1~2 cm。食管有 3 处狭窄：一为咽与食管相连处，二为左主支气管跨越食管前左方处，三为食管穿过膈肌食管裂孔处，这几处狭窄为异物易滞留部位。食管壁具有消化管典型的 4 层结构，食管的肌层外层纵行，内层环行。上 1/3 的肌层为骨骼肌，下 1/3 的肌层为平滑肌，中 1/3 为骨骼肌和平滑肌混合排列。食管两端均有一块环形括约肌，上端有食管上括约肌，下端有食管下括约肌，食管上括约肌阻止食物的咽反流，食管下括约肌能将食物及胃酸稳定在胃中，防止其进入食道。

二、正常的吞咽生理过程

吞咽过程包括口腔前期、口腔准备期、口腔期、咽期及食管期。

（一）口腔前期

口腔前期是通过视觉和嗅觉感知食物，认识所摄取食物的硬度、一口量、温度等，决定进食速度与食量，同时预测口腔内处理方法，用餐具或手将食物送到口中，直到入口前的阶段。食物的信息通过感觉器官送往大脑皮层，唾液、胃液的分泌会变得旺盛，为进食做好准备。这一阶段包括对食物的认知、摄食程序，是下一阶段进行食物咀嚼、吞咽的必要前提。

（二）口腔准备期

口腔准备期是指从食物送入口中到完成咀嚼，为吞咽做准备的阶段。在此阶段，需要充分张口，接受食物并将食物置于口腔内，品尝食物的味道与质地。液体食物依靠口唇纳食，固体食物依靠门牙咀嚼吞入。此时面肌封闭嘴唇，将食物保持在口腔内，对固体食物通过下颌的咀嚼运动，并与舌和颊的运动相配合，将食团粉碎、搅拌，混合唾液，使其利于吞咽。液体食物不需咀嚼，半固体食物通过舌和腭的挤压形成食团。软腭位于舌后部与舌根相接以阻止食物进入咽部。如图 3-24a 所示。

（三）口腔期

口腔期是从食团开始向咽部移动的时刻起到食团越过咽峡部的时刻止。舌将制备好的食团向咽部推动，到达舌根部。此时唇封闭，颊肌收缩，同时舌尖上抬，舌与腭的接触面积扩大，将食团向后挤压至舌根与下颌骨缘交界处，此期约用时 1 秒。如图 3-24b 所示。

（四）咽期

咽期是从咽期激发至食团头部到达食管环咽肌入口处，用时约 1 秒，这一瞬间呼吸运动停止。其中咽期激发时间可以用咽起始时间进行衡量，即口腔期结束与咽期开始之间的时间差，正常吞咽时该值为 0，即口腔期结束时间点应是咽期开始时间点。咽期激发后，首先软腭上抬，抵咽后壁，关闭口咽与鼻咽通道，防止食物反流入鼻腔，舌背与硬腭紧贴，腭被封闭。通过舌根的推挤，食团被舌、软腭和咽壁包围，出现向下的咽蠕动波。喉上提，喉口紧贴会厌，喉入口关闭，防止食物误吸入喉。舌骨最大限度地移至前上方，喉部接近舌骨，会厌下倾。咽部收缩到达中咽，软腭下拉，封闭口峡。咽缩肌继续按顺序收缩，向下挤压食团或液体，食团头部到达环咽肌入口处。如图 3-24c、d 所示。

（五）食管期

食管期是从食团通过环咽肌开始至食团到达贲门。食管收缩产生顺序蠕动波推动食团或液体下行，食管下端的食管下括约肌放松，食物进入贲门，此期用时 8~20 秒。如图 3-24e 所示。

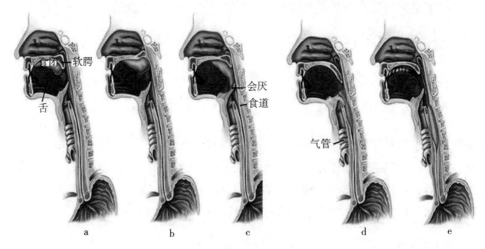

图 3-24 吞咽的过程

三、吞咽的神经机制

吞咽过程中的随意运动是由皮质、皮质下中枢控制，吞咽反射中枢位于延髓，高位中枢同时参与，由咽部和声门结构的感觉刺激诱发一次吞咽动作。

（一）吞咽过程中主要脑神经的作用

与吞咽功能紧密相关的脑神经有三叉神经、面神经、舌咽神经、迷走神经和舌下神经（表3-2，表3-3）。

1. 三叉神经　三叉神经含有特殊内脏运动纤维和躯体感觉纤维。特殊内脏运动纤维支配咀嚼肌（颞肌、咬肌、翼内肌、翼外肌等），主司咀嚼运动和张口运动。躯体感觉纤维传导面部的皮肤、口腔、鼻腔、牙齿的痛、温、触觉及咀嚼肌的本体感觉。其中口腔内硬腭、上颌的牙齿、牙龈及上唇的感觉由其分支上颌神经传导；舌、下颌的牙齿、牙龈、口腔底黏膜、颊黏膜及下唇的感觉由其分支下颌神经传导。

2. 面神经　面神经为混合神经，其特殊内脏运动纤维支配面部表情肌（额肌、眼轮匝肌、颧肌、颊肌、口轮匝肌等）。一般内脏运动纤维支配舌下腺、下颌下腺等腺体的分泌。味觉纤维管理舌前 2/3 的味觉。

3. 舌咽神经　舌咽神经一般内脏感觉纤维分布于咽、扁桃体、舌后 1/3、咽鼓管等处的黏膜。味觉纤维管理舌后 1/3 的味觉。一般内脏运动纤维支配腮腺分泌；特殊内脏运动纤维支配茎突咽肌，其功能为提高咽穹窿。

4. 迷走神经　迷走神经一般内脏感觉纤维分布于咽、喉、食管、气管，管理黏膜感觉。运动纤维支配软腭、咽及食管肌肉。

5. 舌下神经　舌下神经主要由躯体运动纤维组成，支配全部舌内肌和舌外肌。

表 3-2　口面部肌肉在吞咽中的作用及神经支配

肌肉分类	肌肉名称	肌肉作用	神经支配
面部肌肉	口轮匝肌	闭合口唇	面神经
	颊肌	闭合口唇，向外拉口角	
	咬肌	上提下颌	三叉神经
	颞肌	下颌前后运动	
	翼内肌	双侧同时运动时上提下颌，一侧运动时下颌偏向对侧	
	翼外肌	双侧同时运动时上提和前突下颌，一侧运动时下颌偏向对侧	
腭肌	腭帆张肌	收紧软腭，扩张口峡	三叉神经
	腭帆提肌	抬高软腭，扩张口峡	舌咽、迷走神经
	腭垂肌	抬高并收紧软腭，扩张口峡	
	腭舌肌	下降腭帆，缩窄口峡	
	腭咽肌		
舌肌	舌内肌	改变舌的形态	舌下神经
	舌外肌	改变舌的位置	
舌骨上肌	二腹肌前腹	提高舌骨，口腔底，舌骨固定时降低下颚	三叉神经
	二腹肌后腹	提高舌骨和舌根部	面神经
	下颌舌骨肌	提高舌骨，口腔底，舌骨固定时降低下颚	三叉神经
	茎突舌骨肌	向后上方拉动舌骨和舌根部	面神经
	颏舌骨肌	向前上方拉动舌骨	舌下神经（C_1）
舌骨下肌	甲状舌骨肌	拉近舌骨和甲状软骨，帮助吞咽时提喉	舌下神经（C_1）
	肩胛舌骨肌	向后下方拉动舌骨	颈袢（C_{1-3}）
	胸骨舌骨肌		
	胸骨甲状肌	向下拉动甲状软骨	

表 3-3   咽部肌肉在吞咽中的作用及神经支配

肌肉分类	肌肉名称	肌肉作用	神经支配
咽缩肌	咽上、中、下缩肌	依次收缩，挤压食团进入食管。咽下缩肌的环咽肌平时处于收缩状态，食团到达时开放，进入食管后则关闭，避免食团进入气管	迷走神经
咽提肌	腭咽肌	上提咽喉	迷走神经
	咽鼓管咽肌	提高上咽侧壁	舌咽神经
	茎突咽肌	抬高并扩张咽部	

(二)口期吞咽的神经通路

口期吞咽时，口内黏膜、牙龈等组织的触觉、痛温觉及咀嚼肌的本体感觉由三叉神经传导，软腭感觉由舌咽神经传导，味觉由面神经与舌咽神经传导，各神经传入纤维到达脑干相应核团，并上传至脑皮质中枢。在高级中枢的控制下，脑神经核团产生运动输出，面神经与舌咽神经支配唾液腺的分泌，三叉神经与面神经支配面部肌肉运动，舌下神经支配舌的运动，相互配合咀嚼、混合和挤压食物。如图 3-25 所示。

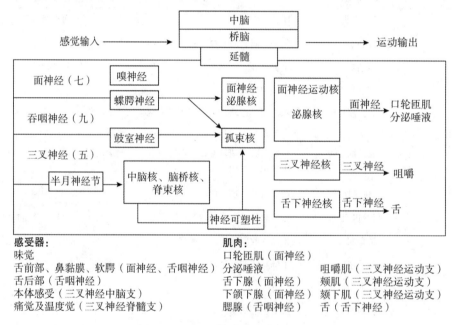

图 3-25   口期吞咽的神经通路

(三)咽期吞咽的神经通路

咽期吞咽的运动基本由反射性的不随意运动构成，以延髓的吞咽中枢为中心。舌根、软腭、咽、喉的黏膜感觉由舌咽神经、迷走神经传入，到达孤束核，由位于延髓网状结构的吞咽中枢启动吞咽运动程序，由舌咽神经、迷走神经、副神经、舌下神经支配吞咽相关肌肉运动，完成软腭上抬、咽喉上提、喉口封闭、咽肌收缩等一系列动作。如图 3-26 所示。

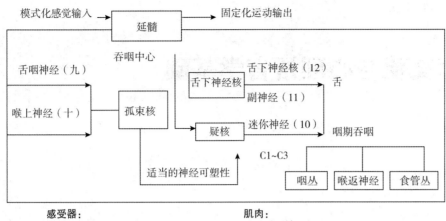

感受器：
舌后部：
咽喉、扁桃腺、腭咽（舌咽神经）
喉前庭、喉室（迷走神经）
会厌谷、梨状窝黏膜（迷走神经）

肌肉：
舌（舌下神经）
舌骨上肌（舌咽、迷走、副、C1~C3）
腭咽肌（迷走、副）
喉肌（迷走、副），食管肌（迷走神经）

图 3-26　咽期吞咽的神经通路

【复习思考题】

1. 简述布洛卡区和韦尼克区的功能及两者之间的关系。

2. 与言语听觉有关的脑神经有哪些？

3. 试述耳蜗听神经传导路径。

4. 简述舌的解剖及其发音生理运动。

5. 试述平静呼吸与言语呼吸的区别与联系。

6. 哪些结构保证了吞咽过程中食物的正常行进方向，防止反流或误吸，它们在吞咽过程中的功能如何？

语言交流与心理语言学基础

语言交流是指信息、思想、感情、需求及愿望等的相互交换，它包括编码、传递及解码信息等一系列过程。心理语言学是研究语言活动中的心理过程，是研究个体言语交往中的编码和译码过程，除心理学和语言学范畴外，还包含信息论、人类学等。类语言行为及非语言的线索在人类的交流活动中起了关键的作用。类语言行为包括言语的韵律部分（如音调的转换、语调、言语速率及停顿）和非言语的声音（如笑声等），这些均可能改变传送信息的形式及含义。非语言的线索有身体姿势、面部表情、眼神交流、头部及身体运动，以及身体接触等。语言交流的各个环节都伴随复杂的心理活动。儿童正处于语言的获得过程，言语技能还不熟练，因此在交流中会更多地运用非言语的交流方式。

第一节　儿童语言发展与影响因素

儿童语言的获得是一个从量变到质变的连续发展过程，掌握正常儿童语言获得的规律，有助于言语治疗工作者更好地帮助语言发育迟缓或语言障碍的残疾儿童语言发育。

一、儿童语言发育过程

语言发育是指婴幼儿在成长中学习、理解和使用手势、单词及语句的过程。儿童语言能力的发育，具体表现在听觉、构音、语言理解、言语表达等方面。

（一）听觉与构音能力的发育

1. 听觉功能的发育　听觉功能在口语出现之前的0岁期即开始迅速发育。出生后不久的婴儿对于声音有惊吓反射，这是原始反射。这种反射在生后三个月受到抑制，其后向有声音的地方看或开始对大的声音有反应，然后对较小的声音也有反应。这种对声音反应的发育，基于从耳到脑的听觉传导通路的生理成熟。随着婴儿对声音反应的逐渐明确，逐渐过渡到因母亲的声音而产生或哭或笑的情绪反应。可见，听觉反应是从对单纯声音刺激的反射活动变为愉快或不快的伴有情绪的反应。婴儿出生后10个月，就可以有明确的语言理解。这一事实表明，一名先天性重度听力障碍的儿童，如果置之不顾，其语言不可能发育；而一名先天性视力障碍的儿童，其最终的语言发育并不迟缓。这也说明，在声音语言处理过程中，听觉刺激是最主要的不可缺少的因素，也就是说，听觉记忆的发育是以听觉刺激为基础来理解口语符号。

2. 构音能力的发育　构音是非常复杂和熟练的协调动作，需要呼吸器官、声带、舌、咽部等许多肌肉的参与。新生儿会哭叫，0~1个月的啼哭往往有升调或降调；2个月时开始发出一系列的咕咕声；4个月左右可以发出咿咿呀呀的声音；6个月到1岁时，发出音节的种类增多；1岁时开始进入系统言语发展阶段；5岁时大致掌握汉语普通话的基本发音；6岁时便可以流利地说话。

(二)语言理解的发育

语言理解是对交流信息的接收和处理。语言理解自婴儿出生后即开始发育，主要通过视、听、感觉，以及与周围人的玩耍逐渐对他们所处的语言的环境产生辨别能力。儿童对语言的理解是一个渐进的过程，其发育顺序是：出生时对声音产生一定的分辨力，在各种各样的环境当中，逐渐识别出经常接触的人和物的声音，并能知道这种声音是一个事物的符号，这种认识的建立，是声音语言理解的开始；6个月时听自己的名字有反应（语言理解萌芽）；8~9个月的婴儿可以理解成人的简单语言，做出表示语言行为的手势动作；1岁以后，对口语的理解发生质的变化，即听到某些物体的名称时，能确定所指的对象，理解事物的名称，开始说出有意义的词并用手指出来。这种用手指示的动作是在婴儿期语言理解发育的最典型动作。此时，婴儿对语言的理解和词汇表达能够互相联系，语言记忆得到稳定的发展，语言理解的发育发生飞跃式的进步。

(三)语言表达的发育

语言表达的发育与语言理解、构音能力的发育密不可分。语言表达的发育主要包括如下两个方面。

1. 词汇表达的发育　婴儿最早可在9~10个月时说出第一个有意义的词汇，15个月时可以说出10个以上的词汇，19个月时能说出相当数量的词汇，此后平均每个月掌握25个新词汇。2岁6个月左右，开始出现含有前置词、助词等的多词词组。

2. 语法的发育　在整个学龄前期，儿童逐步掌握了各种基本语法结构，具体表现在句子的长度和句子类型两个方面。1岁时能说出几个单字；1岁半左右能说出2~3个词汇组合的语句；2岁左右能说出人名、物名和图片，进入多词句阶段；3岁开始使用较复杂的名词性结构；4岁时能讲述简单的故事情节。3岁以后随着活动范围的扩大及独立性的增长，可以将主语、动词、宾语、连词等各种词类，按照其语言的语法规则变化排列，把自己的体会、经验、印象及意愿告诉他人。在这个过程中，虽然可见各种语法错误，但可逐渐被纠正，到6~7岁，儿童便获得了与成人同等的口语表达能力。口头语言的表达个体差异较大，男孩一般比女孩表达稍晚。

(四)内部语言的发育

内部语言是一种无声、简略和压缩的语言，是在外部语言或有声语言的基础上产生的。内部语言与抽象思维有更多的联系，具有自我调节的作用，一般开始于学龄前期。当外部语言发展到一定阶段时，内部语言自然会派生出来。它的原始形式介于有声语言和内部语言之间，即"出声的自言自语"。这实际上是思维的有声表现，是一种语言的自我调节。内部语言是从语义初迹向外部语言过渡的必需阶段。由于语言和思维联系密切，只有在语言的参与之后，才能把语义初迹转化为言语，表达清晰的思想。说话者在组织内部语言的语义时，需要选择合适的词汇单位。因此，选择的心理条件就是：在大脑储存的词语库中，把需要的词语从具有潜在候选资格的词语中筛选出来，过滤同义词和同音词，抑制并放弃次要的，选出最恰当的词语。在通常情况下，一些常用词容易被选中，而对罕用词选择的难度较大。

（五）语言发展的心理基础

1. 感知辨识　听理解首先要对语言的声音进行感知，其次是辨识其词义功能及承载的语义。当听到一串话语时，把语流加以切分，分出语段、音段、音素所体现的音位。通过领悟语句的语调结构和词语的含义来辨识语句的意义。例如："他不是东西"这句话，在感知后切分出"东西"这个词时，首先要辨识它不是词组"东西"；其次要辨识它不同于"电脑是有用的东西"中的"东西"，也就是说，它不是指"物品"，而是指"人品差"。然后根据整句话的语气，辨识这句话的意思是："他的品格差。"

2. 短时记忆　短时记忆是参与语言理解的一项必备的心理条件。如在理解连贯话语时，必须记住话语的关键成分，才能抓住重点，分清各成分的关系，理解话语的内在含义。

3. 反馈监控机制　语言的传入性反馈监控机制，是保证语言交流围绕话题的重要心理条件。在语言理解时，听话者必须在判断话语的关键成分的基础上，紧紧把握语言交流的话语主题，反复加以核对，一旦发现曲解、误解或偏离话语主题，就要调整理解过程，重新调整谈话方向，尽力捕捉话语的信息核心。

（六）语言交流与认知能力的关系

语言是交流的工具，交流能力的发育是非常重要的，交流能力是以与母亲的亲密关系为基础而发育的。孩子在出生后 1 个月时，哭的时候抱起来就不哭了；4 个月时，可以追视他人，对人的关心增加，房间里没人时，就哭起来等；出生后 6 个月能将母亲与他人区别开；出生后 7 个月，若强行把他从母亲怀里拉出来，就会有哭闹；出生后 9 个月能区别家里人与陌生人，别人抱时会哭；1 岁 3 个月时，以母亲为中心，在母亲视线所及的范围内，能安心玩耍；到 2 岁时，即使母亲不在身边，也能与其他孩子一起玩。交流能力在正常发育孩子的早期即可见到。语言的发育可以看作交流活动的早期，用哭或其他行为表示等逐渐转化为用口语来表现的过程。

认知是人类的一种心理活动，是个体认识和理解事物的心理过程。它在觉醒状态下一直存在，包括从简单地对自己与环境的确定、感知、理解、注意、学习、记忆、思维、语言等。认知功能对语言交流的影响主要体现在如下 4 个方面。

1. 接受功能即通过各种感觉接受外界信息。

2. 记忆和学习功能包括识记新信息进入脑内，形成即刻记忆；保存信息并编码而形成长久信息，如再现和再认促进理解。

3. 思维功能对即刻记忆信息和长久记忆信息复呈，进行组合后找到两者的关系，促进理解和表达。

4. 表达功能通过语言、躯体、情感等各种形式进行表达。此外，意识和注意能力在语言交流中也非常重要，是语言交流的基础。

在语言交流的过程中，语言能力与各项认知能力密切相关。首先，语言理解过程就必须以正常认知为基础。若认知功能异常，失去接受能力，即失去通过各种感觉、接受外界信息的能力，就丧失了语言理解过程的感知辨识能力。其次，若短时记忆能力和（或）信息复呈能力下降，就打断了语言交流循环系统，语言交流就无从谈起。再次，若思维混乱，出现语言表述动机不明、词汇选择不分主次、言不达意、语言生成失败。此外，表达功能亦是认知功能之一，表达障碍肯定影响语言交流。总的来说，正常的认知功能是语言交流的基础，如果认知功能异常，必然影响语言交流过程，所以语言治疗与认知治疗是相辅相成的。

儿童语言的理解与其认知能力关系密切。只有认知能力发育了，才会促进儿童语言理解的发育，进而促进语言表达的发育。

二、影响语言发展的因素

儿童语言的发展既取决于生物学因素（内在因素）和社会学因素（外在因素），也取决于生物学因素与社会学因素的交互作用。

（一）遗传学因素

语言是人类独有的现象，种族、家族的遗传信息对语言影响深远。据研究统计，语言障碍具有一定的遗传性。女孩的语言发育要比男孩快，女孩开始讲话，比男孩平均早 2~4 个月，而且这种语言能力的优势一直保持到青春期。这种性别的差异，先天遗传因素起着相当重要的作用。某些语言发育迟缓儿童的父亲或母亲或其他家族成员，在幼儿时期语言的发育也可能存在问题。

（二）语言学因素

语言学因素可分为语言因素和语言运用因素。学习不同语言的儿童语言发育有不同的特点，这是语言因素对儿童语言发育影响的最明显表现。不同民族的语言具有普遍性，但相互之间也存在一些差异。如汉语中人称代词没有性和格的变化，所以中国儿童先于英国儿童掌握人称代词。语言运用受到各种交际因素的影响，如交际原则、语境因素等，儿童只有在社会交际中才能获得语言。

（三）生理学因素

生理学因素对儿童语言发展的影响更为巨大和直接，主要指整套的发音系统、各种感觉器官和神经系统是否健全。感觉器官把环境中的信息反映给大脑，大脑把信息记录、存储、分析，再运用到口语甚至书面语上。儿童对于语音的听辨能力，离不开听觉器官和大脑的发展。发音器官、听觉器官及大脑的成熟过程，是由先天因素决定的，因此，不同民族的儿童，他们的早期发音具有许多共同性。随着儿童年龄的增长，先天决定的生理因素对于儿童语音发展的影响逐渐减弱，而其他因素的影响逐渐增强。据生理学家研究，婴儿的发音器官运动，首先是双唇和小舌；舌的运动先是舌尖和舌根，然后是舌面。唇辅音和鼻辅音的出现早于舌辅音，舌辅音中舌面音出现的最晚，与发音器官运动发展顺序是一致的。婴儿发音器官的运动，开始是单一的粗大运动，后来发展为复杂的精细运动。如婴儿最早的元音，都是口腔自然状态的发音运动，以后才有舌唇的协调发音运动。这些现象说明，发音器官的成熟，对婴儿早期的发音顺序有至关重要的影响。

（四）社会学因素

除母亲与孩子作为紧密相连的"二联体"这一重要因素外，其他的社会学因素也十分重要。如父亲的重要角色和其他家庭成员对于儿童语言发育的影响；生长环境中的人与其他因素等。在这些社会学因素中，任何改变都会影响儿童的语言发育。

1. 社会生活环境的影响　对儿童语言发展影响最大的环境，是儿童生活范围内人的环境。人的环境中影响最大的是语言环境。儿童都是在特定的社会生活环境中获得语言的。由于各方面都不成熟，他们的社会实践活动主要是语言实践活动，语言环境对儿童的影响可以追溯到胎儿期（如胎教）。

在咿呀学语时期，婴儿也开始同成人"对话"，并出现模仿的萌芽。在语音准备期，成人同婴儿的对话刺激了婴儿发音的频率，并使他们开始建立语音表象，此后语言环境的影响越来越大。在这一时期，儿童的活动范围扩大，接触社会面变大，打破了原来的家庭和幼儿园的语言环境，接受了较多的方言影响。仅以普通话的发音为例，由于方言的影响而使发音成绩下降，而且城市儿童比乡村儿童下降的速度快。这是因为乡村儿童早期的语言环境相对较差，而在学前期进行了幼儿园或学前班，语言环境有了较大的改善，因此其发音成绩呈上升趋势。城乡儿童语音发展的差异，正是语言环境对儿童语音发展的影响导致的。

母爱及母亲关注儿童语言和非语言信号并给予相应的反馈，应激状态下儿童寻求与父母的亲近以得到安全感，都有助于儿童注意力、语言、社交和健康心理的发育；父亲、其他家庭成员及家庭成员之间语言互动的方式，在儿童语言发育中也起到重要作用。良好的居住环境、良好的生活习惯、科学护理、良好的教养、体育锻炼、完善的医疗保健服务等，都是促进儿童语言发育达到最佳状态的重要因素。

2. 成人语言观念的影响　语言观念是指人们关于语言的一系列态度和看法。诸如口语和书面语的地位、民族共同语和方言的地位等。汉族有个根深蒂固的传统语言观念：重视书面语，轻视口语。古今神童都是学习书面语的佼佼者，而鲜见学习口语的佼佼者。西方有较早"说话"的传统，重视演讲和说话训练，使得西方儿童口语发育较快。东西方对待口语的态度不同，导致我国儿童和西方儿童在口语发音上有一些差异。受传统"贵人语迟"观念的影响，很多语言发育迟缓的儿童没有被及时发现，延误了治疗。

3. 对待儿童态度的影响　对待儿童的态度反映了社会的儿童教育观念。不同的儿童教育观念导致对待儿童的态度有所不同，进而影响儿童的语言发育。如云南撒尼族是个热情、讲礼貌、重团结的民族，对待儿童很少使用贬义词进行评价，而是从能力和行为上给予较多肯定，导致此族儿童对于贬义词掌握就相对晚些。

4. 营养因素　儿童的生长发育需要充足的营养供给。宫内营养不良的胎儿不仅体格生长落后，严重时还影响脑的发育，造成语言和智力发育落后。

5. 疾病因素　疾病可以严重阻碍语言的发育。如听力损伤、脑瘫、癫痫等疾病可以导致语言发育迟缓或语言障碍。

（五）心理学因素

1. 认知能力　心理因素中，最重要的是认知能力。语言能力是受一般认知能力制约，但又是具有特殊性的认知能力。听、说、阅读、书写等均建立在对语言理解的基础上。要获得语言，学会按照社会的习惯使用语言，就必须对语言所表达的客观世界和人类社会有一定的了解，就必须掌握注入在语言系统和语言运用习惯中的文化因素，而要掌握这些因素，需要一定的认知能力。相反，如果儿童对语言中所描绘的事物全无概念，又不理解词义，当他人说出一些物体的名称或描述一个物体的形状时，他便难以理解其语言内容。同样，他也不能用语言或文字去描述这些事物。因此，儿童如果缺乏认知能力和概念知识，当他听到别人说话时，便很可能产生理解错误或者表达错误。

2. 个性品质　性格外向、喜欢与人交往的儿童，其语言发育的速度较快，这是因为个性外向、自信、善于交际的儿童对周围人的言行比较注意，常会自觉或不自觉地加以观察和模仿，敢于在各种场合表现自己，因此，就能争取到许多语言学习和表现的机会。个性内向的儿童往往缺乏自信、胆小怕羞，因此，也就失去了许多语言学习和表现的机会，缺少成功与失败的体验，缺乏吸收语言信息的主动性和有效性。有研究指出，女孩比男孩更乐于同成人交往，男孩、女孩的这种心理差异是女孩语言发育快的原因之一。

3. 情绪、情感　儿童在学习语言的过程中，成人对儿童表现出喜爱或厌恶，都将影响儿童说话的意愿。喜欢自己、喜欢身边小朋友的儿童，会乐于表现自己，说起话来充满自信。相反，如果儿童觉得自卑或不受欢迎，就会觉得郁闷，说话意愿也会降低，对他人的表述也无兴趣，长期如此，语言能力必会受到影响。因此，父母的关爱和关注有助于培养儿童健康、乐观、自信的情绪性格，这对儿童的语言习得至关重要。

第二节　语言交流障碍的心理干预与治疗

语言交流过程常伴随着复杂的心理状态，交流障碍与心理障碍错综复杂地交织在一起，相互影响，相互促进，因此，在言语治疗的过程中，要充分重视患者可能存在的心理障碍，并给予及时的干预，使言语治疗取得事半功倍的效果。

一、语言交流的心理影响因素

影响语言交流的心理因素包括交流角色关系、交流循环系统、交流欲望、交流者的地位、交流者的心态、交流环境等，对这些因素的探讨有助于对语言交流的心理认识。

1. 交流角色关系　在语言交流中，交流双方的信息传递随着听、说角色关系的不断变换而改变，说话不是为了给自己听，"说"与"听"是语言交流中的两个互为依存的角色，纵然有"自言自语"的现象，但是自言自语不会产生交流的效果。如看电视，电视台发送信息并不是它的目的，它的目的是要别人收看节目——接收电视信号。只有电视台发送的信号是清晰、可辨的，电视观众才有可能有效地接收。如果电视台发出的信号是模糊的，家中电视的接收效果一定不会清晰。语言交流也是为了输出必要的信息。向交流对象表达一定的思想与情感。只有说话人输出的信息是清晰可辨的，听者才可能听得懂说话人的意思。

2. 交流循环系统　语言交流双方的内部心理活动和外部语言传递过程是一个互为条件、相互联系、相互作用的运动过程，是一个信息加工、处理与发送、接收的互动系统。语言生成可理解为其信息的加工与发送过程，而语言理解则是其信息接收与处理的过程。所传递的信息是以语言生成的话语为形式的，同时它又是语言理解的对象。在语言交流中，因为交流双方信息传递的方向随着听、说角色关系的不断变换而改变，所以语言交流过程是一个循环系统。在此过程中，除了以听说角色变换、内部语言与外部语言交替为线索的主要循环过程，还存在着运行于记忆与编码、解码、内部语言之间的三个支持性循环过程，这种内在的模式被称为交流循环系统。

3. 交流者的欲望　一方所生成的话语常常激发对方的表述动机，从而引起一系列复杂的内部心理活动，如赞同、反对、感叹等，从而触动其语言的欲望，交流者的欲望影响着交流者的语言表达及外部情感。

4. 交流者的地位　在一般情况下语言交流过程中人们是轮流说话的，交流双方的角色关系往往不断变换，交流双方地位是平等的关系。但语言交流中受社会地位等的影响，如上级领导对下级的语言交流过程往往是支配与被支配的关系，会影响被支配者的交流欲望，出现不平衡的特殊交流形式。

5. 交流者的心态 一个人的生活经历及人生态度会影响个体的言行，从而影响交流者的态度，反映在交流心态中，会由于接受者的人生背景及交流心态不同而产生的效果，影响双方交流的内容。

6. 交流环境 交流环境主要分两种，一种是外部交流环境，指交流的场合、声音环境、第三者干扰等。如在很吵闹的环境中交流，说者必须提高音量，听者必须集中精力倾听，需要每一个交流者更大的体力付出，从而影响交流心态及交流欲望。另一种是交流者的内部环境，指交流双方的心理环境，如交流者心事重重、疲乏、瞌睡等。

二、语言交流障碍伴随的心理行为问题

言语交流障碍患者由于不能进行有效的交流，通常会产生焦虑、抑郁、孤独等不良心理反应；有些患者则由于脑功能障碍，常引起注意力、记忆力等认知心理障碍，导致异常行为（如多动），继而出现言语交流困难。具体的心理行为异常表现有以下 6 种。

1. 焦虑心理 焦虑心理是患者对刺激产生不适应的、严重的、长时间的恐惧、焦急和忧虑反应的情绪和情感异常，常伴有头晕、胸闷、呼吸困难、口干、尿频、尿急、出汗、震颤和运动不安等。言语语言障碍患者由于疾病的痛苦、疾病诊治过程的各种麻烦、对疾病预后的恐惧不安心理，而容易产生焦虑不安、紧张、害怕、过分担心，对自身疾病思虑过度。

2. 抑郁心理 抑郁心理是一种对不良外界刺激产生长期的沮丧的情绪改变。抑郁的发生可以是躯体疾病的后果，如脑血管意外、各种癌症、高血压、冠心病、糖尿病等；也可发生在躯体疾病之前，即生活事件的应激，如亲人病故、心理受挫折、工作压力太大等。言语语言障碍患者由于语言交流障碍，患者会产生情绪低落，对疾病的预后丧失信心，对生活无兴趣，感到无望与无助，不积极配合治疗，严重时拒绝治疗和检查，甚至产生轻生观念、自杀企图或行为。随着疾病症状的转归和变化，抑郁情绪也会发生相应的变化。抑郁情绪与患者本人的性格、周围人的支持及环境有密切关系。

3. 孤独心理 孤独心理患者因语言障碍，自己的想法和要求不能通过语言与别人交流而产生孤独感。

4. 依赖心理 依赖心理患者因为交流的障碍，尤其害怕别人取笑自己，特别容易对家属及信任的人产生过度依赖性。一旦患者需求得不到重视，其自尊心就容易受到挫折而变得心情沮丧，影响治疗效果。

5. 自我防御心理 自我防御心理增强，患者因为交流的障碍，会产生明显的猜疑。特别是对医务人员、周围人、子女及照料者的猜疑，认为不重视、不关心自己，严重者甚至认为医师不给自己好好治疗，甚至不接受治疗等，并可能进一步引起恐惧。

6. 认知心理障碍 由于脑功能障碍易导致患者注意力或记忆力障碍，儿童患者易出现多动症等病理行为，继而出现言语语言交流障碍。

三、语言交流障碍的预防及干预措施

心理治疗（psychotherapy）指由经过专门训练的专业人员运用心理学的相关理论和技术，改善、矫正或消除患者的不正确认知活动、情绪障碍、异常行为和由此引起的各种躯体症状的治疗过程。以下介绍针对交流障碍常用的心理治疗方法。

（一）支持性心理疗法

支持性心理疗法是指通过治疗者对患者的指导、劝解、鼓励、安慰和疏导的方法来支持和协助患者处理问题，适应所面对的现实，度过心理危机的方法。支持性心理治疗是临床上最基本的心理治疗模式，特别是当脑卒中等患者由于不能言语表达，或听不明白而出现较明显的消极情绪（焦虑或抑郁）时，心理医师或治疗师应设身处地地站在患者的角度，给予鼓励、安慰和疏导，帮助患者逐渐建立自信，充分地调动患者内在的康复动机，鼓励患者通过自己的努力改善功能。

（二）行为疗法

语言行为疗法的理论基础是行为主义理论中的学习学说、巴甫洛夫的经典条件反射原理，以及斯金纳的操作性条件反射学说。基于此，行为疗法认为人的心理病态和各种躯体症状都是一种适应不良或异常的行为，是在以往的日常生活经历中，通过学习并经条件反射固定下来的。既然可以通过学习获得异常行为，那么也可以通过再学习、条件反射或强化手段，消除或纠正病态行为，建立正常而健康的行为（图4-1）。

言语语言障碍可以视为一种异常或病态行为，因此可以采用行为治疗的方法加以纠正，在言语语言治疗中常采用系统脱敏疗法、操作性条件技术、松弛疗法、生物反馈疗法等。

1. 系统脱敏疗法　该方法可以通过列表法将易引起患者紧张或焦虑等消极情绪的情境场合按由轻至重的顺序进行排列，然后采用心理放松技术，依次缓解这些消极情绪，从而达到逐渐消除不良情绪的目的。实施心理治疗时，应从引起个体最低程度的焦虑或恐惧反应的刺激物开始治疗，并给予渐进松弛训练，使个体轻度的焦虑或恐惧反应消失；然后治疗者可向处于松弛状态下的个体呈现另一个比前一刺激略强的刺激。循序渐进，最终接触最强的刺激。如果一个刺激所引起的焦虑或恐惧状态在个体所能忍受的范围内，经过反复呈现，个体的焦虑或恐惧反应就会消失。该方法通常用于那些在特定场合易引起交流障碍的患者，如口吃患者等。

2. 操作性条件技术　操作性条件技术指应用各种手段以增加某些适应性行为，减弱或消除某些不良行为的心理治疗方法。强化疗法基于操作学习的理论基础。治疗者可通过行为干预来增加适应性行为，减少或消除不良行为，从而达到治疗的目的。言语语言障碍通常采用这种行为疗法技术。

3. 松弛疗法　松弛疗法指通过一定的肌肉松弛训练程序，有意识地控制自身的心理生理活动，降低唤醒水平，改善躯体及心理功能紊乱状态，达到治疗疾病的目的。该疗法是源于古代的一种自我心身保健方法，我国的气功、印度的瑜伽、日本的禅道、德国的自生训练等，都是以放松为目的的心身保健方法。由于言语语言障碍患者均存在不同程度的身体相关肌肉紧张及紧张焦虑的心理，因此，身心的放松治疗尤其重要。

4. 生物反馈疗法　生物反馈疗法是利用现代电子仪器，使人们无法觉察到的内脏生理功能（如血压、心率、呼吸、语音、生物电活动等）转换成个体能觉察到的声、光等反馈信号显示出来，以帮助个体自我控制和调节这些活动，从而达到治疗的目的。如听力障碍儿童在言语训练中会充分利用其视觉功能，通过"看"来调节自己发出的声音，也弥补其听力的不足。

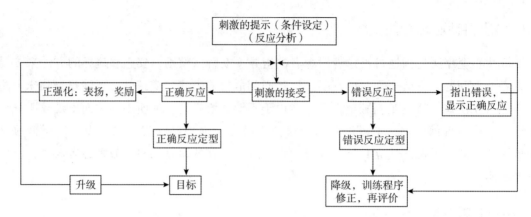

图 4-1　语言行为疗法

（三）家庭疗法

家庭疗法是将家庭作为一个整体而进行心理治疗的方法，属于人际关系方面的治疗。治疗者通过与家庭中所有成员有规律的接触、交谈，使家庭内部发生某些变化，并使家庭中患病者的临床症状逐渐减轻或消失。家庭治疗专家认为，心理障碍的发生与发展除了受生物或心理社会因素的制约，还与不良的家庭内情感及观念交流模式有关，这些模式的改善将对患者病情产生有益的影响。如针对孤独症、注意力缺陷多动症儿童进行言语语言干预时，同时也需要干预其异常行为，家庭环境的调整或人际关系的优化，将有助于此类儿童的行为及言语语言功能的改善。

（四）集体疗法

集体疗法又称团体心理治疗，是相对个别心理治疗而言，是由 1~2 位治疗者主持的、以集体为对象的心理治疗。治疗者运用各种技术，并利用集体成员间的相互影响，以达到消除患者症状并改善其人格与行为的目的。

（五）工娱疗法

工娱疗法是工作治疗和娱乐治疗的简称。凡以工作或劳动作为促进康复的手段，称为工作疗法；凡以文化、娱乐及体育活动作为促进康复的手段，称为娱乐疗法；实际工作中两者常相互结合。该方法有助于建立轻松快乐的情境，促进患者情绪稳定、注意力集中，从而有效缓解言语语言症状。

（六）游戏疗法

游戏疗法是近代心理学中的专用术语，游戏疗法主要是基于心理分析学派的理论发展而成，儿童通过游戏来将内在的焦虑外显化，并通过与治疗师的互动，增加对自我行为和情绪的认识，并促进个人发展，加强自我面对困难时的信心和能力。游戏疗法可广泛地用于各类儿童心理与行为异常，进而治疗患儿的言语语言障碍。

【复习思考题】

1. 影响语言发展的因素有哪些？
2. 简述语言交流的心理影响因素。
3. 简要说明针对语言交流障碍常用的心理治疗方法。

第五章
言语障碍的评定与康复治疗

扫一扫，查阅本章数字资源，含PPT、音视频、图片等

言语是语言的口头表达。虽然言语不是表达语言思维的唯一工具（如身体姿势、手势、图片及书面符号均可表达语言思维），但却是最快捷有效的交流工具。言语声是由 5 个独立且相关联的过程产生：呼吸、发声、共鸣、构音和音韵。

第一节　概　述

本节主要介绍言语障碍的定义、分类及一般治疗流程（言语治疗专家决策系统）。

一、言语障碍的定义

言语障碍的定义有广义与狭义之分。广义的言语障碍是指当言语异常达到一定的程度，引起充分的重视，使交流受到干扰，使听者或说者感到沮丧（Van Riper & Erickson，1996）。该定义中不限定何种病因，即包括器质性、功能性和神经运动性病变。狭义的言语障碍定义通常指运动性构音障碍，主要是由于神经病变，导致与言语有关的肌肉麻痹、收缩力减弱或运动不协调。其病理基础是运动障碍，可以单独发生，也可以与其他语言障碍同时存在，如失语症伴构音障碍。这两种言语障碍定义的共同点在于均强调言语障碍中呼吸、发声、共鸣和构音、音韵方面的运动改变。

二、言语障碍的分类

言语障碍有三种分类方式，即病因分类、临床分类和功能分类。

（一）病因分类

从病因的角度看，言语障碍可以分为器质性、功能性及神经运动性三大类。器质性言语障碍是指言语器官因肿瘤、先天性结构缺损、炎性粘连等原因导致发音功能受限，此类言语障碍应首选手术治疗，然后进行言语训练；神经运动性言语障碍主要是因中枢和（或）周围神经系统疾病所致，言语功能训练的同时应结合神经肌肉本身的促通训练；功能性言语障碍指无明显器质性和神经运动性损伤，在言语治疗策略方面，仅考虑言语功能训练。病因分类的方法，有助于确定言语治疗的整体方向。

（二）临床分类

从临床的角度看，言语障碍主要分成四大类：嗓音障碍、构音障碍、口吃和听力障碍。

1. 嗓音障碍　嗓音障碍是由呼吸系统及喉存在器质性、功能性或神经性异常引起的，以发声异常为主要表现的喉部疾病。嗓音障碍常见于喉和声带炎症、新生物及神经的功能失调。

2. 构音障碍　构音障碍是由于神经肌肉病变，造成发音器官的肌肉无力、瘫痪，或肌张力异常和运动不协调等而出现的言语障碍，常见于脑血管意外、脑肿瘤、脑瘫、肌萎缩性侧索硬化症、重症肌无力、小脑损伤、帕金森病、多发性硬化等。根据中枢神经症状可分为痉挛型、弛缓型、失调型、运动过强型、运动过弱型、混合型构音障碍等。儿童患者比成人有更多的康复机会；单纯构音障碍的患者比构音障碍合并失语症、智力障碍的患者预后好。

3. 口吃　口吃（stutter）是言语流畅性障碍（fluency disorder）。口吃的确切原因目前还不十分清楚，部分儿童是在言语发育过程中不慎学习了口吃，或与遗传及心理障碍等因素有关。口吃可表现为重复说初始的单词或语音、停顿、拖音等。部分儿童可随着成长而自愈；没有自愈的口吃常伴随其至成年或终生，大多数通过训练可以得到改善。

4. 听力障碍　儿童一般在 7 岁左右言语即发育完成，称之为获得言语，获得言语之后的听力障碍处理主要是听力补偿；获得言语之前特别是婴幼儿时期的中度以上听力障碍所导致的言语障碍（hearing-impaired speech disorder）需要接受听力言语训练。

（三）功能分类

从言语功能分类的角度看，言语障碍主要分为呼吸障碍、发声障碍、共鸣障碍、构音障碍、音韵障碍五类。任何一种类型的言语障碍（病因分类、临床分类）都可以归为一种或几种言语子功能障碍的组合。言语障碍的功能分类有助于细化言语治疗技术，本书将采用功能分类的方法来介绍言语治疗技术。

三、言语治疗专家决策系统

"言语治疗专家决策系统"（图 5-1）包括定量评定、数据分析、诊断决策与疗效的监控，以及治疗的流程，具有良好的可操作性。

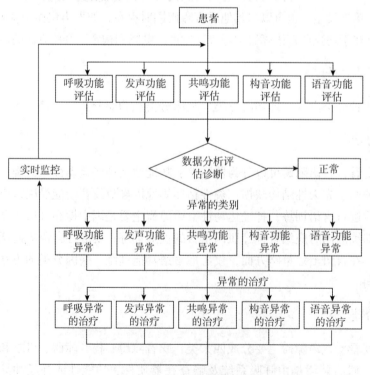

图 5-1　言语治疗专家决策系统

（一）个人病史信息

该模块主要收集患者的一般信息，包括年龄、性别、是否接受言语训练及训练的时间、有无其他疾病史、主要言语症状等。

（二）言语功能的感知与量化评定

针对患者所表现出的言语症状（主观感知评定），进行相应参数的定量测量，获得较客观的数据。

（三）数据分析与诊断、决策与监控

将测得的言语参数与同年龄同性别正常人相应参数的参考标准值进行比较，以确定该参数是否落在正常值的范围内，以及偏离正常值的程度。

测得的言语参数偏离了正常范围，同时结合言语症状，可以判断言语障碍的性质及严重程度。例如，通过最长声时及其他与言语呼吸有关的参数测量，可以判断言语呼吸疾病的类别，通过最长声时偏离正常值范围的程度，能够评定出言语呼吸疾病的严重程度。

（四）言语障碍的实时治疗与监控

根据言语异常的类型，可提出言语矫治方案。在上述诊断明确的基础上，制订相应的治疗计划，整个言语矫治过程遵循评定→治疗→评定→治疗→评定的科学程序，在尽可能短的时间内使患者的言语异常症状得到缓解或消失。在言语矫治过程中采用相应的参数作为监控指标，即用测得的参数与参考标准值之间的距离变化来判断疗效，通常以距离缩小作为治疗有效的标志。

综上所述，该系统将言语功能的定量诊断评定、实时反馈治疗及康复全程监控三大功能融为一体，言语测量和治疗是一个循环反复的过程，需要进行多次的阶段性评定，以监控言语治疗的效果。

第二节　言语障碍常用的评定方法

言语障碍主要表现为言语生理、心理及语音方面的异常，因此，针对言语障碍的评定应包括4个方面，即自然交谈观察患者的言语行为、言语器官检查、言语量表评定及语音声学测量等。

一、自然交谈观察

首次与患者在自然情境下进行交谈，可以获得较重要的言语障碍线索，如患者的首发病症，是否有脑卒中、脑瘫、听力障碍或腭裂等疾病。在言语交谈时，是否有发音功能亢进（全身紧张、挤眉弄眼等）；是否有发音功能低下（发音无力、声音小）；是否有呼吸支持不足（吐字状）；是否有口腔运动受限（发音不准、咬字不清等）。通过这种自然情境下的交谈，能够对患者的言语障碍有一定的认识，并为进一步的言语评定指明方向。

二、言语器官的检查

有些言语障碍的病因是解剖结构异常所致，因此有必要进行言语器官的常规检查，如喉内窥镜检查以排除喉及声带的肿瘤、瘢痕等病变；鼻咽部检查排除儿童腺样体增生；口腔内镜检查排除腭裂、舌系带过短等。如果检查出有相应的解剖结构异常，通常应先接受手术治疗给予矫正，然后再进行术后的言语康复治疗。

三、言语量表评定

言语量表侧重于评定言语器官的运动功能及言语能力。目前临床常用的言语评定量表有Frenchay 评定法、中国康复研究中心构音障碍评定法和黄昭鸣言语评定法，现就这三种评定方法进行对比介绍。

（一）Frenchay 评定法

Frenchay 构音障碍评定方法的检查内容包括反射、呼吸、唇、颌、软腭、喉、舌、言语 8 个大项，每项又分为 2~6 分项，共 28 分项目，具体如表 5-1 所示。

表 5-1　Frenchay 评定量表

项目	分测验
反射	1. 咳嗽；2. 吞咽；3. 流涎
呼吸	1. 静止状态；2. 言语时
唇的运动	1. 静止状态；2. 唇角外展；3. 闭唇鼓腮；4. 交替动作；5. 言语时
颌的运动	1. 静止状态；2. 言语时
软腭的运动	1. 反流；2. 软腭抬高；3. 言语时
喉的运动	1. 发声时间；2. 音高；3. 音量；4. 言语时
舌的运动	1. 静止状态；2. 伸舌；3. 抬高；4. 两侧运动；5. 交替运动；6. 言语时
言语	1. 读字；2. 读句子；3. 会话；4. 速度

以上每个分项目按严重程度分为 a 至 e 五级，a 级为正常，b 级为轻度异常，c 级为中度异常，d 级为明显异常，e 级为严重异常。评定指标：28 个分项目中评定为 a 级的项目数与总项目数的比值，即 a 项数/总项数。根据这个指标来评定构音障碍的严重程度。严重程度的判定标准：正常，（28~27）/28；轻度障碍，（26~18）/28；中度障碍，（17~14）/28；重度障碍，（13~7）/28；极重度障碍，（6~0）/28。

Frenchay 评定法在构音器官功能检测方面分级较细，评分方便，能为诊断分型及疗效判定提供量化的客观依据，亦可用于科研统计，在临床中应用广泛。

（二）中国康复研究中心构音障碍评定法

中国康复研究中心构音障碍评定法参照日本构音障碍检查法并结合汉语普通话的特点编制而成。该评定法由构音器官检查和构音检查两部分组成。

1. 构音器官检查　通过检查构音器官的形态结构和粗大运动来确定构音器官是否存在形态结构异常和运动功能障碍。检查内容包括呼吸、喉、面部、口部肌肉、硬腭、腭咽机制、舌、下颌、反射 9 个大项。具体如表 5-2 所示。

表 5-2　构音器官检查记录表

Ⅰ呼吸

1. 呼吸类型：胸腹	胸	腹	2. 呼吸次数：	/分
3. 最长呼气时间：	秒		4. 快呼气：能	不能

Ⅱ喉功能

1. 最长发音时间：　秒

2. 音质、音调、音量

a. 音质异常	b. 正常音调	c. 正常音量	d. 总体程度	0 1 2 3	e. 吸气时发声
嘶　哑	异常高调	异常音量	气息声	0 1 2 3	
震　颤	异常低调	音量过低	无力声	0 1 2 3	
			费力声	0 1 2 3	
			粗糙声	0 1 2 3	

3. 音调、音量匹配

a. 正常音调	b. 正常音量
单一音调	单一音量

Ⅲ面部

a. 对称　不对称	b. 麻痹（L/R）	c. 痉挛（L/R）
d. 眼睑下垂（L/R）	e. 口角下垂（L/R）	f. 流涎
g. 怪相　扭曲　抽搐	h. 面具脸	i. 口式呼吸

Ⅳ口部肌肉

1. 噘嘴	2. 咂唇	3. 呲牙	4. 唇力度
a. 缩拢范围正常	a. 力量正常	a. 范围正常	a. 正常
缩拢范围异常	力量减低	范围缩小	减弱
b. 对称缩拢	b. 口角对称		
不对称缩拢	口角不对称		

Ⅴ硬腭

a. 腭弓正常	b. 新生物	c. 黏膜下腭裂
高窄腭弓		

Ⅵ腭咽机制

1. 大体观察	2. 软腭运动	3. 鼓腮	4. 吹
a. 正常软腭高度	a. 中线对称	a. 鼻漏气	a. 鼻漏气
软腭下垂（L / R）	b. 正常范围	口漏气	口漏气
b. 分叉悬雍垂（L / R）	范围受限		
c. 正常扁桃体	c. 鼻漏气		
肥大扁桃体	d. 高鼻腔共鸣		
d. 节律性波动	低鼻腔共鸣		
痉挛	鼻喷气声		

Ⅶ舌

1. 舌外伸	2. 舌灵活度	3. 舔唇左右侧	4. 舔唇上下侧
a. 正常外伸	a. 正常速度	a. 充分	a. 充分
偏移（L / R）	速度减慢	不充分	不充分
b. 长度正常	b. 正常范围		
外伸减少	范围减少		

续表

VIII下颌	
1. 下颌张开闭合	2. 咀嚼范围
a. 正常下拉	正常范围
异常下拉	范围减少
b. 正常上抬	
异常上抬	
c. 不平稳扭曲	
张力障碍性运动	
d. 下颌关节杂音	
膨出运动	

IX反射		
1. 角膜反射	2. 下颌反射	3. 眼轮匝肌反射
4. 呕吐反射	5. 缩舌反射	6. 口轮匝肌反射

2. 构音检查 构音检查是以普通话语音为标准音结合构音类似运动对患者的言语水平及其异常的运动障碍进行系统评价。检查内容包括会话、单词检查、音节复述检查、文章水平检查、构音类似运动检查及结果分析6个部分。

该评定法评价内容较为全面详细，易于发现患者的错误发音和错误方式，同时，该评定法还设计了构音类似运动检查，能为康复治疗提供明确的指导。但缺乏量化评分，不利于量化的统计分析。

(三)黄昭鸣言语评定法

华东师范大学黄昭鸣教授根据多年的嗓音与构音研究成果，研制了黄昭鸣言语评定法。该评定法根据正常的发音生理过程科学地编制了言语评定与治疗的顺序，即依照呼吸→发声→共鸣→构音→语音的顺序进行评定，此部分继承了Frenchay评定的精髓部分（言语器官运动检查）。在言语发音方面不仅采用了国际先进的构音评价手段——最小音位对比，而且融入了现代言语测量技术，较好地避免了因临床单一医师或治疗师评定患者时存在的主观偏差，使评定相对客观、准确。更重要的是，该评定法将言语评定与言语治疗有机结合起来，真正体现了评定在治疗中所起到的动态监控作用。

四、语音声学测量

语音声学测量是利用计算机多媒体技术和语音信号处理技术，对具有生理病理学意义的声学参数进行量化测量，发现患者言语功能障碍的具体方面（呼吸、发声、共鸣、构音等），并判定其严重程度，使言语功能的评定工作更加科学、客观、可靠。

例如，言语的呼吸功能障碍评定时，可采用最长声时（maximum phonation time）进行衡量；发声功能障碍时可采用嗓音基频（F0）、基频微扰（jitter）、振幅微扰（shimmer）、标准化声门噪声能量（NNE）等参数进行衡量；共鸣功能障碍可采用第1共振峰、第2共振峰、鼻流量等参数进行衡量；构音功能障碍可采用口腔轮替运动速率等参数进行衡量等；这些参数在言语障碍评定与治疗中的应用详见言语各分章节。

总之，在言语障碍的评定工作中应尽可能综合使用以上四种评定方法，可使评定结果更加准确客观，并为后继的治疗起到科学的监控作用。

第三节 言语呼吸障碍的评定与康复治疗

一、言语呼吸障碍的分类

呼吸系统是言语的动力来源。呼出的气流使声带振动产生喉音（嗓音），再通过声道的加工形成不同的特定形式的言语声。如果没有气流的呼出，将无法产生言语声。因此，呼吸是自然舒适言语的必要前提和正确发音的基础因素。

当呼吸方式、呼吸支持、呼吸与发声的协调性（如起音方式异常等）出现异常时，就会导致言语呼吸障碍。其症状主要表现为说话气短、吃力、异常停顿、病理性硬起音或气息音等。归纳起来主要有呼吸方式异常、呼吸支持不足、呼吸与发声不协调三类。

二、言语呼吸功能的评定

言语呼吸功能评定包括主观评定和客观测量两部分，主观评定又包括触觉感知、视觉感知和听觉感知，客观测量指标包括最长声时、最大数数能力、s/z比值和声门波测量四方面。主观评定和客观测量相结合，可以对患者的言语呼吸功能进行评价，发现异常所在，并明确言语呼吸障碍的类型和程度，为制定针对性的治疗方案提供依据（图5-2）。

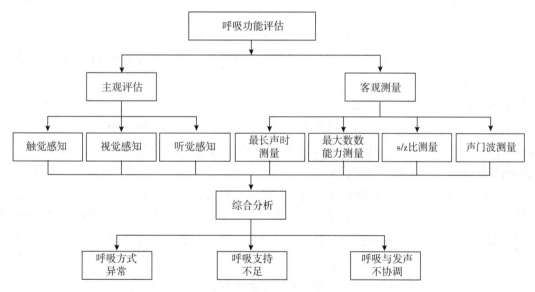

图 5-2 言语呼吸功能评定的流程图

（一）呼吸功能的主观评定

呼吸功能的主观评定可采用触觉、视觉等感知方式进行。治疗师可以利用自己的触觉、视觉来帮助判断患者的呼吸方式和程度。

在进行视觉感知评定时，可观察患者在呼吸的过程中，胸壁和腹壁的起伏哪一个更明显。如果是胸壁更明显，则提示患者采用的是胸式呼吸方式，特别是当患者出现抬肩吸气的情况时，则可进一步明确对其胸式呼吸的判断。如果是腹壁更明显，则提示患者采用的是腹式呼吸方式。如果胸腹壁均发生一定程度的起伏，没有明显的区别，则提示患者采用的是胸腹联合的呼吸方式。

在进行触觉感知评定时，治疗师可以将自己的双手手掌分别接触患者的胸壁和腹壁，体会患者在呼吸过程中，胸壁和腹壁的起伏哪一个更明显。如果是胸壁更明显，则提示患者采用的是胸式呼吸方式。如果是腹壁更明显，则提示患者采用的是腹式呼吸方式。如果胸腹壁均发生一定程度的起伏，没有明显的区别，则提示患者采用的是胸腹联合的呼吸方式。根据视觉、触觉的感知评定结果，可获得患者言语呼吸功能的总体情况，如表5-3所示。

表5-3 主观评定——呼吸状态（呼吸功能异常检查）

为每一个评定项目选择合适的答案，在相应的空格中打"√"		
评定项目	是	否
1. 能听到呼吸音吗		
2. 呼吸规则吗		
3. 是胸式呼吸吗		
4. 能够随意调整自身的呼吸方式吗		
5. 呼吸不充分，影响到发音吗		
6. 呼吸充分，可以进行任何句长的发音吗		
7. 大部分气流呼出后还能进行任何发音吗		
8. 说话时气息音过重吗		

总体描述：

(二)呼吸功能的客观测量

客观测量是呼吸功能评定的主要手段，包括最长声时测量、最大数数能力测量、s/z比测量和声门波测量。通过主观感知觉评定和上述参数的客观测量，可以对言语呼吸障碍的程度进行评定，也可监控呼吸训练的效果。

1. 最长声时测量及其临床意义

（1）最长声时的定义及其特点 最长声时（maximum phonation time，MPT）是指一个人在深吸气后，持续发单韵母/a/的最长时间。它反映了人在深吸气后的最大发声能力，是衡量言语呼吸能力的最佳指标之一（表5-4，表5-5）。

最长声时受性别、年龄、健康状况、身高、体重、肺活量及呼吸方式等因素的影响。任何一种呼吸系统的疾病、发声系统的疾病或呼吸功能与发声功能的不协调，均可能导致最长声时的减小。将患者最长声时的测量值与其参考标准进行比较，就可以了解患者言语呼吸的质量，还可以通过训练前后最长声时的测量来评价言语矫治的效果。

最长声时的特点主要包括：①受年龄影响，年龄不同，最长声时不同，最长声时随着年龄的增长而增加；②受性别影响，性别不同，最长声时也不同，同龄男孩的最长声时大于女孩；③学前期是儿童言语形成、发展最迅速的阶段，在学前期（3~7岁）和变声旺盛期（12~14岁），各年龄组儿童之间的最长声时有极其显著的差异。

表5-4 中国人最长声时的参考标准（单位：秒）

年龄（岁）	男					女				
	m-2σ	m-σ	m	m+σ	m+2σ	m-2σ	m-σ	m	m+σ	m+2σ
4	1.7	2.8	3.9	5.0	6.1	1.3	2.5	3.7	4.9	6.1
5	4.1	4.7	5.3	5.9	6.5	4.1	4.6	5.1	5.6	6.1
6	6.4	6.9	7.4	7.9	8.4	5.9	6.4	6.9	7.4	7.9

续表

年龄（岁）	男					女				
	m-2σ	m-σ	m	m+σ	m+2σ	m-2σ	m-σ	m	m+σ	m+2σ
7	7.7	8.5	9.3	10.1	10.9	7.7	8.3	8.9	9.5	10.1
8	7.4	8.9	10.4	11.9	13.4	7.7	8.7	9.7	10.7	11.7
9	8.4	9.8	11.2	12.6	14.0	9.0	9.9	10.8	11.7	12.6
10	8.8	10.5	12.2	13.9	15.6	8.4	9.9	11.4	12.9	14.4
11	9.9	10.7	11.5	12.3	13.1	9.6	10.9	12.2	13.5	14.8
12	10.8	11.8	12.8	13.8	14.8	9.6	10.9	12.2	13.5	14.8
13	11.3	12.9	14.5	16.1	17.7	10.6	12.2	13.8	15.4	17.0
14	10.7	13.7	16.7	19.7	22.7	11.5	13.4	15.3	17.2	19.1
15	11.8	14.8	17.8	20.8	23.8	10.2	13.3	16.4	19.5	22.6
16	20.2	22.0	23.8	25.6	27.4	14.6	15.7	16.8	17.9	19.0
17	21.2	23.4	25.6	27.8	30.0	14.5	15.6	16.7	17.8	18.9
18~40	22.4	23.6	24.8	26.0	27.2	14.8	15.7	16.6	17.5	18.4

表 5-5　最长声时、最大数数能力：最小要求和训练目标（单位：秒）

年龄（岁）	最长声时的最小要求 [m-2σ]		最长声时的训练目标 [m-σ，m+σ]		最大数数能力的最小要求		最大数数能力的训练目标	
	男	女	男	女	男	女	男	女
4	2	2	2.8~5.0	2.5~4.9	2	2	4	2
5	4	4	4.7~5.9	4.6~5.6	3	3	5	3
6	6	6	6.9~7.9	6.4~7.4	3	3	6	3
7	8	8	8.5~10.1	8.3~9.5	5	5	7	5
8	8	8	8.9~11.9	8.7~10.7	5	5	8	5
9	9	9	9.8~12.6	9.9~11.7	6	6	9	6
10	9	9	10.5~13.9	9.9~12.9	7	7	10	7
11	10	10	10.7~12.3	10.9~13.5	7	7	11	7
12	10	10	11.8~13.8	10.9~13.5	7	7	12	7
13	11	11	12.9~16.1	12.2~15.4	8	8	13	8
14	12	12	13.7~19.7	13.4~17.2	8	8	14	8
15	12	12	14.8~20.8	13.3~19.5	8	8	15	8
16	20	15	22.0~25.6	15.7~17.9	12	10	16	12
17	21	15	23.4~27.8	15.6~17.8	13	10	17	13
18~40	22	15	23.6	15.7	14	10	18	12

（2）测量方法及测量步骤　在进行最长声时的测试时，如果仅需获得粗略的测量结果，可以用一只秒表或手表进行。如果想获得精确的测量结果，则需要使用仪器进行测量，表5-6所示为最长声时测量记录表。

表 5-6 客观测量——最长声时测量

日期	第 1 次测 MPT1	第 2 次测 MPT2	MPT	MPT 最小要求	MPT 训练目标	相对年龄	是否腹式呼吸
深吸气后，尽可能长地发/α/音，共测两次，取其中的较大值即为最长声时（MPT）。							
例1	3.2	3.4	3.4	8	10	4	是

最长声时的具体测量步骤如下：①被测试者先深吸气，然后尽可能长地发单韵母/α/音，记录发声时间。最长声时的测量要求是：发声时间尽可能地长；气息均匀；响度均匀；音调必须在正确的频率范围之内。只有在满足这些条件下的测量，才能获得正确的结果。②以同样的测试方法再测试一次，并记录发声时间。③从两次记录中选择一个满足测试条件的较大的测试数值作为最长声时的最终测量结果，将结果填入表 5-6 所示的最长声时测量记录表。④将最长声时的测量结果与相应年龄和性别组的最长声时最小要求和最长声时参考标准进行比较，判断被测试者的最长声时是否在正常值范围内。

（3）最长声时的临床意义　通过上述测量，如果最长声时没有达到参考标准，则可能存在以下几种呼吸异常：①呼吸方式异常（如胸式呼吸）；②呼吸支持不足（呼吸功能减弱，如肺活量下降）；③嗓音功能异常（如声门闭合控制能力减弱）；④呼吸和发声运动不协调（如吸气时发音）；⑤起音方式异常（如硬起音或软起音）。

2. 最大数数能力测量及其临床意义

（1）最大数数能力的定义及其特点　最大数数能力（maximum counting ability，MCA）是指一个人在深吸气后，一口气连续说 1 或 5 的最长时间。人在数数时，需要喉内肌进行有序的收缩和舒张运动，还需要呼气运动配合喉内肌的运动。

最大数数能力主要反映呼气和发声之间的协调性、言语时呼吸控制能力的大小等。如果呼气和发声协调性好，数数时的速度均匀、适中，响度和频率呈规律性变化，数数时间就长；如果协调性差，数数时的速度、响度和频率则无规律可循，最大数数能力就会下降。

（2）测量方法及测量步骤　在进行这项测试时，如果仅需获得粗略的测量结果，使用一只秒表或手表即可。表 5-7 所示为最大数数能力测量记录表。

最大数数能力的具体测量步骤如下：①先深吸气，呼气时开始连续数 1 或 5，记录数数时间。最大数数能力的测量要求：一口气连续数数；数数时速度均匀；基频和强度变化连贯；数数时间尽可能长。②测完一次后，按要求再测一次，并记录数数时间。③从两次结果中选择一个满足测试要求的较大的数值作为最终的测量结果。④将最大数数能力的测量结果与表 5-7 中的数值进行比较，从而判断被试者的最大数数能力是否达到同年龄段、同性别组的最小要求，并确定最大数数能力的训练目标。

表 5-7 客观测量——最大数数能力测量

日期	第 1 次测 MCA1	第 2 次测 MCA2	MCA	MCA 最小要求	MCA 训练目标	吸气和呼气协调度
深吸气后，持续说 "1" 或 "5" 的最长时间，共测两次，取其中的较大值。最大数数能力（MCA）						
例1	2.2	2.8	3.4	5	8	协调

（3）最大数数能力的临床意义　表5-7中给出了最大数数能力的最小要求和训练目标，如果发现患者的最大数数能力明显低于同年龄、同性别组的最小要求，主要反映出患者呼吸和发声功能的不协调。

3. s/z比的测量及其临床含义

（1）定义及其特点　s/z比（s/z Ratio）是指一个人在深吸气后，分别持续发/s/音和/z/音（英语发音）后，所求得的两者最长发声时间的比值。s/z比可以有效地反映发音时声门调节的情况，它是言语呼吸疾病的判断依据之一。

研究发现，s/z比不存在年龄和性别的显著性差异，其值约等于1。这说明在言语发育的过程中，呼吸运动与发声运动之间能够无意识地进行精确协调。

（2）测量方法及测量步骤　s/z比测试可使用仪器来进行，表5-8所示为s/z比测量记录表。测量s/z比时，要求发音的响度控制在舒适水平。s/z比的测量要求是：①发音时间尽可能长；②气息均匀；③响度均匀。

s/z比的具体测量步骤如下：①深吸气，持续发/s/音，记录最长发音时间。发/s/音时，气流位于切齿和舌尖部，发音持续时间（呼气量）与切齿和舌尖之间的间隔成反比，即间隔越小，则发音持续时间越长。②再深吸气，持续发/z/音，记录最长发音时间。当发/z/音时，气流位于声带之间，发音持续时间（呼气量）与声带之间的闭合程度成正比，即闭合程度越好，则发音持续时间越长。③求两者最长发音时间的比值，即为s/z比的测量结果（表5-8）。

表5-8　客观测量——s/z比测量

日期	第1次测s1	第2次测s2	s	第1次测z1	第2次测z2	z	s/z	s/z≤0.75	1.2<s/z<1.4	s/z≥1.4	提示

深吸气后，分别尽可能长地发/s/和/z/（英文），共测两次，取其中的较大值。

注意：/s/或/z/的最长声时正确与否参见"最长声时"参考标准。

（3）s/z比的临床意义　通过上述测量，如果患者的s/z比没有达到参考标准，则存在以下几种可能：①如果s/z比接近1，但/s/和/z/的最长发音时间明显缩短，说明呼吸支持不足。如果s/z比接近1，但分别发/s/音和发/z/音时的最长声时明显缩短，提示呼吸支持不足（呼气力量减弱，即肺活量减少）。②如果s/z比显著大于1，但/s/音的最长发音时间正常，提示呼吸系统与发声系统不协调、起音方式不协调，以及整个言语过程的不协调。③如果s/z比大于1.2，但小于1.4，提示功能性嗓音疾病或可能的器质性嗓音疾病。④如果s/z比大于1.4，提示声带结构的病变影响了正常发声，存在器质性嗓音疾病。⑤如果s/z比小于0.75，提示可能存在构音障碍或音韵障碍。

三、言语呼吸障碍的康复治疗

言语呼吸障碍的矫治包括呼吸方式异常的矫治、呼吸支持不足的矫治，以及呼吸与发声不协调的矫治。针对这三类呼吸障碍，临床中有很多针对性的训练方法，其中既有常规训练，也有现代康复技术，如图5-3所示。

无论是哪种呼吸异常，在针对性训练前，都要先进行呼吸放松训练，不仅适用于有呼吸障碍的患者，也适用于头颈肌群强直人群。

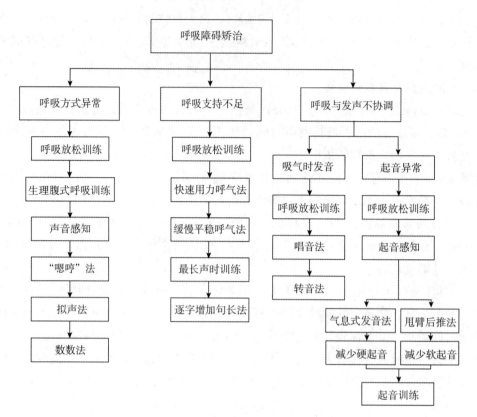

图 5-3 呼吸障碍的矫治方法

（一）呼吸放松训练

呼吸放松训练指将有节律的呼吸与放松运动相结合，通过手臂和肩部的运动带动肋间肌群和肩部肌群运动，使这些肌群乃至全身都得到放松，从而促进呼吸系统整体功能的提高。在进行呼吸放松训练时，患者与治疗师动作应自然、放松，并与呼吸相结合。其训练步骤如下。

1. 双臂交替上举运动 治疗师与患者一起练习双臂交替上举运动。运动时，患者保持直立位，双脚微开，与肩同宽，双臂自然下垂。吸气时，身体重心缓慢移向左侧，同时左手臂尽力伸直向上举；呼气时，左手臂回到原位。反之亦然。如此左右交替进行，重复五次。

2. 单臂画圈运动 治疗师与患者一起练习单臂画圈运动。运动时，患者保持直立位，双脚微开，与肩同宽，双臂自然下垂。吸气时，左臂向前、向上做画圈运动；呼气时，左臂向后、向下做画圈运动并回到准备动作。反之亦然。如此左右交替进行，重复五次。

3. 双臂画圈运动 治疗师与患者一起练习双臂画圈运动。运动时，患者保持直立位，双脚微开，与肩同宽，双臂自然下垂。吸气时，双侧手臂同时向前、向上做画圈运动；呼气时，双侧手臂同时向后、向下做画圈运动并回到准备动作。反之亦然。前后交替进行，如此重复五次。

4. 双肩耸立运动 治疗师与患者一起练习双肩耸立运动。运动时，患者保持直立位，双脚微开，与肩同宽，双臂自然下垂。吸气时，耸立双肩，维持数秒；呼气时，迅速放松并回到准备动作。如此重复五次。

5. 双臂晃动运动 治疗师与患者一起练习双臂晃动运动。运动时，患者保持直立位，双脚微开，与肩同宽，双臂自然下垂，轻松晃动双侧手臂。如此重复五次。

（二）呼吸方式异常的矫治

在呼吸放松训练的基础上，呼吸方式异常的矫治方法主要有生理腹式呼吸训练、"嗯哼"法、拟声法和数数法，以及现代化康复技术（声音感知）。

1. 生理腹式呼吸训练　生理腹式呼吸训练指通过不同的体位让患者体验非言语状态下呼吸中呼和吸的过程，帮助患者建立正确、自然、舒适的生理腹式呼吸方式，为言语呼吸奠定基础，其主要适用于呼吸方式异常的患者。生理腹式呼吸训练分四节九个步骤：第一节为仰位训练，包括四个步骤——闭目静心、腹部感觉、胸腹同感、口腹同感；第二节为侧位训练；第三节为坐位训练；第四节为站位训练，包括基本的站位训练、同步训练和交替训练。

（1）仰位训练　①闭目静心：患者仰躺在诊疗台或床上，双手臂自然地平放于身体两侧，全身放松，闭目。治疗师注意观察患者呼吸方式。②腹部感觉：治疗师指导患者将一只手放在腹部，观察患者的呼吸情况，感觉这只手是如何随着呼吸而上下起伏的，保持该姿势数分钟。③胸腹同感：治疗师指导患者将一只手放在腹部，另一只手放在胸部，感受手随着呼吸上下运动。治疗师观察患者的呼吸情况，如果患者双手都在上下运动，应重新进行第一步的训练。④口腹同感：治疗师指导患者将手背放在口前，收紧双唇发/p/音，放在口前的手能感觉口腔中气流喷出。同时，放在腹部的手随着腹部凹下去。此时，腹肌应该主动参与呼气运动。

（2）侧位训练　患者在治疗台或床上取侧卧位，一只手放在腹部，感觉呼吸时是否只有膈肌或腹肌在运动。如果没有，应重新进行第二步训练。

（3）坐位训练　患者挺直腰板坐在小凳上，一手放于腹部，感觉呼吸时的起伏运动。

（4）站位训练　①基本站位训练：患者采取站立位，双脚左右稍许分开，前后分开 10 cm，深呼吸，感觉到腹壁向前运动。通过腹肌运动将空气挤出肺部，呼气时试着想象在吹一朵"蒲公英"，照镜子观察身体运动：吸气时身体应稍许向前运动，呼气时身体应稍许向后运动。②同步训练：患者与治疗师面对面站立，双脚左右微开，两人分别将一手放于对方腹部，一手放于自己腹部。治疗师深吸气，让患者感受治疗师吸气时腹部隆起，并学习其动作。然后，治疗师呼气，让患者感受治疗师的腹部回缩，同时学习其动作。如此循环进行治疗师与患者的同步呼吸运动，互相用放于对方腹部的手感受其呼吸运动。治疗师可提示患者在吸气时腹部隆起，呼气时腹部回缩。③交替训练：患者与治疗师面对面站着，双脚左右微开。患者与治疗师各自一手放于对方腹部，一手放于自己腹部，交替进行呼吸训练，感受对方腹部在吸气时隆起，呼气时回缩，治疗师可稍许用力帮助患者在吸气时腹部隆起，呼气时腹部回缩。

2. 嗯哼训练　从言语产生的过程来看，吸气和呼气是一个持续的运动。嗯哼训练通过有节奏地移动步伐来控制呼吸，并在呼气时发出"嗯哼"的声音，促进生理腹式呼吸到言语腹式呼吸的过渡。言语呼吸主要在于呼吸与发声之间的协调配合，而嗯哼法便是训练其协调配合能力的一种很有效的方法，其训练步骤为：

（1）一步"嗯哼"　患者站立位，一手放在腹部，左脚向后退一步时深吸一口气，同时手掌感觉腹部隆起。然后重心前移，左脚向前改为回到原位时发"嗯哼"的音，同时手掌感觉腹部回缩。重复数次，直到发声和呼吸比较协调。

（2）二步"嗯哼"　患者站立位，一手放在腹部，左脚向后退一步时深吸一口气，同时手掌感觉腹部隆起。然后重心前移，左脚向前走第一步时发"嗯哼"的音，同时手掌感觉腹部回缩。当右脚向前走第二步时，再发"嗯哼"的音。两次发声在一口气内完成，同时手掌感觉腹部回缩。重复数次，直到发声和呼吸比较协调。

（3）多步"嗯哼"　患者站立位，一手放在腹部，左脚向后退一步时深吸一口气，同时手掌感觉腹部隆起。然后重心前移，左脚向前走第一步时发"嗯哼"的音，同时手掌感觉腹部回缩。当右脚向前走第二步时，再发"嗯哼"的音。左脚向前走第三步时仍发"嗯哼"的音。三次发声用一口气完成，同时手掌感觉腹部回缩。重复数次，直到发声和呼吸比较协调。

3. 拟声训练　拟声训练是指在建立了生理腹式呼吸的基础上，通过模拟简单有趣的声音，来帮助患者从生理腹式呼吸过渡到言语腹式呼吸。其训练步骤为：

（1）单元音拟声法练习　在进行充分的呼吸放松训练之后，利用图片，向患者示范拟声。深吸气，用单元音进行练习，如根据火车的图片，向患者提问，火车开过来的时候，会发出什么声音，治疗师和患者一起模仿火车的声音，发出/u－－－/的声音。患者在发音时应采用言语腹式呼吸，并保持气息和响度均匀。

（2）单音节拟声法练习　在进行充分的呼吸放松训练之后，利用图片，向患者示范拟声。深吸气，用单音节进行练习，如根据小女孩骑马的图片，向患者提问，骑马的时候，马蹄会发出什么声音，治疗师和患者一起模仿马蹄声，发出/da//da/da//da/的声音。患者在发音时应采用言语腹式呼吸，并保持气息和响度的均匀。

（3）双音节拟声法练习　在进行充分的呼吸放松训练之后，利用图片，向患者示范拟声。深吸气，用双音节进行练习，如根据钟表的图片，向患者提问，秒针走动的时候会发出什么声音，治疗师和患者一起模拟秒针走动的声音，发出/dida//dida//dida//dida/的声音。患者在发音时应采用言语腹式呼吸，并保持气息和响度的均匀。

4. 数数法　数数法指通过有节奏地移动步伐来控制呼吸，并在呼气的同时数数，从而促进从生理腹式呼吸到言语腹式呼吸的过渡，其主要适用于呼吸方式异常，也适用于呼吸与发声不协调。其训练步骤为：

（1）数一个数训练　患者站立位，双脚微开，左脚向后退一步时深吸一口气，同时用手掌感觉腹部隆起。然后重心前移，左脚向前回到原位时数"1"，延续到呼气末，同时用手掌感觉腹部回缩。重复数次，直到患者发声和呼吸比较协调。

（2）数两个数训练　患者站立位，双脚微开，左脚向后退一步时深吸一口气，同时用手掌感觉腹部隆起。然后重心前移，左脚向前走第一步时数"1"，同时用手掌感觉腹部回缩。当右脚向前走第二步时再数"2"。两次发声用一口气完成，发声延续到呼气末，同时用手掌感觉腹部回缩。重复数次，直到患者发声和呼吸比较协调。

以同样的方式，进行数多数的练习。退一步吸气后，向前走步。每走一步都数一个数，所有发声均在一口气内完成。但要注意：患者发声时应始终用腹式呼吸进行发声，以便达到巩固言语腹式呼吸的目的。

（三）呼吸支持不足的矫治

呼吸支持不足的矫治主要包括快速用力呼气法、缓慢平稳呼气法和逐字增加句长法。

1. 快速用力呼气法　快速用力呼气法指首先尽量用鼻子深吸气，然后用力将气流快速地从口中呼出，从而增加肺活量，提高言语呼吸支持能力。该方法的动作要领是：深吸气，再快速用力呼出。其训练步骤为：

（1）"快速用力呼气法"的动作要领　利用图片，让患者体会深吸气后快速呼出的感觉（可通过吹羽毛、吹蜡烛、吹纸青蛙等活动让患者感知）。

（2）无意义音节的快速用力呼气训练　利用图片，让患者深吸一口气，然后快速呼气的同时发无意义音（/p/、/t/、/k/、/c/、/ch/、/q/）。训练时先采用耳语式的发音方法诱导出送气音，再用正常嗓音发送气音，进行快速用力呼气训练。进一步提高难度，利用图片，让患者深吸一口气，然后在快速呼气的同时用力发连续的两个音，如/p-p/、/t-t/、/k-k/等。

（3）单音节词的快速用力呼气训练　利用图片，让患者深吸一口气，然后在快速用力呼气的同时发以/p/、/t/、/k/、/c/、/ch/、/q/6个送气音开头的单音节词语，如铺、爬、劈、塔、兔等。训练时先采用耳语式的发音方法诱导出送气音，再用正常嗓音发送气音，进行快速用力呼气训练。

（4）双音节词的快速用力呼气训练　治疗师可以利用图片，让患者深吸一口气，然后快速用力呼气的同时发以/p/、/t/、/k/、/c/、/ch/、/q/6个送气音开头的双音节词语，如皮球、泡泡、土坡、踢球等。训练时先采用耳语式的发音方法诱导出送气音，再用正常嗓音发送气音，进行快速用力呼气训练。

2. 缓慢平稳呼气法　缓慢平稳呼气法指让患者深吸气后，缓慢平稳持续地发音，用以提高患者言语时对呼气的控制能力，从而为患者的言语提供稳定持久的呼吸支持，其主要适用于呼吸支持不足。该方法的动作要领是深吸气后呼气，呼气时气流必须平缓、均匀，并注意控制声时。其训练步骤为：

（1）缓慢平稳呼气法的动作要领　深吸一口气，然后平稳、缓慢地将气流呼出。把几根蜡烛固定在桌上，"一"字形排开并点燃。患者站在桌子旁边，与桌上的蜡烛保持一段距离，深吸气，然后缓慢平稳地吹气，使蜡烛的火苗不断闪动但不灭。训练中，治疗师也可将游戏换成吹肥皂泡、吹哨子等。

（2）无意义音的缓慢平稳呼气训练　深吸气后发无意义音，选择擦音或元音进行练习。发元音/a/、/o/、/e/、/i/、/u/、/ü/，发声时注意对声时的控制，做到缓慢平稳。发音时注意深吸一口气，然后平稳缓慢地将气流呼出，同时发元音。发音保持连贯，发音时间越长越好。发擦音/f/、/h/、/x/、/s/、/sh/的本音，延长发音的时间，让气流平缓均匀而持续地呼出。发音时注意深吸一口气，然后平稳缓慢地将气流呼出，同时发擦音。发音保持连贯，发音时间越久越好。

（3）单音节词的缓慢平稳呼气训练　在以上发擦音本音的基础上，配合某些韵母，练习发单音节词。要求患者深吸气后缓慢平稳地呼气，同时发音，并适当延长单音节词的声母部分，即擦音部分。练习发以擦音/f/、/h/、/x/、/s/、/sh/开头的单音节词，如孵、喝、吸、酥、狮等。

3. 逐字增加句长法　逐字增加句长法指通过让患者一口气连贯地朗读词句，并循序渐进地增加句长，来增强患者的言语呼吸支持能力，提高其呼吸与发声的协调性。这种训练方法主要适用于呼吸支持不足，也适用于呼吸与发声不协调。其训练步骤为：

（1）跟读句子　治疗师朗读，患者跟读，朗读时要一口气朗读一个句子，可根据患者情况选择句子及增加句子长度，例如：

宝宝。

大宝宝。

大宝宝笑。

大宝宝爱笑。

大宝宝爱大笑。

大宝宝很爱大笑。

（2）快速跟读句子　当患者能够顺利地跟读上述句子后，治疗师加快朗读速度，让患者快速跟读。同样，要求患者快速地一口气读一个句子。句子的难度也可适当增加，例如：

瓜。

西瓜。

大西瓜。

一个大西瓜。

吃了一个大西瓜。

(四)呼吸与发声不协调的矫治

呼吸与发声不协调的矫治主要包括唱音法、哼音法、气息式发音法、甩臂后推法四种方法。

1. 唱音法 唱音法通过让患者连续地发长音、短音，或者长音和短音交替发音，来提高患者言语呼吸支持能力，促进患者呼吸与发声的协调，提高其言语时灵活控制气流的能力，从而轻松地发音，主要适用于呼吸与发声不协调，也适用于呼吸支持不足的患者。其训练步骤为：

(1) 长音训练 患者深吸气后持续发长音，如/a- - -/, /ya- - -/, /da- - -/，发音时要采用腹式呼吸，并注意保持声音的平稳及声时的稳定性。治疗师可记录患者的发音时间，让患者逐渐延长一口气的发音时间。

(2) 短音训练 要求患者深吸气后连续发几个短音，如/a-a-a-a-a/。注意建立正确的起音。另外，需要注意发音过程中不要换气、漏气，每个音要干脆利落。治疗师可记录每次连续发音的个数，以便逐步增加一口气发短音的个数。在训练时可逐渐加快发音速度。

(3) 长短音结合训练 当患者能够顺利地发长音和短音后，让其深吸气后发长短交替的音，如/ya- - -ya- - -ya ya/。注意在稳定声时的条件下正确起音。让患者深吸气后，先发长音后发短音。注意同样要一口气说完，中间不要换气、漏气，换音时前一个音收尾要干脆。

2. 哼音法 哼音法通过发音调和响度连续起伏变化的旋转式发音，促进患者呼吸与发声功能的协调，提高其言语时声带的控制能力，进而打破其固有的错误发声模式，建立新的、舒适的发声模式，改善其音质。这种方法主要适用于呼吸与发声不协调的患者。其训练步骤为：

(1) 哼音法学习动作要领 利用图片，向患者讲解哼音的动作要领，要求用音调和响度连续变化的音发哼音/i/。

(2) 快速哼音训练 让患者用较快的速度发哼音，发音时音调与响度连贯并快速起伏变化如：/i-/。随后，发以浊音开头的单音节词，重复用哼音发出，然后过渡到用正常嗓音说该单音节词，如：/ma-/-妈。

(3) 慢速哼音训练 让患者用较慢的速度发哼音，如/u-/，发音时音调与响度连贯并缓慢起伏变化。随后，发以浊音开头的单音节词，重复用哼音发出，如/na-/-拿，然后过渡到用正常嗓音发该单音节词。

(4) 快慢交替哼音练习 让患者时快时慢地发哼音，快慢变化时过渡自然，提高呼吸和发声的协调能力，如/e-/。随后，发以浊音开头的双音节词，重复用哼音发出，然后过渡到用正常嗓音发该双音节词，如/ma-/-妈妈。

3. 气息式发音法 气息式发音法通过采用气息式的发音帮助放松声带和咽缩肌，从而建立正常的起音方式，其主要适用于硬起音及由硬起音导致的高音调。其训练步骤为：

(1) 硬起音与软起音的比较 利用图片，向患者介绍图片所代表的意义（一幅代表硬起音，一幅代表软起音），并模仿两种发音，让患者进行区分比较，可以让患者触摸治疗师发音时的喉部，使其能感觉到治疗师在模仿硬起音时喉部较紧张、僵硬，模仿软起音时喉部较为柔软，并能听到发声时伴有气息声。

（2）以/h/开头的气息式发音练习　先以/h/音来诱导柔和起音方式（气息式发音），然后试着不发/h/音，直接发这些词。有两种不同的模式，分别为：

模式1：/h+以 y 开头的词/－－－/以 y 开头的词/，如/h+鸭/－－－/鸭/；

模式2：/h+以 w 开头的词/－－－/以 w 开头的词/，如/h+窝/－－－/窝/。

（3）以/s 或 sh/开头词语的气息式发音　用气息式发音法说以/s 或 sh/开头的词诱导出正常的发音，来避免硬起音的发生。有五种模式，分别为：

模式1：/s 或 sh+以 i 开头的韵母/－－－/以 y 开头的词/，如"/四/－－－/鸭/"；

模式2：/s 或 sh+以 u 开头的韵母/－－－/以 w 开头的词/，如"/笋/－－－/挖/"；

模式3：/s 或 sh+以 a 开头的韵母/－－－/以 a 开头的词/，如"/三/－－－/啊/"；

模式4：/s 或 sh+以 o 开头的韵母/－－－/以 o 开头的词/，如"/送/－－－/哦/"；

模式5：/s 或 sh+以 e 开头的韵母/－－－/以 e 开头的词/，如"/蛇/－－－/鳄/"。

4. 甩臂后推法　甩臂后推法指让患者在甩臂后推的同时突然发音来提高声门闭合能力，减少软起音，帮助其建立正确的起音方式。这种方法主要适用于软起音。其训练步骤为：

（1）甩臂后推法的动作要领　治疗师向患者示范甩臂后推的动作，并让患者学习一起做。治疗师指导患者紧握双拳提至胸前，深吸气，然后在用力呼气的同时，将手臂突然向下向后甩至臀部以下时，手掌完全张开。

（2）减少软起音　用力甩臂后推的同时发音。边做动作边发单元音，注意用力甩手臂，并与此同时起音，以提高声门闭合能力，减少软起音的产生。

（3）减少软起音并逐渐建立正确的起音方式　边甩臂后推边说单音节词。用力甩臂后推的同时发声，注意用力甩手臂，并与此同时起音，以提高声门闭合能力，减少软起音。在此基础上，逐渐过渡到用正确的起音方式发声。

（4）建立正确的起音方式　省略甩臂后推动作，直接说单音节词。发音时起音方式正确，呼吸与发声协调。

第四节　发声（嗓音）障碍的评定与康复治疗

一、发声（嗓音）障碍的分类

发声（嗓音）障碍是指音调、响度、音质等方面的异常。音调异常主要包括音调过高、音调过低、音调单一和音调变化过大等，主要受声带的长度、质量、张力和声门下压等因素的影响；响度异常主要包括响度过强和响度过弱等，是呼吸气流量、声带阻力、声带振动形态和声门下压等因素共同作用的结果；音质异常主要表现为发声时存在嘶哑声、粗糙声和气息声等现象，音质的改变主要由声带的功能性异常或器质性病变引起。

发声（嗓音）障碍可表现为功能亢进型嗓音障碍和功能低下型嗓音障碍两大类。功能亢进型嗓音障碍临床多表现为粗糙声和嘶哑声，伴有气息声；功能低下型嗓障碍临床多表现为气息声和嘶哑声，伴有粗糙声。

二、嗓音障碍的评定

在为患者进行言语矫治前，应先对患者的发声功能进行评定。检查者通过对个体的主观评定（或个体的自我评定）及客观检测，获得个体嗓音不同维度的特征和相关参数，诊断其嗓音障碍的类型和程度，为嗓音障碍的治疗提供依据和思路。

总体而言，发声障碍的评定可分为主观评定和客观测量两方面，包含对音调、响度和音质的评定与测量。

（一）主观评定

通过听觉主观判断嗓音音质是临床上最早、最普遍用于直接诊断嗓音疾病和判断治疗效果的方法。Hirano 认为，病理性嗓音的自然特性能够被听觉感知区别出来，也可以用语言描述出来，如嘶哑嗓音、僵硬嗓音、气息样嗓音；嘶哑声又可分为干嘶哑声、湿嘶哑声、粗糙嘶哑声等。即使现在，在缺少病理性嗓音发生机制模式或理论指导的情况下，嗓音的客观参数如声学参数、空气动力学参数和电声门图参数的可靠性和有效性，也只能以嗓音的主观听觉感知评定结果作为参考来进行检验。主观评定主要针对的是嗓音音质的评定，包括治疗师主观听觉感知评定和患者自我评价。

1. 主观听觉感知评定

（1）GRBAS 嗓音分级评定　GRBAS 嗓音分级评定体系是日本言语医学与嗓音医学学会制订的，是目前应用最广的一种评定方法，包括声音嘶哑总体感知程度（grade，G）、发音粗糙声程度（roughness，R）、发音气息声程度（breathness，B）、发音无力程度（asthenia，A）和发音紧张程度（strain，S），采用 4 级评定标准：0 分表示正常，1 分表示轻度障碍，2 分表示中度障碍，3 分表示重度障碍。

（2）CAPE-V 嗓音分级评定　CAPE-V 嗓音分级评定是由美国言语及听力协会（ASHA）所提出的。在 GRBAS 嗓音分级评定的基础上，将 5 个纬度扩展为嗓音异常总体严重程度（overall severity）、粗糙声（roughness）、气息声（breathness）、发音紧张程度（strain）、音调（pitch）和响度（loudness）6 个纬度，在临床应用中具有一定的价值（表 5-9）。

表 5-9　CAPE-V 分级方法

overall severity：总体严重程度，对嗓音异常程度的总体感觉
roughness：粗糙声，对嗓音不规则性的感知
breathness：气息声，对嗓音中气流逸出的感知
strain：紧张性，对发音功能亢进的感知
pitch：音调，基频的主观感知，是否偏离其正常值
loudness：响度，声强的主观感知，是否偏离其正常值

注：以 10 cm 长的直线作为模拟的可视标尺，衡量异常的程度。

2. 患者自我评价　尽管 GRBAS 方法简便易行，适合临床评定，但由于 GRBAS 嗓音评定标准信度和效度难以确定，而且受评委的主观影响较大，因此，随着传统的生物-医学模式向现在的生理-心理-社会的健康新模式的转变和人本主义思想的发展，嗓音研究的学者越来越关注患者自身对嗓音状况的评价，各种嗓音相关生活量表不断提出并用于临床。这些指数主要采用问卷的形式进行，常包含患者社会参与受限程度分析的问题。患者自我评价的主要内容为嗓音障碍指数。

嗓音障碍指数（voice handicap index，VHI）是 Jacobson 于 1997 年提出的，是目前应用最多的方法，由功能（function，F）、生理（physical，P）和情感（emotion，E）3 个范畴组成，每一范畴包括 10 个条目，共 30 个条目（表 5-10）。该指数包括的内容较全，提出后有诸多学者在临床中运用。在考虑中西方文化的差异的基础上，有国内学者进行了中文简化版的信度效度研究，提出了更适合中国国情和习俗文化的中文简化版嗓音障碍指数（表5-11）。

表 5-10 嗓音障碍指数（VHI）问卷

为评定发声问题对您生活的影响程度，请在认为符合自己情况的数字上画圈：
0= 无；1= 很少；2= 有时；3= 经常；4= 总是

第一部分 功能方面

F1	由于我的嗓音问题别人难以听见我说话的声音	0	1	2	3	4
F2	在嘈杂环境中别人难以听明白我说的话	0	1	2	3	4
F3	当我在房间另一头叫家人时，他们难以听见	0	1	2	3	4
F4	我打电话的次数较以往减少	0	1	2	3	4
F5	我会刻意避免在人多的地方与人交谈	0	1	2	3	4
F6	我减少与朋友、邻居或亲人说话	0	1	2	3	4
F7	面对面交谈时，别人会要求我重复刚说过的话	0	1	2	3	4
F8	限制了我的个人及社交生活	0	1	2	3	4
F9	我感到在交谈中话跟不上	0	1	2	3	4
F10	我的收入受到影响	0	1	2	3	4

第二部分 生理方面

P1	说话时我会感觉气短	0	1	2	3	4
P2	一天之中我的嗓音不稳定，会有变化	0	1	2	3	4
P3	人们会问我：你的声音出了什么问题?	0	1	2	3	4
P4	我的声音听上去嘶哑干涩	0	1	2	3	4
P5	我感到好像需要努力才能发出声音	0	1	2	3	4
P6	我声音的清晰度变化无常	0	1	2	3	4
P7	我会尝试改变我的声音以便听起来有所不同	0	1	2	3	4
P8	我说话时感到很吃力	0	1	2	3	4
P9	我的声音晚上会更差	0	1	2	3	4
P10	我说话时会出现失声的情况	0	1	2	3	4

第三部分 情感方面

E1	我的声音使我在与他人交谈时感到紧张	0	1	2	3	4
E2	别人听到我的声音会觉得难受	0	1	2	3	4
E3	我发现别人并不能理解我的声音问题	0	1	2	3	4
E4	由于嗓音问题，我感到苦恼	0	1	2	3	4
E5	我变得不如以前外向	0	1	2	3	4
E6	我觉得自己身体有缺陷	0	1	2	3	4
E7	别人让我重复刚说过的话时，我感到烦恼	0	1	2	3	4
E8	别人让我重复刚说过的话时，我感到尴尬	0	1	2	3	4
E9	我认为自己能力不够（没有用）	0	1	2	3	4
E10	我感到羞愧	0	1	2	3	4

表 5-11　嗓音障碍指数中文简化版（VHI-10）问卷

为评定发声问题对您生活的影响程度，请在认为符合自己情况的数字上画圈： 0= 无；1= 很少；2= 有时；3= 经常；4= 总是					
F2	在嘈杂环境中别人难以听明白我说的话	0	1	2	3	4
F6	我减少与朋友、邻居或亲人说话	0	1	2	3	4
F9	我感到在交谈中话跟不上	0	1	2	3	4
P1	说话时我会感觉气短	0	1	2	3	4
P2	一天之中我的嗓音不稳定，会有变化	0	1	2	3	4
P3	人们会问我：你的声音出了什么问题？	0	1	2	3	4
P6	我声音的清晰度变化无常	0	1	2	3	4
P10	我说话时会出现失声的情况	0	1	2	3	4
E2	别人听到我的声音会觉得难受	0	1	2	3	4
E4	由于嗓音问题，我感到苦恼	0	1	2	3	4

（二）客观测量

由于嗓音的多维度性和声带的多层特性，嗓音功能的客观测量包括声学分析、声带振动能力评定、空气动力学等多途径、多方面的检测。用于嗓音功能客观测量的测试材料有持续稳定的元音和连贯语言，由于对连贯语言进行测量和分析具有诸多困难，因此，目前大多仍采用持续稳定的元音进行分析。

1. 嗓音声学分析　运用电子计算机声学手段对所获取的声学信号的物理特性进行客观分析，从而获得频率、强度、微扰、共振峰等参数值。频率类参数主要有平均言语基频、基频标准差，强度类参数主要有平均强度、强度标准差，微扰类参数主要有基频微扰、振幅微扰，共振峰参数主要有 F1、F2 和 F3。通过言语频率的测量，可以获得音调的客观数值，判断音调的正常与否；通过基频微扰、振幅微扰的测量，可以获得声带振动的规律性和对称性；通过言语强度的测量，可以获得响度的客观数值，判断响度正常与否；通过共振峰的分析，可以获得共鸣的特征，判断聚焦的异常与否。

2. 声带振动能力评定　声门图检查能较准确地检测声带振动时的规律性和声门开闭的状态，包括电声门图、光声门图、超声声门图等。其中，电声门图（EGG）应用最广，可获得接触率、接触率微扰、接触幂、接触幂微扰等参数值。接触率是声带接触时间与声带振动一周所需时间的比值，反映声带的接触程度（闭合程度），主要反映声带水平方向上的开闭。无论男女，随着频率的增加，声带的拉长，双侧声带接触面积减小，闭合度降低，CQ 下降。接触幂为闭合相时间减去开放相时间与声带振动一周所需时间的比值，声带振动时的闭合相和开放相的对称性，在一定程度上体现声带开闭运动在垂直面上的相位差，对声带麻痹比较敏感。此外，正常电声门图渐闭相曲线陡直上升，渐开相曲线呈弧状缓慢下降，具有完整的开放相，波形基本光滑，无明显切迹，因此，从声门图波形的光滑程度、有无切迹、开放相和闭合相的比例也可看出声带振动的异常。

3. 空气动力学检查　空气动力学检查有利于了解发音状态下生物动力学改变及发音的有效性，包括平均气流率、声门下压、最长发声时间等。其中平均气流率（meaning flow rate，MFR）是指发声时每秒通过声门的空气量，单位是 mL/s。它是反映声门闭合程度的主要指标之一。在一定范围内，平均气流率越大，声门闭合程度越差；平均气流率越小，声门闭合控制能力越好。

声门下压是指肺内气压到达声门下的压力，与口腔内压相等，可通过测量口腔内压力获得。

三、嗓音障碍的康复治疗

嗓音障碍的康复治疗可以在嗓音放松训练的基础上进行，包括音调异常的矫治、响度异常的矫治和音质异常的矫治。

（一）嗓音放松训练

1. 颈部放松训练　通过颈部向不同方向紧张和松弛的交替运动，使患者的颈部肌群（即喉外肌群）得到放松：①直立，身体放松，头随重力缓慢向下低头，下颏尽量触及胸部，保持数秒，然后缓慢上抬，回到原位；②直立，身体放松，头随重力缓慢向后倾，保持数秒，然后缓慢上抬，回到原位；③直立，身体放松，头随重力缓慢向左倾，保持数秒，然后缓慢上抬，回到原位；④直立，身体放松，头随重力缓慢向右倾，保持数秒，然后缓慢上抬，回到原位；⑤直立，身体放松，头部逆时针旋转 5 周，然后顺时针旋转 5 周，回到原位。

2. 声带放松训练　通过打嘟，让患者体会发声时声带的放松，并放松整个发声器官甚至颈部肌群：①患者深吸气，自然闭合双唇，保持上身稳定，气流由肺部发出；呼气时，双唇振动并带动声带振动向正前方发"嘟——"音，重复 10 次。②患者深吸气，自然闭合双唇，保持上身稳定，气流由肺部发出，双唇振动并带动声带振动，持续快速地发旋转的"嘟——"音。与此同时，头部向左或右做快速旋转运动。重复 10 次。③患者深吸气，自然闭合双唇，保持上身稳定，气流由肺部发出，双唇振动并带动声带振动，持续慢速发旋转的"嘟——"音。与此同时，头部向左或右做慢速旋转运动。重复 10 次。④患者深吸气，自然闭合双唇，保持上身稳定，气流由肺部发出，双唇振动并带动声带振动，持续发旋转的"嘟——"音。发"嘟——"音时快慢结合。与此同时，头部向左或右随之做相应的快速或慢速旋转运动。重复 10 次。

3. 喉部按摩　通过对患者喉部肌群或特定穴位的按摩，达到放松喉内外肌的目的：①治疗师以右手拇指和食指置于甲状软骨的两侧后缘，以拿法和揉法进行纵向按摩。②治疗师以双手拇指指腹分别对患者颈前部第一侧线（喉结旁开一分处直下）、第二侧线（第一、三侧线中间直下）和第三侧线（喉结旁开一寸半直下）进行纵向推拿。③治疗师以双手拇指分别点揉患者颈前部两侧的人迎穴，然后点揉两侧的水突穴。④治疗师以双手拇指和食指拿患者两侧颈前部的胸锁乳突肌。每次喉部按摩可进行约 30 分钟。

（二）改变音调的训练方法

1. 降低音调训练　训练方法：①使用嗯哼音作为示范音：嗯哼音接近于患者的自然音调，可让患者在放松状态下发嗯哼音寻找目标音调并体会，然后在说话中使用；②使用乐调作为示范音：治疗师为患者弹奏对应目标音调的琴键，让患者模仿此音调发/ɑ/或含/ɑ/音的词，并尽可能延长发音时间，然后逐步降低音调直到发出最低的音调，治疗师仔细聆听患者的录音，找出听起来更为舒适、放松而响亮的目标音调；③使用相关设备帮助患者找到其目标音调，并进行降低音调的视听反馈匹配训练。

2. 提高音调训练　训练方法：①使用嗯哼音作为示范音。②使用乐调作为示范音：治疗师为患者弹奏对应目标音调的琴键，让患者模仿此音调发/i/或含/i/音的词，并尽可能延长发音时间，然后逐步升高音调直到发出较高的音调，治疗师仔细聆听患者的录音，找出听起来更为舒适、放松而响亮的目标音调。③使用有关设备帮助患者寻找其目标音调，并进行提高音调的视听反馈匹配训练。

3. 音调控制训练 训练方法：①使用乐调作为示范音：治疗师为患者弹奏不同音调的琴键，让患者模仿此音调发音，并尽可能延长发音时间。②使用有关设备设定不同频率的目标音调，进行音调控制的视听反馈匹配训练（图5-4）。

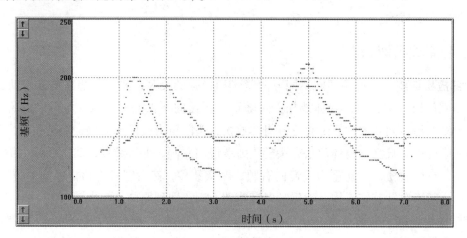

图5-4 目标音调的匹配训练

（三）改变响度的训练方法

1. 提高响度训练 训练方法：①通过声门屏气训练，增加声门下压，可以提高响度；②阶梯式提高患者的响度：每发一个单音节词时，逐渐增加发音响度；③掩蔽时说话：在患者说话时加入白噪声，白噪声的响度可从较低水平开始，逐渐增加；④使用有关设备进行提高响度的视听反馈匹配训练。

2. 降低响度训练 训练方法：①让患者意识到不同响度水平的言语；②让患者进行较低响度言语的匹配；③使用有关设备进行降低响度的视听反馈匹配训练。

3. 增加响度变化训练 ①通过姿势或者动作的提示，让患者跟随治疗师进行响度的提高或降低，然后过渡到患者自己进行响度变化的控制；②适当变化音调，响度一般也会跟随而变化；③朗读一些文章，同时尽可能地采用抑扬顿挫的语调；④使用有关设备进行不同响度变化的视听反馈匹配训练。

（四）改善音质训练

1. 哈欠叹息训练 该方法通过夸张的哈欠叹息动作，将声道充分张开，咽缩肌放松，并在叹息时发音，体会"舒适"的发声和自然的音质，从而获得正确的起音方式。此训练方法适用于发声时声道过于紧张、硬起音和高音调的患者。训练方法：①全身放松，打哈欠，并在快结束时叹息；②在哈欠快结束的时候说/h/，如/h/、/h-h/、/h-h-h/等；③叹息时发/h/，然后分别加入/a/、/u/、/i/，如/h-a/、/h-a-a/、/h-a-a-a/、/h-a/-/ha/、/ha-ha/、/ha-ha-ha/；④发以/h/音开头的词，如/h+以 a 开头的韵母/- - -/以 a 开头的词/、/h+以 o 开头的韵母/- - -/以 o 开头的词/、/h+以 e 开头的韵母/- - -/以 e 开头的词/；⑤从字词过渡到简单的句子，其中含/h/音的词所占比例超过50%，如好、很好、黄色和红色、狐狸在湖边喝水。

2. 声门屏气训练 声门屏气训练是通过让患者做推掌、甩臂等一些动作的同时发声，帮助患者的声带快速闭合，从而促进声门的闭合。

3. 哼鸣发音训练　哼鸣法通过闭嘴哼鸣的方式发音，使哼鸣时在声道内的气流反作用于声带，促进患者声带的闭合，改善其音质。本法适用于由于声带闭合不全导致的音质障碍患者。训练方法：①双唇闭合，气流从鼻腔发出，从易到难哼不同的调；②双唇闭合，气流从鼻腔发出，哼歌；③双唇闭合，气流从鼻腔发出，哼歌后发/a/、/i/、/u/或以浊音开头的单音节词。

4. 气泡发音训练　气泡发音法通过柔和的气泡式发音，使患者的声带得到放松，声带振动更为均匀而且富有规律性，同时使声带内收能力增强，从而改善患者嗓音音质。本法适用于音质障碍，尤其适用于声带闭合不全导致的音质障碍患者。训练方法：①微微张开嘴，尽量放松喉咽腔，在呼气时，从喉咙中发出一系列低沉的、缓慢的噼啪声，如气泡冒出一样；②微微张开嘴，尽量放松喉咽腔，在吸气时，从喉咙中发出一系列低沉的、缓慢的噼啪声，如气泡冒出一样；③微微张开嘴，尽量放松喉咽腔，呼气时，从喉咙中发出一系列低沉的、缓慢的噼啪声，如气泡冒出一样。然后再用嘴吸气时从喉咙中发出一系列低沉的、共鸣的缓慢的噼啪声。呼气和吸气时交替发气泡音；④微微张开嘴，尽量放松喉咽腔，在呼气发气泡音进行到一半时，以气泡音缓慢发/i/，并尽量延长；⑤微微张开嘴，尽量放松喉咽腔，在吸气发气泡音进行到一半时，以气泡音缓慢发/i/，并尽量延长；⑥微微张开嘴，尽量放松喉咽腔，在吸气或呼气时发气泡音，然后自然发音，如/i/等，并尽量延长。

5. 半吞咽训练　半吞咽法通过在吞咽进行到一半时用较低的音调大声地发/bo‐‐‐m/音，使产生的气流在声道内反作用于声带，以提高声带闭合的能力。适用于声带闭合不全导致的音质障碍患者。训练方法：①在吞咽进行到一半，喉处于最高时发/bo‐‐‐m/音；②在吞咽进行到一半，喉处于最高时发/bo‐‐‐m/+/i/音；③在吞咽进行到一半，喉处于最高时发/bo‐‐‐m/+/i/+/bo‐‐‐m/音；④在吞咽进行到一半，喉处于最高时发/bo‐‐‐m/+以/y/开头的词语（如椅子、衣服等）；⑤在吞咽进行到一半，喉处于最高时发/bo‐‐‐m/+以/m/开头的词语（如米饭、蜜蜂等）音；⑥在吞咽进行到一半，喉处于最高时发/bo‐‐‐m/+以/y/、/m/开头的短句（如蜜蜂采蜜等）；⑦在半吞咽时去掉/bo‐‐‐m/，直接半吞咽时发音，然后逐渐将吞咽也去掉，练习自然发音。

6. 伸舌发音训练　伸舌法通过让患者将舌前伸，扩张口咽腔，以高音调发前位音，体会发音时口咽腔放松的感觉，从而改善因喉咽腔过于紧张而导致的喉位聚焦和后位聚焦。主要适用于喉位聚焦和后位聚焦的患者。训练方法：①伸出舌头以高音调发高元音/i/并适当延长，注意颌部和舌部都要放松；②伸舌后逐渐将舌体回缩，同时发/i i i/或/mimimimimimi/，舌缩回至口腔后，过渡到发以声母/y/或/m/、/b/、/p/开头的单音节词；③正常嗓音发/i‐‐‐/或/mi‐‐‐/，逐渐过渡到发以/y/或/m/、/b/、/p/开头的单音节词，注意保持发/i/或/mi‐‐‐/时的发音状态。

7. 前位音训练　前位音法通过让患者发一些发音部位靠前的音来体会发音时舌位靠前的感觉，帮助减少发音时舌位靠后的现象，从而治疗后位聚焦。适用于后位聚焦的患者。训练方法：①以爆破的方式、发含/p/、/b/、/t/、/d/+/i/的单音节、双音节词，如皮、枇杷、弟弟等。注意让患者适当延长元音部分的发音时间，并体会舌位靠前的感觉。②发含声母/m/或/s/+韵母/i/的单音节、双音节词，如米、丝、蜜蜂等。注意让患者适当延长元音部分的发音时间，并体会舌位靠前的感觉。③朗读含前位音较多的短语或句子，如"弟弟踢皮球"等。注意让患者适当延长元音部分的发音时间，并体会舌位靠前的感觉。

8. 后位音发音训练　后位音法通过让患者发一些发音部位靠后的音来体会发音时舌位靠前的感觉，帮助减少发音时舌位靠前的现象，从而治疗前位聚焦。适用于前位聚焦的患者。训练方法：①以夸张的方式，发含/k/、/g/+/u/、/ou/、/e/的单音节词、双音节词，如哭、裤、哥哥、苦瓜等。注意让患者适当延长元音部分的发音时间，并体会舌位靠后的感觉。②朗读有以/k/和/g/开头词语的句子，如"哥哥在喝可乐"等。注意让患者适当延长元音部分的发音时间，并体会舌位靠后的感觉。

9. 鼻音边音刺激训练　鼻音边音刺激法通过让患者朗读一些含有鼻音和边音的刺激词，帮助患者建立较好的音质。适用于硬起音和高音调等发声功能亢进的患者。训练方法：①让患者发鼻音/m，n/时，感觉到鼻腔共鸣，发边音/l/时，感觉到喉腔共鸣，且发音时舒适不费力。②连续发以鼻音/m/、/n/或/l/开头的词语，并在每个词语之间加入一个/ɑ/音：

"马啊马啊马"

"面啊面啊面"

"母鸡啊母鸡啊母鸡"

"猫头鹰啊猫头鹰啊猫头鹰"

"牛啊牛啊牛"

"奶奶啊奶奶啊奶奶"

"骆驼啊骆驼啊骆驼"

"癞蛤蟆啊癞蛤蟆啊癞蛤蟆"。

将鼻音/m/、/n/与边音/l/结合起来。

"马路啊马路啊马路"

"母牛啊母牛啊母牛"

"牛魔王啊牛魔王啊牛魔王"

10. 吸气发音训练　吸气发音法通过让患者在吸气的时候发音，帮助患者重新使用真声带进行发音。主要适用于嗓音音质异常，尤其适用于功能性失音症和室带发声的患者。训练方法：①吸气，同时以高音调发高元音/i/或/ü/，适当延长发音，然后过渡到呼气时发音，并从高音调自然下滑到正常音调的发音；②吸气时以高音调发以高元音/i/或/ü/开头的词，如"衣服""医院""渔网""雨伞"，然后过渡到呼气时发音，并从高音调自然下滑到正常音调的发音；③以自然舒适的音调发音。

第五节　共鸣障碍的评定与康复治疗

言语的音质在很大程度上取决于咽腔的开放程度、口腔的大小和舌的位置。正常言语要求声道共鸣达到最佳状态，就像拍摄清晰的照片需要良好的聚焦一样。因此，一般采用共鸣聚焦来描述声道共鸣的状态。正确的言语聚焦位于水平线Z与垂直线Y的交点X处（舌面中央），它表明言语产生于口腔的中央，即舌面的上方（图5-5）。

共鸣障碍是指在言语形成的过程中，由于舌、唇、软腭等共鸣器官的运动异常，导致共鸣腔体积异常，使言语聚焦点出现偏差，从而影响共鸣效果。如果言语产生于X点的

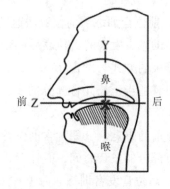

图5-5　言语聚焦

上方或下方，说明存在垂直聚焦问题；如果言语产生于 X 点的前方或后方，则说明存在水平聚焦问题。

一、共鸣障碍的分类

共鸣障碍分为口咽腔共鸣障碍和鼻腔共鸣障碍，前者主要有三大类，即前位聚焦、后位聚焦和喉位聚焦；后者主要有鼻音功能亢进和鼻音功能低下两大类。

（一）口咽腔共鸣障碍

导致口咽腔共鸣障碍的原因分为器质性和功能性两类。器质性原因包括任何导致舌、下颌等共鸣构音器官运动受限的结构异常或疾病，如舌系带过短、颌部畸形等。功能性原因包括舌、下颌等共鸣构音器官的功能性运动障碍等，其中以听力障碍导致的口咽腔共鸣障碍较为常见。

（二）鼻腔共鸣障碍

导致鼻腔共鸣障碍的原因也可分为器质性和功能性两类。鼻音功能亢进主要是由于鼻咽部异常开放所致，可能源于一些器质性病因，如软腭短小、腭裂或腭肌张力低下等。软腭肌群（腭帆提肌等）收缩与舒张运动紊乱会导致软腭及悬雍垂上抬、下降运动无法有效切换，而出现鼻腔音增加，如患者将塞音/d/发成/n/。鼻音功能低下的患者无法将/m/、/n/、/ng/的嗓音传入鼻腔进行共鸣，而且一些元音甚至辅音的发音也会出现不同程度的扭曲。

二、共鸣功能的评定

在进行共鸣障碍矫治之前，首先需要从整体上讨论如何对共鸣功能进行评定。也就是说，要先描述言语共鸣功能的主观评定和客观测量，并提供一个功能评定的框架。然后，我们才能够进一步探索正常和异常言语共鸣功能的评定机制。共鸣功能的评定包括口咽腔共鸣功能的评定和鼻腔共鸣功能的评定（图 5-6）。

口咽腔共鸣功能的主观评定（即听觉感知评定）包括韵母音位、声母音位和会话时的听觉感知评定；客观测量指对汉语核心单韵母/ɑ/、/i/、/u/的共振峰测量，即对这三个核心韵母的第一共振峰 F1 和第二共振峰 F2 的频率和幅值的测量（简称 F1-F2 测量）。第一共振峰反映咽腔的形状和大小，与下颌的位置和舌的垂直位置有关，通过测量第一共振峰可以判断患者是否存在喉位聚焦。第二共振峰反映口腔的形状和大小，与舌的水平位置有关，通过测量第二共振峰可以判断患者是否存在前位或后位聚焦。

鼻腔共鸣功能的评定也包括主观评定和客观测量两部分。主观评定也是通过听觉感知对患者的鼻音功能进行评价。客观测量包括鼻流量检测、口鼻共振峰测量、口鼻能量集中率测量、鼻共鸣增强区测量。结合主观评定和客观测量的结果，可以明确患者是否存在鼻音功能异常及鼻音功能异常的类型，从而为制订相应的治疗方案提供依据。

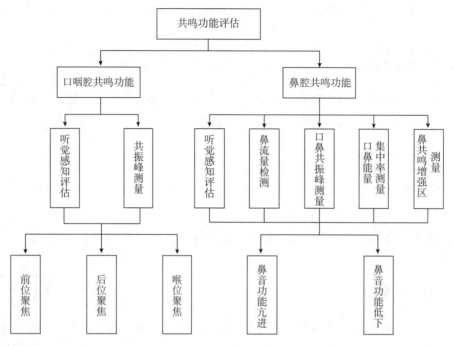

图 5-6　共鸣功能评定的流程图

（一）口咽腔共鸣功能的评定

口咽腔共鸣功能的评定包括主观听觉感知评定与客观测量两部分。在评定过程中，治疗师需要对患者可能存在的口咽腔共鸣障碍获得一个较全面的认识；客观测量以核心韵母的共振峰测量为主。

1. 听觉感知评定　汉语普通话中有 6 个单韵母：/ɑ/、/i/、/u/、/e/、/ü/、/o/，它们是汉语语音的基本元素，是构成音节的最小单位。从生理的角度，可将这 6 个单韵母从四个维度进行分类，即口腔的开合程度（开、闭、半闭、半开）、舌的水平位置（前位、中位、后位）、舌的垂直位置（高位、中位、低位）和唇形（圆、展、自然）。（图 5-7a）构音器官的运动位置，会改变声道的形状和大小，进而改变声道共鸣效果，从而形成不同的元音。

/ɑ/、/i/、/u/ 是三个核心单韵母，它们是最具有代表性的韵母，分别处于口腔的三个极点位置（前上、中下、后上），发这三个元音时，要求构音肌群协调舒缩的程度最大，因此对这三个音进行听觉感知的评定，就可以大致了解患者的口咽腔共鸣功能，判断其是否存在口腔聚焦异常及其类型（图 5-7b）。/i/ 的舌位最高、最靠前，若发这个音的时候，仍能感觉舌位靠后，说明患者可能存在后位聚焦问题；/u/ 的舌位也是最高的，但其最靠后，若发这个音的时候，仍能感觉舌位靠前、声音单薄，说明患者可能存在前位聚焦问题；而 /ɑ/ 的舌位最低，处于水平轴的中央位置，若发音时感觉舌位过于靠下，声音像埋在喉咙里，则说明患者可能存在喉位聚焦问题。

听觉感知评定的具体方法是：让患者用舒适的方式分别发这三个核心韵母（或模仿发音），然后由言语治疗师对其发音进行听觉感知评定，判断聚焦类型和聚焦等级，填写在表 5-12a 中。其中 0 代表正常，即不存在相应的聚焦问题；1 代表轻度聚焦异常；2 代表中度聚焦异常；3 代表重度聚焦异常。

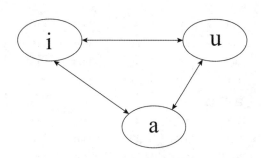

			前	中		后		
舌的垂直位置（高度）	高	最高	i　ü			u	闭	口腔
		次高						
	中	高中			e	o	半闭	
		正中						
		低中					半开	
	低	次低						
		最低		a			开	
			展　圆	自然	展　圆			

a. 汉语单韵母的分类和位置

b. 核心韵母示意图

图 5-7　汉语普通话中的 6 个单韵母

表 5-12a　韵母音位的聚焦评定

	前位	后位	鼻位	喉位
/ɑ/				
/i/				
/u/				

　　表 5-12b 是一个听觉感知评定的填表示例，该患者发三个核心韵母时，均不存在后位和喉位聚焦问题，但存在前位聚焦问题，其中以/ɑ/和/u/的听觉感知最明显，特别是发/u/的时候，可以明显感觉有发成/e/的现象，必须结合客观测量的结果，才能最终诊断患者的聚焦异常及其类型。

表 5-12b　韵母音位的聚焦评定示例

	前位	后位	鼻位	喉位
/ɑ/	2	0	0	0
/i/	0	0	0	0
/u/	2	0	0	0

2. 共振峰测量　共振峰的测量是一项重要的评价口咽腔共鸣功能的客观测量方法。线性预

测分析是测量共振峰的常用方法。通过分别测量/a/、/i/、/u/三个核心韵母的共振峰频率 F1 和 F2，可以定量分析聚焦问题及其程度，还可以对共鸣障碍的治疗过程进行实时监控。

第一共振峰 F1 反映咽腔的大小和共鸣状态，会受下颌运动情况的影响。当下颌向下运动时，口腔体积增大，咽腔体积减小，则 F1 增加；当下颌向上运动时，口腔体积减小，咽腔体积增大，则 F1 减少。第二共振峰 F2 反映口腔的大小和共鸣状态，主要揭示舌的前后运动情况。当舌向前运动时，咽腔体积增大，口腔体积减小，F2 增加；当舌向后运动时，咽腔体积减小，口腔体积增大，F2 减少。将测得的 F1 和 F2 的值与对应年龄及性别的参考标准值进行比较，就可明确聚焦问题。同时结合共鸣主观评定的结果，可以确定口咽腔共鸣异常的性质与程度。表 5-13、表 5-14 和表 5-15 分别给出了我国学前年龄段不同性别三个核心韵母共振峰的参考标准。共振峰主要与年龄、性别有关，整体随着年龄的增长，呈逐渐下降的趋势，这与基频有类似的发展趋势。而性别上，男性和女性的共振峰数值也存在差异。

表 5-13　中国人核心韵母/a/的共振峰参考标准（m±σ）（单位：Hz）

年龄（岁）	m-2σ	m-σ	m	m+σ	m+2σ	m-2σ	m-σ	m	m+σ	m+2σ
男	第一共振峰 F1					第二共振峰 F2				
3	956	1086	1216	1346	1476	1524	1669	1814	1959	2104
4	988	1082	1176	1270	1364	1505	1633	1761	1889	2017
5	913	1053	1193	1333	1473	1372	1563	1754	1945	2136
6	965	1091	1217	1343	1469	1377	1561	1745	1929	2113
女	第一共振峰 F1					第二共振峰 F2				
3	935	1096	1257	1418	1579	1598	1742	1886	2030	2174
4	950	1095	1240	1385	1530	1461	1653	1845	2037	2229
5	967	1095	1223	1351	1479	1562	1694	1826	1958	2090
6	913	1090	1267	1444	1621	1335	1620	1905	2190	2475

表 5-14　中国人核心韵母/i/的共振峰参考标准（m±σ）（单位：Hz）

年龄（岁）	m-2σ	m-σ	m	m+σ	m+2σ	m-2σ	m-σ	m	m+σ	m+2σ
男	第一共振峰 F1					第二共振峰 F2				
3	170	292	414	536	658	2796	3052	3308	3564	3820
4	174	260	346	432	518	2767	3035	3303	3571	3839
5	210	253	296	339	382	2723	3033	3343	3653	3963
6	229	255	281	307	333	2807	3097	3387	3677	3967
女	第一共振峰 F1					第二共振峰 F2				
3	132	249	366	483	600	2397	2901	3405	3909	4413
4	200	259	318	377	436	3013	3318	3623	3928	4233
5	242	268	294	320	346	2951	3214	3477	3740	4003
6	232	255	278	301	324	2975	3207	3439	3671	3903

表 5-15　中国人核心韵母/u/的共振峰参考标准（m±σ）（单位：Hz）

年龄（岁）	m-2σ	m-σ	m	m+σ	m+2σ	m-2σ	m-σ	m	m+σ	m+2σ
男	第一共振峰 F1					第二共振峰 F2				
3	178	325	472	619	766	337	724	1111	1498	1885
4	199	286	373	460	547	378	593	808	1023	1238
5	170	251	332	413	494	224	499	774	1049	1324
6	166	244	322	400	478	418	553	688	823	958

续表

年龄（岁）	m-2σ	m-σ	m	m+σ	m+2σ	m-2σ	m-σ	m	m+σ	m+2σ
女			第一共振峰 F1					第二共振峰 F2		
3	191	312	433	554	675	429	677	925	1173	1421
4	179	277	375	473	571	356	599	842	1085	1328
5	166	255	344	433	522	0	338	834	1330	1826
6	166	275	384	493	602	479	653	827	1001	1175

从对共鸣障碍的诊断来看，共振峰的临床意义为：①如共振峰值在正常区域内，则基本可以确定不存在聚焦问题；②如/ɑ/的 F1 值大于参考标准值的上限（m+2σ），即为喉位聚焦；③如/u/的 F2 值大于参考标准值的上限（m+2σ），即为前位聚焦；④如/i/的 F2 值小于参考标准值的下限（m-2σ），即为后位聚焦。

（二）鼻腔共鸣功能的评定

有两种类型的材料用于鼻腔共鸣聚焦的听觉感知评定：第一种类型用于判断是否存在鼻音功能亢进；第二种类型用于判断是否存在鼻音功能低下。进行听觉感知评定时，可以使用录音笔或计算机录制患者声音。

1. 鼻音功能亢进的评定　大声朗读下面的短文，并做好录音工作。

儿童篇：一大早，六个月大的宝宝起来了，开始左顾右瞧。这时阿姨走过来，抱起他说："乖宝宝！"宝宝朝阿姨笑一笑，嘴里咿咿呀呀的，可爱极了。

成人篇：我有一个最要好的校友。每天早上，我和她一起跑步、读外语。下课之后，我和她一起去打排球，一起在教室自习。大学四载，无忧无虑，快乐无比。

再次朗读短文，但这次在朗读到第二个句子时进行捏鼻朗读，并做好录音工作。如果捏鼻后，患者的声音听起来无明显变化，则说明不存在鼻音功能亢进；如果捏鼻后，患者的声音出现明显变化，则说明存在鼻音功能亢进。

2. 鼻音功能低下的评定　大声朗读下面的短文，并做好录音工作。

儿童篇：尼尼很喜欢将饭含在口中，妈妈骂尼尼，尼尼生气了；明明向尼尼借橡皮泥玩，尼尼拿起橡皮泥就走。这样的尼尼会受人欢迎吗？

成人篇：妹妹问妈妈："妈妈，咱们买了奶牛，能天天喝牛奶吗？"妈妈说："当然能！"妹妹又问："我每天喝奶牛的奶，奶牛也是妈妈吗？"奶奶和妈妈全乐了。

再次朗读短文，但这次在朗读到第二个句子时进行捏鼻朗读，并做好录音工作。如果在不捏鼻朗读时听起来鼻音很多；而在捏鼻朗读时，声音音质发生明显变化，说明鼻腔共鸣正常；如果捏鼻与不捏鼻两种状态下，声音音质不存在明显的差异，说明存在鼻音功能低下。

3. 鼻音功能低下的筛查　首先做一次深吸气动作，然后闭上嘴，用手指按住左侧鼻孔，同时让气体缓慢从鼻腔释放，观察气体是否从右侧鼻孔顺利呼出；再松开置于左侧鼻孔的手指，转而压住右侧鼻孔，观察气体是否从左侧鼻孔顺利呼出，试着多做几次，以明确结果。如果鼻腔内存在阻塞物，那么从一侧或双侧鼻孔呼出的气体将减少。这可能是由腺样体增生、过敏性水肿等病变引起，对于这些问题，应首先介入医疗手段；如果鼻咽部结构完好畅通，但发现缺乏鼻音，可以直接使用本章介绍的训练方法，以建立正常的鼻腔共鸣效应。

4. 鼻流量的测量　鼻流量检测是一种无损伤、简单实用的检测方法。鼻流量是鼻腔声压级（n）和输出声压级［口腔声压级（o）和鼻腔声压级（n）之和］的比值，可用下列公式表示：

鼻流量 = n／（n+o）×100%。

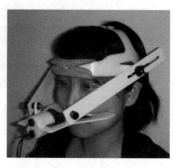

图 5-8 鼻流量实时测量

鼻流量实时测量的方法是正式评定前，首先为患者正确佩戴专业的头套和隔板（图 5-8），隔板的作用是分隔鼻腔和口腔两个通道，以便分别对两个通道的信号进行测量。让患者朗读一组短句和词，它们分别含有不同比例的鼻辅音。测量结束后，记录测试材料的平均鼻流量值及其标准差，将测得的值与相应的参考标准进行比较，如果大于正常范围的上限，则说明存在鼻音功能亢进；如果小于正常范围的下限，则说明存在鼻音功能低下。

三、共鸣障碍的康复治疗

共鸣障碍的矫治包括口咽腔共鸣异常的矫治、鼻腔共鸣异常的矫治和共鸣音质异常的矫治。无论是哪种类型的共鸣障碍，都应当先进行共鸣放松训练，提高口腔和鼻腔共鸣构音器官的灵活性，为进一步进行矫治奠定基础。

（一）共鸣放松训练

共鸣放松训练通过完成一些夸张的动作或发一些特定的音，使共鸣肌群进行紧张与松弛的交替运动，从而促进共鸣肌群之间的协调与平衡，为形成良好的共鸣奠定基础，其内容主要包括口腔放松训练和鼻腔放松训练两个部分。

1. 口腔放松训练 口腔放松训练主要通过颌部、唇部、舌部的运动，放松口面部肌群，为建立有效的口咽腔共鸣奠定基础。其训练步骤为：①颌部放松运动：嘴巴应尽可能张大，尽可能大幅度地进行咀嚼。利用图片，治疗师可以提示患者想象口中有一大块口香糖，与患者一起练习颌部放松运动。②唇部放松运动：双唇必须闭住，同时应尽可能大幅度地进行咀嚼。治疗师可以利用图片，与患者一起练习唇部放松运动。③舌部运动：双唇必须闭住，先顺时针后逆时针方向用舌尖"洗刷"牙齿外表面，约持续 30 秒。

2. 鼻腔放松训练 鼻腔放松训练主要通过交替发鼻音与非鼻音，使软腭进行松弛与紧张的交替运动，为建立有效的鼻腔共鸣奠定基础。

（二）口咽腔共鸣异常的矫治

通过评定可以明确患者的聚焦障碍类型（前位聚焦、后位聚焦、喉位聚焦），治疗师据此制订适宜的治疗方案。如果患者存在前位聚焦，那么所采用的矫治方法是后位音法；如果效果欠佳，则加入降低一个音阶的方法，然后再结合后位音法进行训练；如果患者存在后位聚焦，那么相应的矫治方法是前位音法。如果矫治效果欠佳，则加入升高一个音阶的方法，再结合前位音法，最终获得疗效；如果患者存在喉位聚焦，那么相应的矫治方法主要是伸舌法。

1. 后位音法 后位音法是通过发一些发音部位靠后的音，如"姑""哭"等，来体会发音时舌位靠后的感觉，帮助减少发音时舌位靠前的现象，从而达到治疗前位聚焦的目的。此法主要适用于前位聚焦。

2. 前位音法 前位音法指通过让患者发一些发音部位靠前的音，如"皮""鼻""踢"等，来体会发音时舌位靠前的感觉，帮助其减少发音时舌位靠后的现象，从而达到治疗后位聚焦的目的。此法主要适用于后位聚焦。

3. 伸舌法 伸舌法是通过让患者将舌伸出口外用高音调发前位音，如/i/、/mi/等，扩张口咽腔，引导其体会发音时口咽腔放松的感觉，从而治疗因咽腔和喉部过于紧张而导致的喉位聚焦和后位聚焦。

（三）鼻腔共鸣异常的矫治

鼻腔共鸣异常的矫治包括对鼻音功能亢进和鼻音功能低下的矫治。如果患者存在鼻音功能亢进，可以采用口咽腔共鸣法和减少鼻音训练的矫治方法。如果患者存在鼻音功能低下，则可以采用鼻腔共鸣法和增加鼻音训练的矫治方法。

1. 口咽腔共鸣法　该方法是指在咽腔打开、放松的同时舌放松，舌尖抵住下切牙发/hɑ/音；在咽腔缩紧、舌收缩成束状、下颌张开度减小的状态下，发/hu/音；或者发一些包含不同舌位变化的词语和短句，帮助患者体会口咽腔共鸣的感觉，从而建立有效的口咽腔共鸣，提高口咽腔共鸣能力。

2. 减少鼻音的训练　训练方法：①将音调降低一个音阶。如果说话的音调过高，那么将音调降低到一个更加自然的水平，这样通常能使声道发挥更加有效的共鸣作用。②减少声音的响度。一种柔和的嗓音通常听起来鼻音不是很重，也不会使听众听感上不舒适。③有些患者在说话时口腔的活动度不够，这可能是患者的不良习惯造成的。声道的气流通过张开度有限的口腔时遇到较大阻力，只能转向阻力较小的鼻咽腔，其结果是引起鼻音过高或鼻音发射，针对这类问题，可以加强下颌骨和双唇的运动以增加口腔内气流。④正常情形下，在发非鼻音时，无论捏鼻与否，均不应该出现鼻腔共鸣的现象，而应该是口咽腔共鸣音。如果患者在捏鼻前后嗓音无明显变化，说明鼻音化现象有所好转，治疗师可以巩固此项训练；如果患者在捏鼻时嗓音出现明显变化，或者戛然而止，说明鼻音太重，治疗师则应让患者意识到软腭的运动，或者治疗师手持镜子间接观察患者软腭的功能。⑤朗读含非鼻辅音的短文或语句巩固训练。

3. 鼻腔共鸣法　鼻腔共鸣法是指悬雍垂下降，声波进入鼻腔后所产生的共鸣效果。该法通过发鼻音，帮助患者体会鼻腔共鸣的感觉，从而建立有效的鼻腔共鸣，提高鼻腔共鸣能力。这种方法主要适用于鼻音功能低下。

4. 增加鼻音的训练　①用稍高一些的音调练习说话。如果治疗师将音调抬高一个音阶，可以改进患者的共鸣效应，则应坚持这种训练。②增加声音的响度。要求更大的空气压力及更多的呼出气流，仅此一项就能够很好地改进鼻音共鸣。③鼻音训练：如果患者成功地发出了一些鼻音，接下来治疗师就可以指导患者朗读带有很多鼻音的短文，并进行录音。朗读的同时，治疗师提示患者试着产生更多的鼻音，如有必要，可以将手指放在鼻部两侧，以检查鼻腔振动的情况。

（四）综合训练

如果患者存在共鸣音质异常问题，那么采用的矫治方法有鼻音/边音刺激、头腔共鸣法、胸腔共鸣法和U声道法。

1. 鼻音/边音刺激　该方法通过交替发鼻音和边音，来促进鼻腔和喉腔间共鸣的转换，以帮助患者获得良好的共鸣音质。这种方法主要适用于共鸣音质异常。其训练步骤为：①鼻腔共鸣感知。将患者的手指放在治疗师的鼻翼两侧，治疗师示范发鼻音/m/、/n/，让患者感知治疗师的鼻腔共鸣。可以让患者跟着一起发音，感受鼻腔共鸣，并体会发这些音时喉部较为舒适自然的感觉。②喉腔共鸣感知。将患者的手指放在治疗师的喉部，治疗师示范发边音/l/，让患者用手感知治疗师的喉腔共鸣。可以让患者跟着治疗师一起发音，感受喉腔共鸣，并体会发这些音时喉部较为舒适自然的感觉。③鼻腔共鸣训练。让患者发以鼻音/m/或/n/开头的单音节词，并在每个词语之间加入一个/ɑ/音，要求其连续发音，如/男子汉啊男子汉，男子汉/、/蚂蚁啊蚂蚁，蚂蚁/等。如患者不能感知鼻腔共鸣，可要求他把手放在治疗师鼻部体会。发音时注意保持连贯，在逗号处深吸气后再发音。应根据患者的情况确定连续发音的词语难度及个数。④喉腔共鸣训练。让患者发以边音/l/开头的词语。先发单音节词，并在每个词语之间加入一个/ɑ/音，如/龙啊龙啊，龙/。要求其连续发音，发音注意保持连贯，逗号处深吸气再发音。如患者不能感知喉腔共鸣，可要求他把手放在治疗师喉部体会。在此过程中，治疗师应根据患者的情况确定连续发音的词语难度及个数。⑤鼻、喉腔共鸣交替训练。将鼻音/m/、/n/与边音/l/结合起来，交替训练：先练习单音节词，后可拓展为双音节词和三音节词。发音注意保持连贯，逗号处深吸气再发音。在此过程中，治疗师应根据患者的情况确定连续发音的词语难度及个数。

2. 头腔共鸣法　头腔共鸣法指通过以高音调持续发鼻音，使声波在头腔产生共鸣，帮助患者体会头腔共鸣的感觉，从而建立有效的头腔共鸣。这种方法主要适用于共鸣音质异常，也适用于喉位聚焦。

3. 胸腔共鸣法　胸腔共鸣法指通过以低音调持续发音，使声波在胸腔产生共鸣，帮助患者体会胸腔共鸣的感觉，从而建立有效的胸腔共鸣。

4. U 声道法　该方法指通过发/u/音，使整个声道通畅，同时体会胸音与头音之间的转换过程中不同共鸣腔振动的变化，从而获得良好的共鸣效果。这种方法主要适用于治疗共鸣音质障碍。

第六节　构音障碍的评定与康复治疗

一、构音障碍的临床表现

构音障碍的临床表现即为构音不清，也称声韵调或其组合的清晰度下降，直接导致言语可懂度降低，可表现为完全不能说话、发声异常、构音异常、音调和音量异常及吐字不清。构音障碍可分为韵母音位构音异常、声母音位构音异常和声调异常。

(一)韵母音位构音异常

1. 韵母鼻音化　韵母鼻音化表现在发元音时存在明显的鼻音化现象，如发/i/、/u/时有鼻音，多由构音器官运动异常所引起。

2. 韵母遗漏　韵母遗漏表现为某些复韵母发音时，将其中的某个音位丢失，主要表现为非主要能量音位的丢失，如/iɑo/→/iɑ/，多由构音器官运动不协调或运动不能保持较长时间引起。在客观测量中，元音遗漏主要出现在相应复韵母发音时，共振峰转接现象不明显或无转接。

3. 韵母替代　韵母替代表现为患者用另外一个韵母音位替代目标韵母音位，如/e/→/ɑ/，多由构音器官运动异常或听觉识别发生混淆所引起。在客观测量中，元音替代主要体现在目标音位的共振峰或鼻流量超出正常范围，如将/e/发为/ɑ/时，第一共振峰 F1 的值变大，第二共振峰 F2 的值也变大。

(二)声母音位构音异常

1. 声母遗漏　声母遗漏主要表现为患者发声韵组合时，省略声母部分的发音，直接发出后面的韵母，如/gu/→/u/、/zhu/→/u/，多由目标声母对应的发音部位运动异常所引起。

2. 声母歪曲　声母歪曲主要表现为患者发声韵组合时，将声母部分的发音扭曲，主观听感上并不是只有韵母部分的发音，但又无法找到一个音位可以用来描述患者发出的目标声。

3. 声母替代　声母替代是声母音位构音异常最主要的错误走向之一，又包括部位替代和方式替代，常见的部位替代有双唇替代唇齿，如/fei/→/bei/；舌尖替代舌面、舌后部，如/qi/→/ti/、/ga/→/da/；常见的方式替代有塞音替代擦音、擦音替代塞擦音、不送气音替代送气音等，如/fa/→/ba/、/ji/→/xi/、/pao/→/bao/。

（三）声调异常

声调异常主要表现为一声调、二声调、三声调和四声调之间的发音混淆。

二、构音功能的评定

构音功能评定包括口部运动功能评定和构音能力评定两个部分，前者主要包括主观评定和客观测量，后者以主观评定为主。通过这些评定项目，可以对患者的构音功能进行综合评价，找出构音障碍的原因，确定构音障碍的类型，根据评定结果，制定科学的康复治疗方案。

（一）口部运动功能评定

下颌、唇、舌是主要的构音器官，其运动异常会直接影响言语的清晰度和可懂度，因此，对下颌、唇和舌的口部运动功能进行评定十分必要。口部运动功能主观评定用来评价下颌、唇、舌在自然放松状态下、模仿口部运动状态下的生理运动是否正确，判断运动异常的类型，分析导致运动异常的原因，为治疗提供依据。

1. 主观评定　口部运动功能主观评定主要用于检查下颌、唇、舌在自然状态下，患者不讲话、不进食、不做口部运动时，观察其感知觉、肌力及运动功能（运动速度、运动幅度和运动控制能力）的情况。

（1）下颌　在自然放松状态下，观察下颌的结构、位置和口腔开合度，从而判断下颌在放松状态下的位置和结构、颞颌关节的紧张程度、咬肌的肌张力、下颌的控制能力情况等。下颌在模仿口部运动状态下的评定共有 8 个项目，包括咬肌肌力检查、下颌向下运动、下颌向上运动、下颌向左运动、下颌向右运动、下颌前伸运动、下颌上下连续运动，以及下颌左右连续运动。前 6 项是检测下颌的单一运动能力，后 2 项是检测下颌的连续运动能力。

（2）唇　在自然放松状态下，观察唇的结构、位置和形状，从而判断唇在放松状态下唇的位置和结构、唇和面部的肌张力，以及唇的控制能力情况。唇在模仿口部运动状态下的评定共有 6 个项目，包括唇面部肌力检测、展唇运动、圆唇运动、唇闭合运动、圆展交替、唇齿接触运动。

（3）舌　在自然放松状态下，观察舌的结构、位置和形状，从而判断舌在放松状态下舌肌肌张力的情况、控制能力。舌在模仿口部运动状态下的评定共有 15 个项目，包括舌肌肌力检查、舌尖前伸、舌尖下舔颌、舌尖上舔唇、舌尖上舔齿龈、舌尖左舔嘴角、舌尖右舔嘴角、舌尖上舔硬腭、舌尖前后交替、舌尖左右交替、舌尖上下交替、马蹄形上抬、舌两侧缘上抬、舌前部上抬、舌后部上抬等。

2. 客观评定　口部运动功能的客观测量主要包括口腔轮替运动速率的实时监测。口腔轮替运动速率是指每 4 秒钟最多能发出特定音节的总数，反映了舌的运动状态、口部肌群运动的协调水平，它是衡量言语清晰度的一个重要指标。例如，每 4 秒钟最多能发出/pa/音节的总数就是口腔轮替运动/pa/的速率，这里记为：DR（pa）。口腔轮替运动速率包括七个指标，即 DR（pa）、

DR（ta）、DR（ka）、DR（pataka）、DR（pata）、DR（paka）及DR（kata）。这三个音节的组合，主要考察发音时唇、舌及下颌交替运动的灵活性。

（二）构音能力评定

构音能力主观评定主要考察患者音位的构音情况，黄昭鸣、韩知娟博士等在以往研究的基础上研发了一套构音能力评定词表（表5-16）。该表由50个单音节词组成，可获得声母、韵母音位的习得情况，声母、韵母音位对比情况和构音清晰度得分，为制定构音障碍的康复治疗方案提供了科学依据。

表5-16　汉语构音能力评定（黄昭鸣构音词表）

序号	词	目标音	序号	词	目标音	序号	词	目标音	序号	词	目标音
S1	桌 zhuō	zh √	12	鸡 jī	J	25	菇 gū	g	38	拔 bá	a
S2	象 xiàng	iang	13	七 qī	Q	26	哭 kū	k	39	鹅 é	e
1	包 bāo	b	14	吸 xī	X	27	壳 ké	k	40	一 yī	i
2	抛 pāo		15	猪 zhū	Zh	28	纸 zhǐ	zh	41	家 jiā	ia
3	猫 māo	m	16	出 chū	Ch	29	室 shì	sh	42	浇 jiāo	iao
4	飞 fēi	f	17	书 shū	Sh	30	字 zì	z	43	乌 wū	u
5	刀 dāo	d	18	肉 ròu	R	31	刺 cì	c	44	雨 yǔ	ü
6	套 tào	t	19	紫 zǐ	Z	32	蓝 lán	an	45	椅 yǐ	i
7	闹 nào	n	20	粗 cū	C	33	狼 láng	ang	46	鼻 bí	i
8	鹿 lù	l	21	四 sì	S	34	心 xīn	in	47	蛙 wā	1
9	高 gāo	g	22	杯 bēi	B	35	星 xīng	ing	48	娃 wá	2
10	铐 kào	k	23	泡 pào	P	36	船 chuán	uan	49	瓦 wǎ	3
11	河 hé	h	24	稻 dào	D	37	床 chuáng	uang	50	袜 wà	4

让患者模仿评定者的发音。就构音能力而言，只要能模仿，任务则完成。主观分析法主要是通过评定者的听觉感知来判断患者构音的正误，记录3次发音中较为稳定的听觉感知结果。记录时有四种情况：正确"√"，歪曲"×"，遗漏"-"，替代（记录实际的发音）。将患者的年龄和音位习得结果与正常儿童声母音位习得顺序图（图5-9）相比，可以看出患者当前本应习得却未习得的音位。

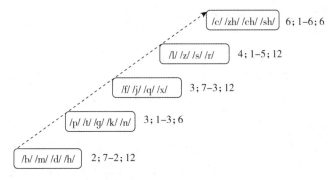

图5-9　正常儿童声母音位习得顺序图（年龄：岁；月）

三、构音障碍的康复治疗

构音障碍的康复治疗主要是提高声母和韵母及声韵调组合的构音清晰度，主要通过构音语音训练完成，但是下颌、唇、舌的运动异常是导致构音不清的主要原因，因此还要包括口部运动治疗和构音运动治疗，最终使患者掌握目标音位。

（一）口部运动治疗

口部运动治疗是遵循运动技能发育原理，利用触觉和本体感觉刺激技术，促进口部结构（下颌、唇、舌）的感知觉正常化，抑制其异常的运动模式，从而建立正常的口部运动模式。

1. 下颌运动治疗　构音障碍患者可能出现以下下颌异常运动模式：下颌运动受限、下颌运动过度、下颌分级控制障碍和下颌转换运动障碍。根据口部运动的发育规律，对下颌运动障碍的治疗可分为三个层次，首先增强下颌感知觉，其次采用被动治疗技术提高咬肌的力量，在肌力提高的前提下，利用被动治疗技术阻断下颌的异常运动模式，最后通过自主运动治疗的形式，促使下颌运动正常化。

（1）下颌运动受限　下颌运动受限包括下颌向下、向上、向左、向右运动受限等类型。在构音障碍的康复治疗中，当下颌同时存在运动受限和侧向偏移问题时，首先要解决的是下颌运动受限问题，即先通过治疗技术打开下颌，再解决侧偏问题。针对下颌向下运动受限的治疗方法有：咀嚼法、高位抵抗法和高低位交替抵抗法。其中，两种抵抗的方法是被动治疗技术，咀嚼法是两种治疗形式的混合。

（2）下颌运动过度的治疗　下颌运动过度包括下颌向下、侧向、前伸和后缩运动过度等四类。在构音障碍的康复治疗中，更多进行下颌上下运动过度的治疗，这种治疗方法主要为被动治疗技术，如低位抵抗法、侧向控制法和前位控制法。

（3）下颌分级控制障碍的治疗　主要是针对下颌控制不稳的患者，其目的是促进下颌精细分级控制，使下颌在不同位置保持稳定。只有下颌处于控制自如的情况下，唇和舌的精细分级运动才能够分化。针对下颌分级控制障碍的通常都是一些自主运动的治疗方法，主要包括低位控制法、大半开位控制法、小半开位控制法和高位控制法。

2. 唇运动治疗　构音障碍患者可能出现一种或几种以下唇异常运动模式：圆唇运动障碍、展唇运动障碍、双唇闭合障碍、唇齿接触运动障碍和圆展交替运动障碍。唇运动治疗的目的是促进唇感知觉正常化，促进唇肌力正常化，刺激唇的各种运动，增强唇运动的自主控制能力，为唇声母和唇韵母的构音奠定良好的生理基础。

（1）增强唇感知觉的治疗　主要有协助指压法、自助指压法、振动法和吸吮法。

（2）提高唇肌肌力的治疗　分为肌张力过高治疗法和肌张力过低治疗法。唇肌张力过高治疗法的关键是降低唇肌张力，提高唇的运动能力，主要包括按摩面部法、减少上唇回缩、减少下唇回缩和减少唇的侧向回缩。唇肌张力过低的治疗法主要包括抵抗法、对捏法、脸部拉伸法、唇部拉伸法，增强唇肌肌力，这些方法都是以被动治疗的形式体现的。

（3）圆唇运动障碍的治疗　包括吸管进食法、感觉酸的表情、夹住吹哨管、吹卷龙、吹泡泡、吹棉球、拉大纽扣法、唇操器圆唇法、面条练习法和唇运动训练器法等。

（4）展唇运动障碍的治疗　主要包括杯子进食法、模仿大笑、咧开嘴角，发/i/。

（5）唇闭合运动障碍的治疗　包括勺子进食法、唇部按摩、发呲舌音、出声吻、夹住压舌板。

（6）唇齿接触运动障碍的治疗　包括夹饼干、舔果酱、发唇齿音。

（7）圆展交替运动障碍的治疗　包括亲吻，微笑、亲吻，皱眉、微笑，噘嘴，以及/i/、/u/交替发音。

3. 舌运动治疗　构音障碍患者可能会出现一种或几种以下所述的舌异常运动模式：舌向前运动障碍、舌向后运动障碍、舌前后转换运动障碍、马蹄形上抬运动障碍、舌根（后部）上抬运动障碍、舌侧缘上抬运动障碍、舌尖上抬与下降运动障碍、舌叶上抬运动障碍。舌运动障碍的治疗是通过触觉刺激技术提高舌的感知觉，进而利用本体感觉刺激技术提高舌肌力量和促进舌后侧缘的稳定，在此基础上抑制舌的异常运动模式，采用被动治疗和自主运动的方法，最终达到舌运动灵活、稳定、有力，从而建立舌在构音中的正常运动模式。

（1）增强舌感知觉的治疗　包括向上刷舌尖法、横向刷舌尖法、前后刷舌尖法、后前刷舌尖法和后前刷舌侧缘法等。

（2）提高舌肌肌力的治疗　包括推舌法、挤舌法、挤推齿脊法、挤推联用法、侧推舌尖法、下压舌尖法、上推舌体法、侧推舌体法、下压舌体法、左右两半上抬法。

（3）促进舌后侧缘稳定的治疗　包括刷舌后侧缘法和舌后侧缘上推法，首先教患者轻轻地用臼齿咬住舌后侧缘，然后被咬住的部分向上用力推上臼齿，这时舌两边上抬，舌中间凹陷，形成"蝴蝶位"。从蝴蝶位开始练习发音，患者向上顶得越高，嘴张得越大，用来促进舌后侧缘的稳定。

（4）舌向前运动障碍的治疗　包括自主运动治疗法中的舌前伸运动、舌尖向下伸展、舌尖向上伸展、舌尖舔嘴角、舌尖洗牙面、舌尖顶脸颊、舌尖上卷。

（5）舌向后运动障碍的治疗　舌向后运动肉眼不容易看到，无法单纯地通过观看自主运动的诱导动画完成，因此，需要使用一些被动治疗的手法，如咀嚼器刺激法、深压舌后部法、发/u/音、发/ou/音。

（6）舌前后转换运动障碍的治疗　主要治疗方法包括舌前伸后缩交替运动，/i/、/u/交替训练等。

（7）马蹄形上抬运动障碍的治疗　主要用来促进患者形成舌尖和舌两侧缘上抬而中间下降呈"碗状"的运动模式，该模式是舌尖中音/d/、/t/、/n/构音所必需的口部运动技能。该治疗包括七种被动治疗方法：舌与上齿龈吸吮、舌尖发音、压舌板刺激法、吸管刺激法、按摩刷刺激法、勺底压舌法、敲击舌中部法。

（8）舌后部上抬运动障碍的治疗　通过刺激舌收缩反射区来促进患者舌向后隆起呈球状的舌后缩反应。该治疗包括三种被动治疗的方法：敲击舌中线刺激法、舌后位运动训练器、发/k/音。

（9）舌侧缘上抬运动障碍的治疗 舌侧缘上抬模式标志舌两侧缘从舌体中分化出来能够独立上抬，可以与上齿接触。它是舌声母构音所必需的运动模式（/l/、/r/除外）。如果舌两侧不能上抬，构音时气流会从舌两侧溢出，导致舌侧位构音不清。舌侧缘上抬运动治疗技术可用来促进患者舌两侧上抬的运动模式。该治疗包括七种被动治疗的方法：舌侧边刺激法、向中线压舌法、向下压舌侧缘、刺激上腭法、刺激马蹄形反应区、食物转送法、臼齿咀嚼法。

（10）舌尖上抬与下降运动障碍的治疗 舌尖上抬模式是指舌尖能从舌体和舌侧缘分离出来单独上抬。该模式是/l/及其音位组合所必需的口部运动模式。舌尖上抬与下降运动治疗技术主要用来促进患者舌尖单独上抬的模式。该治疗包括三种被动治疗的方法：舌尖舔物法、舌前位运动训练法、舌尖上下运动法。

（11）舌前部上抬运动障碍的治疗 舌前部上抬运动模式是/j/、/q/、/x/及其音位组合所必需的口部运动模式，该治疗技术包括舌前位运动训练法和舌前部拱起法。

（12）舌叶轻微上抬运动障碍的治疗 舌叶上抬运动模式是/z/、/c/、/s/及其音位组合所必需的口部运动模式，舌叶轻微上抬治疗技术主要是促进患者舌两侧缘和舌叶同时与上腭接触，舌尖独立舌叶不与上腭接触，但发/z/、/c/、/s/音时舌中线离开上腭形成缝隙的治疗技术。

（二）构音训练

构音障碍的主要临床表现为韵母音位构音异常和声母音位构音异常，构音训练的目的是让患者掌握韵母音位和声母音位的正确构音，其训练框架如图5-10所示。

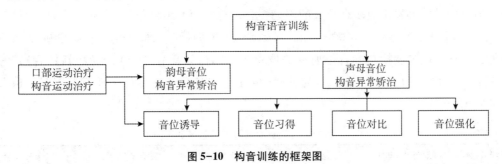

图5-10 构音训练的框架图

韵母音位的发音较为简单，因为除鼻韵母外，其余的韵母皆为单纯的元音，通过前面介绍的口部运动治疗和构音运动治疗，基本能够解决韵母音位的构音问题。声母音位的发音则较为复杂，需要两个不同部位形成不同程度的阻塞或约束，即患者首先必须明确是哪两个部位形成阻塞或约束，其次必须能理解、掌控这两个部位如何通过特定的运动形成特定程度的阻塞或约束，因此，必须对患者进行系统有序的引导和训练。声母音位构音异常的康复治疗应包括音位诱导、音位习得、音位对比和音位强化四个主要环节，在训练过程中，根据患者的实际需要，加入相应的口部运动治疗和构音运动治疗。

1. 韵母音位构音异常的康复治疗 韵母音位构音异常的矫治遵循单元音 /a/→/u/→/i/、/ü/→/e/、/o/→复元音后响韵母→前响韵母→中响韵母→前鼻韵母→后鼻韵母的原则，包括发音认识、口部运动治疗和构音运动治疗三部分。其中，发音认识指言语治疗师通过视觉、听觉、触觉等感觉通道，让患者认识目标韵母的发音过程，意识到自己发音的问题所在；口部运动治疗指对患者构音异常的韵母音位涉及的下颌、唇和舌的运动进行必要的口部运动治疗，为清晰发音奠定生理基础；构音运动治疗指通过本章所述的构音重读治疗法对韵母音位进行构音运动治疗，在正确的口部运动基础上，通过构音运动治疗进一步巩固发音中所需各种构音运动模式的建立。

2. 声母音位构音异常的康复治疗　音位诱导训练是声母构音语音训练中最为重要的一个阶段，主要目的是帮助患者诱导出被遗漏、替代或歪曲的目标声母音位，是一个从无到有的过程。可从以下三个步骤进行训练。

（1）增强对目标音位的感知　诱导患者能够发出目标音位，首先需要增强患者对目标音位的感知能力，让患者感受该音位的各个声学特征，这个阶段不需要患者模仿发音或者实际发音十分准确，选择的材料一定是患者在日常生活中可以轻易见到的，如认识/b/音位，选择"杯子"比选择"比赛"要具体，更容易在生活中得到实物进行视觉、触觉等感知觉的综合认识。

（2）诱导目标声母音位　在诱导患者的目标音位时，应根据患者的错误走向，选择从哪个步骤开始进行音位诱导的训练。如患者将/g/发为/d/，是发音部位错误（/g/舌根音，/d/舌尖中音），需要从找到正确的发音部位开始；若某患者将/b/发为/m/，是发音部位正确，但目标音位的发音方式错误（/b/发音时，双唇突然释放，气流从口腔释放；/m/发音时，双唇闭合，气流只能从鼻腔逸出），所以从建立目标音位/b/的发音开始；如某患者将/p/发为/b/，是发音部位正确，目标音位的运动正确，但是未掌握送气特征，所以从掌握送气特征开始进行训练。一般能够正确诱导出目标音位的呼读音或1~2个含有该目标音位的单音节就意味着音位诱导训练的完成。针对21个不同的声母音位，甚至是同一声母音位的不同错误走向，都有不同的诱导方法。

（3）声母音位习得训练　音位习得训练在音位诱导训练的基础上，通过大量的练习材料巩固发音，将诱导出的音位进行类化，使患者不仅能发出目标音位的呼读音或1~2个含有该目标音位的单音节，而且能够发出更多有意义的声韵组合，这些声韵组合包括/目标音位+单韵母/（爸/bà/），/目标音位+复韵母/（白/bái/）和/目标音位+鼻韵母/（冰/bīng/）；除能够发出所有的单音节外，治疗师需要变换目标音位所在的位置，可以在双音节（前）、双音节（后）、三音节（前）、三音节（中）和三音节（后），如表5-17所示，使目标音位位于任意位置时，患者都能够正确地发出。

表5-17　/p/音位习得材料举例

单音节	双音节（前）	双音节（后）	三音节（前）	三音节（中）	三音节（后）
爬	耙子	山坡	怕游泳	小爬虫	弹琵琶
坡	婆婆	手帕	爬山虎	山坡上	老巫婆
皮	皮肤	雨披	皮沙发	擦皮鞋	香蕉皮
扑	皮鞋	床铺	泼水节	扔皮球	小女仆
牌	葡萄	球拍	葡萄干	橡皮擦	扑克牌
抛	排球	气泡	蒲公英	吃葡萄	开大炮
撇	泡沫	玉佩	拍皮球	打排球	电灯泡
票	配饰	车票	跑步机	吹泡泡	红旗飘

（4）声母音位对比训练　音位对比训练是将容易混淆的声母对提取出来进行的专门的强化训练，用来进一步巩固新习得的声母音位。在训练过程中，即使患者掌握了目标声母音位的发音方法，也经常会与相似的声母音位相混淆，这时就要进行音位对比训练。常见的声母音位对比共包括25对（图5-11）。

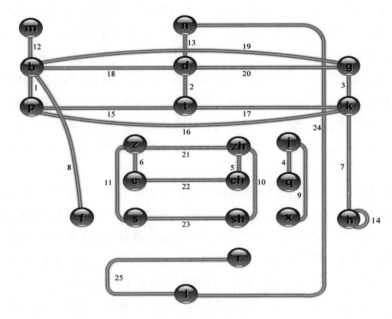

图 5-11　声母音位对比链

（5）声韵组合强化训练　一般来说，通过音位对比训练，患者就可以基本掌握目标声母音位的发音，并可以准确地发出单音节、双音节和三音节词语。但是，这种发音还存在很明显的训练痕迹，而学习说话的最终目的是在生活中能够运用该语音进行交流，所以必须进行声韵组合强化训练，通过模拟各种日常情景，加强患者对于该音位的灵活运用。生活言语的训练可以根据日常生活，设计若干个常见主题，如食品、公共场所、活动、动物、物品、身体部位、交通工具、乐器等。在日常情境中强化目标音位，可以帮助患者将所习得的目标音位更快地运用到日常生活用语中。

第七节　音韵障碍的评定与康复治疗

现代汉语的言语是由一些句子、词汇、音节、语素及音素组成，而且这些元素都是彼此独立且得到频繁使用。个体能够有意识地分析语音结构的能力，我们称之为音韵意识（phonological awareness），它是从人类幼儿期发展来的。当幼儿能够掌握韵律，辨识词汇的首音节，以及划分组成每个词汇的独立音位时，他们的音韵意识能力即体现得淋漓尽致。人类的母语所特有的音韵学特点决定了其音韵意识能力的发展特点。

有些学者认为，音韵意识只能用于表示音素水平上的意识能力。如 Ball 和 Blachman（1991年）阐述的音韵意识是个体将口语里的词汇及音节划分成彼此独立音段的能力，而且这些音段的划分是音素水平上的。从狭义上说，如果无法对音韵结构做到准确清晰的意识，这种意识能力就称不上"音韵意识"（如：仅仅可以意识词汇中的音节和韵母等音韵单位）；而从广义上说，"音韵意识"则包括了由浅至深的一系列连续递进的意识能力。

构音（articulation）一般指单一音位的发音动作的建构；音韵（phonology）则映射了语音在个体头脑中储存的方式、个体实际产生语音的方式和连接这两个过程的规则。20 世纪 30 年代起，言语治疗师采用传统的构音行为练习，以改变错误的构音动作为目标，专注于单一的发音动作的纠正，即错字纠字、拾漏补缺的治疗方法；20 世纪 70 年代后，David Ingram 在《儿童音韵障碍》

中首次提出"音韵历程"在临床治疗中的运用，认为错误的语音是因为患者还没有学会正确的音节组合原则，强调从认知层面分析构音障碍。此后，为了建立正确的语音组合规则，人们提出"音韵历程"（phonological progress）这一治疗模式并广泛地运用到语音评定与治疗中。简单地说，"音韵历程"的治疗就是以改变一类音或一组音的认知为目标，教会正确的发音规则，并按规则建立一种新的发音行为，触类旁通，类化到整个语音系统。随着"音韵历程"治疗模式的普及，言语治疗师针对某个音的个别纠正，即构音训练之后，继续教患者去学习认识不同语音的对比，分析语音组合的规则，更重要的是学习规则的引导和梳理，这是言语治疗的巨大进步和发展。

从言语发展的角度看，音韵意识在构音能力获得的基础上进一步发展到语言认知层面，儿童音韵意识的发展与阅读的学习有很大部分的重叠。一些研究者认为阅读的发展是基于音韵意识——尤其是在音素水平，他们的观点是音韵意识与阅读能力存在因果关系。研究者证明音素分割及音素组合任务的表现，能很好地预测早期阅读能力的发展。其他研究者坚持认为音韵意识与阅读技巧的发展是相互的，而不是因果关系；亦有证据表明音韵意识和阅读熟练度的提升是相辅相成的，有力地支持了这一观点。综合以上观点可以得出，阅读技巧的发展需要音韵意识达到一个特定的水平，但是音韵意识与阅读能力随后的发展是相辅相成的。（图5-12）

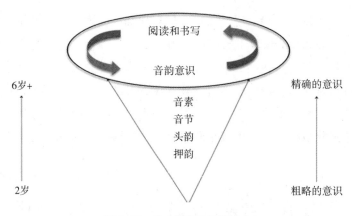

图 5-12　儿童的音韵发展模式

一、音韵障碍

神经认知方面的研究认为，正常儿童语音障碍和音韵意识之间存在着联系，该研究表明脑阅读中枢是在学龄前期被开发，便于言语的产生。因此，这些音韵障碍儿童会因音韵意识困难，进一步加重阅读和拼写困难。但并非所有音韵障碍儿童都会有读写困难。缺乏音位规则的语音障碍儿童最容易存在音韵意识困难和阅读困难，我们称这些孩子存在音韵障碍（phonological disorder, PD）。音韵障碍儿童经常存在多个语音错误，语音可懂度低下。他们可能伴随着其他领域的语言困难（如词汇和语法）。音韵障碍儿童的语音困难可能比构音障碍儿童更加严重；音韵障碍通常倾向于语言认知障碍而非构音或肌肉运动障碍，是特定的或错误的音位表达导致的。至少对于一些儿童，音韵发展困难同时影响表达（语音障碍）和接收（音韵意识障碍）。学龄前语音障碍儿童的音韵意识薄弱，这与他们是否有语言障碍无明显关系，但是遗传风险和社会经济地位低下却是增加这些儿童患阅读困难风险的因素。学龄前语音障碍儿童的音韵意识困难与决定他们阅读能力的重要认知变量存在相互作用。

PD 儿童的音韵意识问题归因于他们不具备掌握语音系统的能力，此类儿童在感知音位时尤其困难，所以不能把音节分解为音位。较多研究已证明音韵障碍儿童通常有以下几种表现。

1. 音韵障碍儿童和同年龄正常儿童的音韵意识及阅读能力的水平相近。他们中最严重者的言语产出水平处于初级阶段（如幼儿园或一年级），这限制了他们音韵意识的发展。

2. 存在音韵障碍并伴随着其他语言困难的孩子，要比单纯音韵障碍的儿童更难进行干预。

3. 音韵障碍儿童在获得音韵意识时会出现问题，但这些问题并不代表他们在早期建立读写能力时会很困难。因为这些孩子可能会运用自己在视觉记忆、语义或句法方面的优势来弥补音韵的不足，从而完成阅读的任务。然而，在课程中需要解读无效词汇的时候，这些孩子会感到很困难。音韵意识缺陷会直接影响他们的拼写能力，尤其对于高年级儿童。

二、音韵障碍的临床表现

为了建立正确的语音组合规则，David Ingram 提出了"音韵历程"（phonological process），指语言中的音节或音素发生变化，这种改变以一种规则的方式呈现在一组音节或相同构音位置的音上。通常以"音韵历程"描述音韵障碍的临床表现。

音韵历程主要分为省略历程（deletion process）、替代历程（substitution process）、同化历程（assimilation process）和其他历程（other process）。

1. 省略历程（deletion process）　省略历程指一个音节中的声母或韵母部分缺失，是以音节结构的简化为特征的音韵障碍。从音韵规则的角度看，普通话的音节结构除了部分韵母和介音可自成音节外（如啊/a/、安/an/、有/you/），多为声母+韵母的结构（CV），汉语普通话有 21 个声母，韵母结构复杂，包括韵头、韵腹和韵尾，可由不同韵母或韵母加上声母组合而成。比如韵母/a/ 和/o/组成韵母/ao/，韵母/i/和声母/n/组合成/in/。省略过程多见于学龄期儿童。

按照音节结构的不同，省略历程可分为声母省略、介音省略及复合韵母简化（表5-18）。

表 5-18　省略历程分类

历程	语音情境	说明
声母省略	西红柿/xi hong shi/→衣翁衣/i ong i/	声母缺失 CV→V
介音省略	漂亮/piao liang/→泡浪/pao lang/	介音缺失 CVV→CV
声随韵母省略	鹦鹉/ying wu/→音鹉/yin wu/	后鼻韵母→前鼻韵母
复合韵母简化	太阳/tai yang/→踏阳/ta yang/	复合韵母→单韵母

（1）**声母省略**　声母省略指音节结构中声母部分缺失，仅保留韵母部分。声母省略一般都表现为音节开头的声母缺失，音节模型 CV 变为 V。这是最常见的音韵错误，严重影响语音的可懂度和清晰度。根据声母的构音特点，声母省略还可按照构音方法和构音位置再行分类。

（2）**介音省略**　介音省略汉语音节的构成中，部分声母与韵母需要介音连接，比如舌面音/j/、/q/、/x/与韵母/ao/组合，必须借助介音/i/才能组成音节/jiao/、/qiao/、xiao/；/z/、/s/、/zh/必须借助/u/才能与/an/组合出/zuan/、/suan/、/zhuan/。

（3）**声随韵母省略**　见表5-18。

（4）**复合韵母简化**　临床上以 /ao/、/ai/、/iu/多见，复合韵母简化为单韵母及介音省略，在正常的学龄前儿童中很常见。

2. 替代历程（substitution process）　替代历程包括方法替代和位置替代。方法替代指用某一种发音方法的声母替代另一种发音方法的声母。如用塞音代替擦音、用鼻音代替塞音等（表5-19）。位置替代指用舌部某一构音区域内的声母代替另一区域内的声母，如舌前音替代舌后音等。

表5-19 替代历程分类

	历程	语音情景	说明
方法替代	塞音替代	方/fang/→帮/bang/	用塞音替代擦音、塞擦音等
	塞擦音替代	身/shen/→针/zhen/	用塞擦音替代擦音、塞音等
	擦音替代	家/jia/→虾/xia/	用擦音替代塞音、塞擦音等
	送气音替代	大/da/→踏/ta/	用送气音替代不送气塞擦音和塞音
	不送气音替代	涕/t/→地/di/	用不送气音替代擦音和送气音等
	去鼻音	你/mi/→李/li/	用非鼻声母替代鼻声母
	鼻音化	爸/ba/→骂/ma/	用鼻声母替代压力性声母
位置替代	前置音化	哥/ge/→的/de/	发音位置比正确的发音位置靠前
	后置音化	兔/tu/→裤/ku/	发音位置比正确的发音位置靠后

3. 同化历程（assimilation process） 同化历程在音韵过程中，是指在一定的语境里，某个音受邻近音的影响，变成相同的音。同化历程根据构音方法和位置分为唇音同化、齿槽音同化、鼻音同化等，根据构音位置分为前音同化和后音同化。例如，葡萄/pu tao/ 变成 /pu pao/就是前音同化，/pu tao/ 变成 /tu tao/就是后音同化。同化常见于儿童早期语音。

4. 其他历程 其他历程主要包括赘加和扭曲。赘加指在音节中添加多余的音素，可以赘加声母，也可以赘加韵母。例如，爸爸/ba ba/变成/bga bga/。

三、音韵障碍的评定

标准化的音韵意识评定目标是确定儿童的音韵意识在一个特定的范围内，医生可以自行设计音韵意识测量工具来达到筛查和诊断的目的。一些非正式的评定测量可用来筛查与所设定标准存在较大差距的儿童，描述儿童当前的行为水平（优势与需求），设立干预目标，记录归类治疗进展，以及决定何时中止干预。

音韵障碍反映整个音系的组织规则，所以评定工具需要包含该语言音系里可能的全部音节组合。以汉语普通话为例，应涵盖21个声母、单韵母和复合韵母，按照音韵规则可能组合的全部音节。在组成上，评定工具应包括单字、词组和短句，以便独立评定和分析不同语音层面的音韵规则的发展状况。注意配备与测试材料对应的图片，增加趣味性。

首先判断患者语音的正误。正确的部分用"√"标示，对错误的部分需要用相应的符号准确记录。例如，对于替代过程，需要采用国际音标（IPA）标注出患者实际发出的音素或音节；对于省略过程，考虑到临床实用和效率，可用简便的标示方法，在省略的部位用"O"标注；赘加型需要标示出赘加的位置。除了此类静态的音韵障碍检查方法外，为了更加精准地评定音韵障碍，获得更多的有助于治疗的信息，此时需要融入动态评定的方法。

动态评定通过临床医生不同类型的线索提示来研究儿童行为，它提供了一个使我们更加清晰地了解儿童潜能，以及学习新技能潜力的途径。其目的是判定需要多少及何种类型的帮助来鼓励孩子有更高水平的表现。由动态评定所获得的认识可以判定儿童的潜能及他们短期和长期的变化趋势。动态评定结合静态检查方法有助于提高早期儿童音素意识及阅读困难的诊断精确度。

据报道，动态评定程序在预测儿童今后的音韵意识与阅读技能上更加规范或标准，参照评定更加有效。表5-20是有关该测试流程的描述。对于每一个要求儿童分割的词，临床医生会从第1个提示开始进行。如果这个孩子并未成功做出反馈，则给予后续提示2~提示7直至成功，或者所有提示均已给出却仍未成功。临床医生记录儿童成功划分每个词汇时需要给出的提示等级。儿童对于各种提示的反应将为教学策略及治疗提供参照，动态评定因此可以结合更多的静态评定策略去应用，以获得与儿童音韵意识的发展有关的更加精细敏感的资料，并据此去制定相关的治疗策略。

表 5-20　动态评定测试

提示 1	当我缓慢地念这个词汇的时候仔细听。（示范者缓慢发音。）现在你能告诉我每一个发音吗
提示 2	这个词汇里你听到的第一个发音是什么 如果第一个发音正确：现在你能把接下来的每一个发音都告诉我吗 如果错误或者未答复：尝试着把这个词一点点地告诉我 如果儿童仍然未发出第一个音，跳过提示 3 和提示 4，直接采取提示 5
提示 3	如果儿童成功地发出第一个发音但未能继续发出第二个发音 是（　　）中的第一个发音 接下来是哪个音 现在你能依次告诉我之后的每一个发音吗
提示 4	这个词中有 2（3）个音节，他们分别是什么
提示 5	看着我。示范者分割词汇：对于每一个发音用一个方形标记划分。然后，完整地复述该词汇，演示后作以下陈述：试着做我刚才做的事情。如果儿童模仿正确就以此计分
提示 6	让我们再试一次。示范者与儿童一同划分词汇。手把手教孩子，并让孩子与你一同发每个音节。现在尝试着自己独自去做我们刚才一起做的事情
提示 7	再为儿童做一次示范动作，如提示 6 所示。现在再试一次你自己完成这个任务

四、音韵障碍的康复治疗

即使言语治疗师从学前班时期就开始大力支持音韵障碍儿童读写能力的发展，也仅有一小部分儿童能够解决阅读问题。言语语言病理学家认为，言语治疗师应该通过与包括课堂教师在内的其他专家合作，从而在有效的实践中扮演不可或缺的角色。

1. 对学龄前儿童和幼儿园老师来说，言语治疗师应该提供音韵意识经验（和一般的读写经验）作为治疗的组成部分。对音韵意识的注意可以嵌入言语产生的活动，言语治疗师应该与课堂教师、阅读干预专家一起合作来确保课堂课程提供足够的、以教室授课为主的音韵意识实践。

2. 那些在幼儿园结束或小学一年级开始的时候还没能达到足够音韵能力的儿童，应该为他们提供包含音韵意识的教学作为一项核心目标的小组强化干预。

3. 应该给那些小组强化干预不足的儿童提供一对一的集中式指导，改善儿童的音韵意识，提高其他关键的阅读能力（如词汇量、阅读流畅度）。

（一）促进音韵障碍学龄前儿童的音韵意识发展

针对音韵障碍儿童的干预应主要提高他们的言语清晰度，然后应该寻求促进这些儿童的音韵意识，尤其是音素层次。研究证据表明应给有音韵障碍的学龄前儿童提供成功阅读的最佳机会。

1. 治疗目标　音韵治疗有三个目标：①解决或显著提高孩子的发音障碍，以及任何共同发生的语言障碍；②促进音韵意识，包括早期发展词汇的音韵意识；③促进至少一些字母的发音知识的进步，刺激孩子对说和写词汇之间关系的理解。达到这些目标可能需要在学龄前时对儿童进行相对密集的干预，尤其是对那些有严重音韵障碍的儿童。

2. 治疗步骤　①在图片下方用大字体写清楚词汇，特别是在练习这些发音目标词汇时，要让儿童的注意力集中在已打印的词汇（而不是图片）上。②要求孩子注意词汇第一个字母的发音（头韵意识），例如，在治疗开始时，儿童可按照声母（头韵）对一堆图片卡进行分类，如/s/、/t/等。③使用字母表或字母卡来练习目标发音，让孩子明确字母和它所代表的发音之间的联系。④模型分割适用于有两个或三个音韵的目标发音，例如，让我们将/dian/分成两个发音/d/和/ian/，现在你只需要跟我念：/d/、/ian/、/dian/。⑤读有韵律和头韵模式特征的故事书，并明确地把孩子的注意力吸引到这些音韵模式上。⑥要求孩子画出他们所讲的发音目标，并且在图片下面写下词汇或句子，帮助孩子识别和讨论在写这些词汇时字母的发音关系。

书面字母和词汇可以作为视觉提示或给孩子的特定语音目标的提醒。例如，如果这个孩子试图说/sun/，但是说了/tun/，临床医生可以指向/sun/图片下面的文字，并使用首字母/s/来引导孩子："哎呀，你忘记/s/音在这个词汇开头了（指向字母/s/），把/s/放在开头。"像这样的活动并不一定需要孩子理解发出精确语音涉及的字母。除了典型的线索和用来得到准确发音的提示（如目标模式、音标位置提示），字母与相应的发音配对可以给孩子提供额外的接触语言音韵结构的机会。

3. 学龄前儿童音韵意识的日常活动体验　言语治疗师与孩子的父母和老师建立合作，帮助他们通过一些力所能及的方法来激发孩子童年教育背景下的音韵意识。通过一些非正式干预的方法，家长和老师同样可获得一些信息来建立孩子的音韵意识。建议鼓励家长和老师经常设计并参与以下活动：①常和孩子阅读包含一些有趣声音（如声母和韵母）的故事书；将孩子的注意力吸引到这些声音上来。②让幼儿园的孩子们在一起歌唱，拍出韵律中的节拍。③找出房间里的玩具或物品，它们的共同特征是发音的开头都是相同的音。例如，"来"和"李"都是/l/音开头的。④找出孩子和家庭成员名字的第一个音素。⑤拼写出孩子姓名或姓名缩写音节中的各个音素。例如，wan可分出/w/、/a/、/n/这些音素。⑥说出一系列音素，如/d/、/a/、/n/，提问孩子是什么词。

总之，在学龄前期要干预孩子的音韵意识，促进孩子有意识地建立起口语构架，但不能要求他们的技巧掌握到某些水平。当孩子进入小学，他们的阅读和书写能力会飞速发展，音韵意识和拼写能力会达到更高的水平。

（二）提高音韵障碍学龄儿童的音韵意识

许多研究表明，通过对密集小群体或个人音韵意识能力的干预，可以更好地改善学龄儿童的音韵意识能力和阅读能力，包括伴有阅读困难的儿童和存在语言障碍的儿童。针对字母音素水平和整合教学的干预对阅读发展已经表现出很好的结果，而且充分的干预时间似乎是影响儿童参与治疗效果的重要因素（旨在同时促进言语和音韵意识能力发展）。

1. 治疗目标　①与典型发展的儿童相比，增强音韵意识能力发展。②确保孩子具有强烈的音素意识，如需要音素分割、音素混合和音素操纵的任务。③确保孩子能够使用语音知识去理解词汇在口语和书面表达之间的关系。④增强音韵意识能力在阅读和拼写过程中的应用。

2. 治疗方法　在语音障碍学龄儿童的干预模型中，最常见的音韵意识能力干预模型是小组强化干预、基于教室的干预，以及将音韵意识能力目标整合到常规治疗中的干预。

（1）小组强化干预　采用小组形式的教学活动，经鉴定存在音韵意识能力方面问题的幼儿园儿童和一年级学生，由言语语言病理学家（SLP）、阅读专家或其他学校工作人员指导识字困难儿童，每次3~6个小孩，每周一次或多次进行小组形式教学。这些教学专注于音韵意识能力，还包括其他识字目标（如阅读流利度、词汇）。

可以方便有效实施的两个小组密集干预计划包括：编码之路和集中式音韵意识课程，这些课程被推荐给5和6岁的儿童。6名儿童组成小组，提供每周几次并且持续一段时间的课程（例如4或5个月），并由言语治疗师、阅读专家和常规或特殊教育工作者提供指导。

"编码之路"计划（The program of Road to the Code）提供了详细的强化音韵意识能力的教学课程，具体内容为每周提供4次课程，每次15分钟，为期11周。该计划针对面临早期识字困难的儿童设计，计划包括44个详细的课程计划和脚本，以指导实施。每个课程包括音韵意识能力（如韵律生成），音素分割和字母-声音对应活动。该计划大大提高了幼儿园儿童的音韵意识能力和字解码技能。

集中式音韵意识课程（Intensive Phonological Awareness Program）旨在满足语言障碍儿童的需求。具体内容为每周进行三次干预（30分钟/次），为期12周。3周的目标技能包括韵律、声母、韵母、语音分析和语音合成。总计36次的干预都具体地描述了活动内容，并提供了详细的教学策略指导。试点研究表明，该计划有效地提高了语言障碍儿童的音韵意识能力和词语解码能力。

（2）基于教室的音韵意识指导　言语治疗师为学龄儿童提供音韵意识的指导时，扮演着两个角色。首先，言语治疗师应该参考学校的课程，让课程与自己要制定的方案相匹配，方便儿童更快地适应。在小学时期，进行音韵意识的指导应该以音位为基础，并明确把语言和文字对应起来。言语治疗师在课程不能满足儿童发展的目标时需要提供专业的活动来补充；治疗师的第二个角色在于保证课堂活动是以循证为基础的。大量研究表明，在校老师在语言结构方面的知识比较缺乏（包括音韵意识），而言语治疗师可以提供专业的、建设性的、持续的言语清晰度训练。教师在读写能力的教学方面很擅长，他们与治疗师的合作是很重要的。

以往教师提供高质量的专业读写课程，可以明显减少需要一对一读写支持的学生人数。Shapiro和Solity把音位意识和声学指导整合在一个阅读课程中，并观察其在前两年内在学校中学习的效果。结果显示，接受这样教学的孩子阅读能力更优秀，并在完成这个课程后的一年内都还持续受益。在用这种课程的学校中出现阅读困难的学生比例为5%，对照学校出现的阅读困难的学生为20%（表5-21）。

表5-21　以教室为基础的音韵意识训练案例

组成	内容	时长
课堂范围（12分钟/次，每天3次）	音素结合（把声音组合到一起组成词）	2分钟
	音素分割（把词分成声音）	2分钟
	声学（字音学）	2分钟
	视读	2分钟
	把音韵阅读策略应用到共享"大书"阅读中	4分钟
自我监督阅读	鼓励孩子在接触到陌生词汇时使用音韵策略	每周2~3次
专业支持	集体课	5个半天
	常规学校随访	一学期大约4次

（3）将音韵识别整合到常规的言语治疗中　一些有语音障碍的孩子在接受了音韵意识训练后取得了很大的进步，但也有些孩子并没有取得进步，因此，我们需要把音韵意识指导嵌入一对一的言语治疗中去。言语治疗师能在每句话里对孩子进行音位层面上的刺激，并将它们泛化到实际阅读和拼写上去。20小时的干预（每周两次）能够保证让孩子提高阅读和拼写能力。音韵意识干预应该在音位层面上把言语治疗的目标和音韵意识结合起来，并使之结构化。一个把言语目标

和音韵意识整合起来治疗 6 岁儿童的案例显示如下。

【教学案例】

言语目标：减少/ian/音团的错误。

音韵意识目标：增加对词中音位的意识，并明确音位和字母之间的联系。

课中的言语目标词汇：电/dian/，剑/jian/，面/mian/，辫/bian/，片/pian/。

刺激物：关于言语项目的图卡，将清晰并足够大的字印在下面（字号为48）。

提示：以音韵意识和文字知识为基础，向孩子提供关于目标词团的正确构音。如孩子把/dian/说成/dan/。治疗师就提示：当你说/ian/，我不能听清楚在这个词前面的/i/音。我们再试一遍有/ian/音的。

（三）对音韵障碍大龄儿童的干预

一些中低年级儿童可能尚未建立适当的音韵意识基础，另一些儿童或许有一些音韵基础，但是没有建立更复杂的音韵意识技能（如音素的分析与合成）。对于一些曾患过音韵障碍的儿童，这个缺陷将显著导致他们的阅读与拼写障碍。研究表明，可通过直接的音韵意识指导来增加大龄儿童的音韵意识。

音韵意识干预应做到促进儿童在字词中的音位意识，以及加强儿童对词汇的说、写的联系。这些干预能够明显地改善言语障碍儿童的音韵意识，以及阅读和拼写方面的能力。面临言语困难和语音意识障碍时，找到有效的治疗手段是很有必要的。另外，还需要准备充足的备用方案，以便一种方法无法奏效时，可考虑换另外一种方法，直至起效。

【复习思考题】

1. 言语呼吸障碍的评定方法及干预措施。
2. 发声（嗓音）障碍的分类及干预。
3. 共鸣障碍的分类及干预方法有哪些？
4. 如何进行构音训练？
5. 简述音韵障碍与构音障碍的差异。

第六章

语言障碍的评定与康复治疗

扫一扫，查阅本章数字资源，含PPT、音视频、图片等

语言是人类社会中约定俗成的符号系统。人们通过应用这些符号达到交流的目的。人们通常采用五个维度来描述语言，这五个维度分别为：语言的形式（音位学、词法、句法）、内容（语义学）、运用（语用学），当这五个维度中任何一个或多个维度出现障碍，则被认为是语言障碍。从临床角度来说，语言障碍常涉及多种语言模式，会影响语言在大脑的加工和产生，因此，语言障碍对患者的生活和工作影响极大，致残率也较高。

第一节 概 述

本节介绍语言障碍的定义、分类，以及一般的治疗原则。

一、语言障碍的定义与分类

（一）定义

美国言语语言听力协会（ASHA，1993）将语言障碍解释为"理解方面和（或）口语、书面语及（或）其他符号系统运用性的损伤称为语言障碍"。语言障碍可能涉及三个方面的障碍：一是语言的形式（音位学、词法和句法）的障碍；二是语言的内容（语义学）的障碍；三是语言的综合交流功能（语用学）的障碍。

（二）分类

临床上，语言障碍主要可分为两大类，即成人语言障碍（以失语症为代表）、儿童语言障碍（以儿童语言发育迟缓为代表）。成人语言障碍多为获得性，即已有语言能力的丧失或受损，表现为听、说、读、写、手势等多通道障碍，其病因主要是脑血管意外（脑梗死或脑出血）、脑外伤等，因损伤了相应的语言中枢而导致语言障碍；儿童语言障碍的病因包括认知局限或智力落后、听力损伤、行为障碍、言语器官的结构畸形及环境剥夺等，儿童语言障碍多表现为发育性语言能力落后，少数是某些疾病（如脑炎等）所致的已有语言能力丧失或受损，即儿童失语症。

1. 失语症 失语症是指由于大脑语言中枢病变造成的后天习得性语言功能受损或丧失。表现为阅读、理解、会话、书写等不同程度的语言交流功能障碍。其常见病因有脑血管病、脑外伤、脑部肿瘤、感染等，其中最常见的病因是脑血管病。本病常见的言语症状包括听理解障碍、口语表达障碍、阅读障碍及书写障碍。根据失语症的发病部位及临床语言障碍表现特征，将其分为皮质性失语和皮质下失语两大类，前者又分为 Broca 失语、Wernicke 失语、传导性失语、完全

性失语、经皮质运动性失语、经皮质感觉性失语、经皮质混合性失语和命名性失语八类；后者又分为丘脑性失语和基底节性失语（表6-1）。

表 6-1　常见失语症类型、病灶及临床特征

失语症类型	病灶部位		临床特征
Broca 失语	左额下回后部		口语表达障碍最为突出。自发语言呈非流畅性、语量少、找词困难、说话费力、电报式言语，严重时呈无言状态；口语理解相对较好，可理解简单词语，但长句及口头指令理解困难；语言复述困难，特别是较长的句子；命名困难，但可接受词头音提示；阅读及书写均不同程度受损。常合并口颜面失用
Wernicke 失语	左颞上回后部		口语的理解障碍尤其突出。言语流畅、大量错语、新造词、杂乱语、语言空洞；复述、命名、阅读、书写都存在障碍，多因听理解障碍所致
传导性失语	左弓状束及缘上回		以复述障碍明显为典型特征。自发言语流畅，在自发言语、命名、复述、阅读均表现为语音错语；文字和语言理解均较好；多伴有书写障碍
完全性失语	左额顶颞叶大片病灶		听、说、读、写所有语言模式均受到严重损害。自发语言极少、刻板语言、理解、命名、复述、阅读、书写均不能。部分患者能说出部分系列语
经皮质运动性失语	左 Broca 区上部		口语呈非流畅、自发语言少，对刺激可做出简单反应；复述保留，存在学语现象，可复述较长的句子，这是与 Broca 失语的最大区别；口语和文字理解较好；命名、阅读、书写均有障碍
经皮质感觉性失语	左颞顶分水岭区		自发言语流畅、错语较多，命名严重障碍，复述保留，存在学语现象；口语和文字理解障碍，可朗读但不理解其意义；听写障碍，与 Wernicke 失语最大的区别在于复述保留
经皮质混合性失语	左分水岭区大片病灶		自发语言严重障碍，口语和文字理解障碍，命名、阅读、书写均有障碍。但复述保留，存在学语现象
命名性失语	左颞顶枕结合区/左颞中回后部		以命名障碍为主的流畅性失语症。口语表达中存在找词困难、缺乏实质词、迂回语，对物品名称、人名等存在严重命名困难，除命名外其他语言功能大部分保留
皮质下失语	丘脑或基底节、内囊		丘脑性失语表现为音量小、语调低，可有语意错误、找词困难；复述正常或轻度障碍；命名障碍明显，但对颜色命名较好，名词、动词、短句的理解较好，但执行口头指令较差；出声读较好，但阅读理解较差；多数有构字障碍和语法结构障碍
			基底节性失语其说话能力介于流畅性和非流畅性之间，被称为中间型。口语理解尚可，对长句有困难；复述总体较好，损伤面积大时可能较差，但恢复较快；名词和颜色命名较好，列名明显障碍，动作描述好，情景描述困难；出声读理解好，但阅读理解差；动作描写障碍突出

2. 儿童语言障碍　儿童语言障碍常分为接受性障碍和表达性障碍两类。接受性语言障碍表现为语言的理解障碍，此类儿童可能无法在数天之内学会正确的语序，或不能执行系列指令，如不能完成"捡起牙刷，在水杯里洗一洗，然后放在纸巾上晾干"这一指令。表达性语言障碍干扰了语言的产生，但其语言的接受性能良好。这类儿童也许能够按要求数出 7 张卡片，也能显示符号 7，但不能说出"这是 7"，且其可能还存在其他的言语或听力性疾病。表达性障碍儿童可能说不出一句话，只能通过身体姿势进行交流；或者他们的词汇量与同龄人相比明显减少，或存在音序或词序错误（如蛋鸡、饭吃等），以及时态和复数形式的误用（如"明天他吃了一块蛋糕"）；儿童也可能存在表达性和接受性的语言混合障碍。

严重的语言障碍肯定会影响儿童的学习成绩和社会发展。语言障碍儿童在交流方面通常表现得消极被动，他们不像同龄的正常儿童那样能主动地发起话题，当他们被提问时，其回答很少提供与主题相关的新信息。语言障碍儿童通常很难被确诊；他们的表现易使人误将他们打上弱智、听力损伤或情绪障碍等残疾类标签。存在口语表达问题的儿童可能同时存在阅读障碍（dyslexia）和书写障碍（dysgraphia）。近年来的研究显示，语言获得能力是阅读能力的基础，例如孩子可能缺乏对单词的理解或者缺乏词汇，导致阅读困难。阅读障碍与书写困难也会互相影响而成为读写障碍，这是学习障碍（learning disabilities）的一种类型。

二、语言障碍的治疗

(一)治疗原则

1. 循序渐进原则　通过语言功能的评定，了解患者的语言基线水平，分析患者残存的语言功能，制订相应的训练计划，逐步提高其语言能力。治疗内容要适合患者的语言、文化水平及兴趣，先易后难，由浅入深，逐步增加任务及刺激量。

2. 个性化原则　治疗前要对不同语言障碍患者进行相应的语言功能评定，如对失语症患者进行失语症评定，儿童语言发育迟缓患者接受 S-S 法评定，并根据语言障碍种类及程度的不同，选择不同的训练重点。

3. 持续性原则　坚持每天训练、反复刺激的原则。只有在语言功能恢复的最佳时期反复地进行刺激、不停地强化训练才能达到最佳效果。但不能操之过急，安排过多或者难度过大的训练内容，易使患者感到疲劳或挫折感而放弃治疗。

4. 综合性原则　从提高患者的听理解力开始，注重口语表达能力的训练，同时需要兼顾"听、说、读、写"四项综合训练。

5. 多样化原则　训练形式要多样化、趣味化。可利用多媒体训练，也可采用音乐治疗、传统中医治疗、绕口令、讲故事、接句子等多种训练形式。此外，还要考虑个人训练与集体训练相结合、医院治疗与家庭训练相配合等。

(二)条件与要求

1. 场所的选择　对于脑血管病急性期或脑外伤患者，在病情许可时，可以在床边进行训练，当患者可以借助轮椅活动时，尽可能到训练室进行训练。训练室一般需要放置按摩床、桌椅及多媒体训练设备（有条件的机构可以配置），儿童训练室宜摆放一些玩具收纳箱。同时要尽量避免视觉和听觉上的干扰，因此，最理想的训练室应有隔音设施。成人治疗的房间不要太大，一般 10 ~15 m² 即可；儿童治疗的房间宜宽敞，一般 20 m² 即可，室内要简洁、安静、光线充足、井然有序，不要摆放与训练无关的器具以免影响患儿的注意力。

2. 训练的形式　原则上以一对一训练为主，可结合集体训练、自主训练、小组训练、家庭训练，以增强训练效果。

（1）个体训练　是语言训练的主要形式，指一名治疗师对应一名患者的一对一训练方式。这种方式利于患者集中注意力、稳定情绪，而且刺激条件容易控制，训练课题针对性强，可及时调整训练方案。但这种训练方式使患者所处的交流环境和交流对象局限且特定，不利于与现实生活的实际情景衔接。

（2）集体训练　又称小组训练，将程度相近的同类型语言障碍患者召集在一起，以小组的形式进行语言训练的方法。其特点是改善患者的社会适应性，减少心理不安，刺激交流欲望，增加康复的信心与希望，也为患者提供一个交流场所，对于改善患者心理、情绪、人际关系障碍等问题起到积极作用。对儿童患者而言，也为他们创设了一种社会化的训练情境，可引导其提高功能性语言的运用水平。

（3）自主训练　指患者经过个人训练以后，能理解语言训练的方法，并根据治疗师的指导在家或病房自己进行语言训练的方法。此方法适用于有强烈的康复欲望，并且具有较好的自我纠正、自我判断、自我控制能力的患者。

（4）家庭训练　指言语治疗师将言语训练的内容与方法介绍给患者家属，并教会家属掌握训练技巧，让家属在家庭中训练患者的治疗形式。此方法可减轻患者的经济负担，提高个人适应家庭生活的能力，有利于长期治疗和巩固治疗效果，但治疗师必须定期上门复查评定、指导调整训练内容。

3. 训练次数和时间　成人应保证每次训练时间为 0.5~1 小时，儿童一般为 20 分钟，住院患者 1 次／日，门诊的患者至少 3 次／周。语言治疗尤其是评定，时间最好安排在上午患者精神状态较好的时候。

4. 训练工具　录音机、录音带或录音笔、节拍器、镜子、秒表、压舌板、喉镜、各种图卡、报刊、书籍、笔纸、常用生活用品等；有条件者可配备电脑语言训练系统。针对儿童患者，宜根据训练设计准备一些玩具，结合游戏开展训练。

5. 注意事项

（1）及早介入　对所有成人语言障碍患者都应强调只要病情稳定，应尽早开展训练；对儿童语言障碍患者应早期发现、早期诊断、早期治疗。

（2）注重反馈　包括两个方面：一是在治疗过程中，患者应对训练课题有反馈，治疗师对患者的反馈也应立即给予反馈，如口头肯定"好、不错、真棒"，或否定"我们再试一试"等；二是在治疗后，治疗师应定期将患者训练的情况反馈给患者本人及其家属；同时应及时了解患者在机构治疗时间外自我训练及家庭训练的情况，并给予合理的指导。

（3）关心患者状态　患者常存在注意力分散、观察力降低、抑郁、焦虑、过分紧张等情况，治疗师要注意与患者说话的方式，及时调整环境。在训练前必须通过询问病史、查阅病历资料等途径详细了解患者的原发病及并发症，在治疗过程中若发现异常，要迅速与临床医生联系及时处理；还要特别注意患者有无疲劳的表情和其他特殊体征；此外，还需谨防意外事故的发生。

（4）确保交流手段　语言是交流的工具，而交流是生活的基本需求。对重症患者来说，首先要用手势、笔谈、交流板等交流工具尽量与患者建立基本的交流，为了保证交流的顺利进行，还应在治疗前详细了解患者的个人情况，如家庭成员、兴趣爱好、性格特点等。此项对失语症患者意义尤其重大。

（5）卫生管理　训练时会经常接触患者的身体和唾液，所以一定要预防各种传染病，手指有伤时要特别注意，训练前后要洗手，训练物品要定期消毒，直接接触患者口腔或皮肤的检查及训练物品，尽量采用一次性用品。治疗室应定期开窗通风，保证空气流通。

第二节　失语症的评定与康复治疗

对失语症患者来说，首先需要解决的问题是对残存的语言功能进行评定，然后根据功能评定结果指导康复治疗。长期以来，失语症评定主要采用分项量表或测验形式的神经心理学检查方法，近年来随着对失语症研究与认识的深入，脑功能影像学技术、神经电生理方法逐渐用于失语症语言能力评定及机制研究。而且，随着 ICF 观念被广泛接受和认同，语言障碍评定的目的也从发现障碍、诊断障碍、制定治疗方案过渡到更加全面的考虑，如语言障碍对其生活质量的影响。

一、失语症的神经影像学与神经生理学评定

（一）失语症的神经影像学表现

1. 失语症的 CT、MRI 表现　人类的语言功能区主要位于左侧大脑半球内，包括颞叶的后上部、相邻的顶叶下部、额叶的下外侧部，以及这些部位间的皮层下联络结构。这个大致呈三角形区域的任何部分损害都可能影响到语言功能。通过 CT、MRI 扫描，往往能够发现病变的部位，并能判断疾病的性质。

（1）Broca 失语　在影像学检查时常发现优势半球中央前回下部、额下回后 1/3 处（Brodmann44、45 区）异常信号（图 6-1a）。

（2）Wernicke 失语　在影像学检查时常发现优势半球颞上回后部（Brodmann22、40 区）异常信号（图 6-1b）。

（3）传导性失语（conduction aphasia）　在影像学检查时常发现优势半球缘上回或者深部白质内的弓状纤维病变（图 6-1c）。

（4）经皮质性失语（transcortical aphasia）　病灶多位于分水岭区域。包括：经皮质运动性失语（transcortical motor aphasia），在影像学检查时常发现优势半球 Broca 区的前、上部病变；经皮质感觉性失语（transcortical sensory aphasia），在影像学检查时常发现优势半球颞、顶叶分水岭区病变（图 6-1d）；经皮质混合性失语（mixed transcortical aphasia），在影像学检查时常发现优势半球分水岭区病变，病灶较大。

（5）命名性失语（anomic aphasia）　在影像学检查时常发现优势半球颞中回后部或颞枕交界区病变（图 6-1e）。

（6）皮质下失语　在影像学检查时常发现优势半球丘脑区、基底节区病变（图 6-1f）。

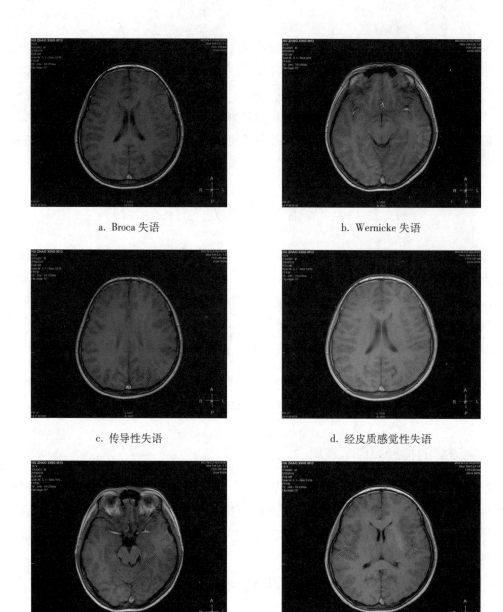

a. Broca 失语

b. Wernicke 失语

c. 传导性失语

d. 经皮质感觉性失语

e. 命名性失语

f. 皮质下失语

图 6-1　不同类型失语症的影像解剖示意图

2. 脑功能性磁共振成像（functional MRI，fMRI）　语言功能的神经影像学检测主要利用 fMRI 技术，当大脑皮质某些区域被语言任务激活时，局部皮质兴奋区血流量增加，而局部脑耗氧量增加不明显，这种局部氧耗量和脑血流量失匹配性可导致局部磁场改变而形成相应的图像。当给予患者语言输入（听觉或视觉输入）和语言输出（指文字、说话等）等语言任务刺激时，患者的相应脑区被激活，引起磁共振信号的改变，即可获取功能区的成像图，得到相应的语言脑功能区定位。fMRI 应用领域包括：①fMRI 可以检测出不同的语言任务在人脑中的功能定位。如给予 Broca 失语的患者听理解任务刺激，fMRI 显示患者听理解区域被激活；给予言语表达任务刺激，Broca 区（病灶区）则不被激活。②fMRI 可应用于语言功能恢复的脑结构和功能改变的研究，探讨语言功能康复的机制。在对一例纯失读患者语言功能康复过程 fMRI 检测时，发现在康复前右侧外侧裂区有激活，而且脑激活涉及区域多。康复治疗后，fMRI 显示激活区域减少，而且以左侧外侧裂为主，由此推测阅读功能损伤后的早期阅读需较多大脑功能区域的协助完成，其他区域的激活补偿损伤区域的功能，康复治疗后主要依赖原有语言功能区的功能重建，康复后大脑各功能区重新返回原有布局（图6-2）。③fMR1还可应用于语言功能区附近肿瘤的术前定位，通过设计受损语言功能的刺激，呈现刺激激活相关脑区，可更精确地显示肿瘤语言功能区的关系，指导最佳手术路径，避免对语言区功能的进一步损害，有利于术后语言功能的恢复。

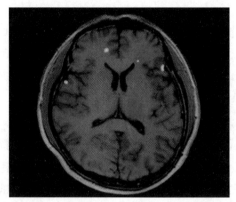 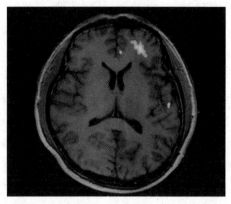

a. 治疗前：右外侧裂区可见激活，脑激活涉及区域多　　　b. 治疗后：左外侧裂区激活明显，脑激活涉及区域少

图6-2　失语症患者康复治疗前及治疗后fMRI变化

3. 放射性核素检查

（1）单光子发射计算机断层脑显像（single photon emission computed tomography，SPECT）SPECT是利用发射γ光子核素成像的放射性核素断层显像技术。该技术可以了解脑血流和脑代谢，对失语症及脑生理功能的研究有重要的价值。与CT、MRI相比，脑SPECT血流灌注检查不仅能反映脑结构的变化，亦能反映脑功能的变化。SPECT脑血流灌注显像检查对失语症患者Broca区和Wernicke区的异常病损检出率明显高于CT、MRI检查的异常检出率，它与临床WAB（临床失语症评定）评定结果相似。

（2）正电子发射断层扫描（positron emission tomography，PET）　　PET是目前唯一可在活体上显示生物分子代谢、受体及神经介质活动的新型影像技术，现已广泛用于多种疾病的诊断、疗效评价、脏器功能研究和新药开发等方面。检查方法是将某种生物生命代谢中必需的物质（葡萄糖、蛋白质、核酸、脂肪酸等）标记上短寿命的放射性核素（18F、11C等），注入人体后，通过对于该物质的代谢聚集，反映生命代谢活动的情况，能在分子水平提供有关脏器及其病变的功能信息。PET可用于认知、语言功能的研究，可以判断失语症患者语言功能区的功能状况。有研究提示左颞极与提取人名的缺损有关，左颞下前部与命名动物的障碍有关，而左颞下叶后外侧部及外侧颞-顶-枕结合部与提取工具名的障碍有关。

（二）失语症的神经生理学表现

1. 事件相关电位（event related potentials，ERPs）

（1）N400　是ERPs中一个重要的内源性成分，是指在400 ms潜伏期附近有一负相的事件相关电位波。N400具有反映认知和语言加工相关过程功能，其异常可先于行为表现，是检查早期行为异常的手段，很多外国学者将N400应用于语言认知研究，并广泛运用于脑性语言障碍性疾病中，如精神分裂、帕金森综合征、失语症的研究。N400可以敏感地反映失语症患者词汇、语义加工过程中的缺陷，如对于Broca失语患者使用听通道呈现词对，当启动词与目标词无语义相关时，失语患者N400的潜伏期则延长；且听先后呈现的成对单词，若两个词的词义相关，则后一个词诱发的N400较小；若两个词的词义无关，则后一个词诱发的N400较大。这说明Broca

区损伤时脑对语言仍有加工，仅仅是无法表达出来。对 Wernicke 失语患者来说，无论成对的两个单词是否相关，所诱发的 N400 没有差异。这说明 Wernicke 区损伤使大脑对这些单词的加工受到损伤，表现出患者不理解单词的意义，而无法完成语言的交流。此外，N400 的研究还可提示脑损伤的功能代偿的发生机制，还可以用 N400 衡量左右半球语言加工开始的早晚时间与加工程度深浅定量，这些检测对康复设计有帮助。

（2）LAN 和 P600　是从头皮电极记录到的与句法加工有关的两种 ERPs 成分。LAN（left anterior negativity）是一种较早出现的负波，P600 是一种较晚出现的正波。有研究显示 LAN 负波不同于 N400，其峰值更靠前。它一般在刺激 300~500 ms 后出现，并且左半球的 LAN 大于右半球，与句法干扰有关。但这一负波有时在 100~300 ms 这一更早的时间窗出现，目前认为这一 ERPs 成分属于早期 LAN 效应（early left anterior negativity，ELAN），反映了早期句法加工过程，与词分类干扰有关。P600 是出现在 500~1000 ms 的晚期正向波，与直接句法干扰和句法的非特指结构相关。这两种成分反映了句法分析加工的不同阶段。对 Broca 失语患者进行主谓一致性违反的听觉 ERPs 研究，受试者的作业是听耳机内的句法正常或主谓一致性违反的句子，三组受试者分别是 Broca 失语患者、右半球损害无失语者和健康对照组。结果发现：健康对照组存在 P600 效应，右半球损害无失语者的 ERPs 表现基本类似于健康人，而 Broca 失语患者基本无上述的表现，其 P600 异常的程度与患者对句子的理解力有关。

2. 脑磁图（magneto encephalography，MEG）　MEG 是通过非侵入性测量微弱的脑磁场信号来研究脑功能的图像技术，其时间分辨率为毫秒数量级，空间分辨率可达 1~2 mm。与其他脑功能成像技术相比，MEG 提供了脑生理活动反应的最佳空间灵敏度和时间灵敏度的平衡。

MEG 已开始应用于语言认知的研究，比如大脑语言中枢的定侧定位，尤其是颞叶语言区域的测定。无创性大脑语言中枢定位检查中，MEG 达毫秒级的时间分辨率优于 fMRI，且与有创性检查吻合率高。有研究显示，在确定大脑语言优势侧和感觉性语言功能区时，MEG 与术中皮质电刺激结果很吻合。从而证实 MEG 在确定语言优势侧及颞叶语言中枢位置的可信度很高。

二、失语症的量表评定

评定量表是失语症评定的主要工具。研究者根据失语症的特点编制了一系列评定量表，用于评定失语症的各个维度。其形式多样，有标准化的评定量表，有开放式自我报告法，有等级评定量表等。这些评定量表按照评定的方式分类，分为标准化评定和非标准化评定两种。

（一）失语症量表的评定原则和注意事项

1. 在正式评定前向患者详细讲解评定目的和要求，取得理解和配合，并使患者放松，提高患者的参与兴趣。

2. 每一亚项的指导语都应明确，若患者无法理解，检查者需运用书写、肢体语言等方法帮助其理解评定要求，评定者也可以做示范。

3. 为防止患者出现紧张和焦虑情绪，评定者最好在患者回答或反应结束后再记录相应结果，而非一边听一边记录。

4. 在评定过程中，检查者应以观察和记录为主，不要试图干涉或纠正患者错误的回答或反应。

5. 记录反应，可借助录音和复读设备。

6. 在评定过程中，除目标刺激外，不应出现其他刺激形式。

7. 若患者连续无法完成若干道较简单的测试题，则该部分测试停止（每个量表不同）。

8. 若患者疲劳或极端不配合，可以分成几次完成。

（二）失语症量表的评定流程

失语症量表的评定流程，如图 6-3 所示。

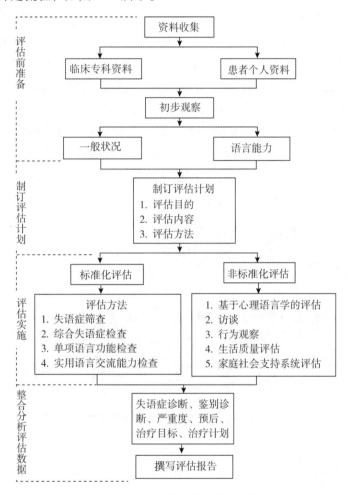

图 6-3　失语症量表的评定流程图

（三）失语症的标准化评定

标准化评定（standardization evaluation）是指具有标准参考值，以及评定实施和评分方法的详细规则，且具有代表性、同质性的一组测验。标准化评定因其测量内容较广泛，语言能力评定更加完善，确保信度和效度，具有更高的客观性；能够确定障碍是否存在及特定障碍的范围；可以提供百分等级、标准分、T 分数等量化指标，可与正常人和患者进行对照等优势，因此常被语言治疗师优先使用。但评定所需时间较多；虽然能够明确诊断和障碍程度，但在评定患者语言功能问题和设定康复目标时不够具体，对实施何种语言康复治疗措施的指导性不强。

标准化评定的方法有筛查或粗查、综合评定、单项语言能力测试及实用性语言交流能力检查；此外，还有对双语失语症患者（如汉-英、汉-日、汉-维、普通话-粤语等）的双语失语症检查法。现介绍常用的几种方法。

1. 西方失语成套测验（western aphasia battery，WAB）　WAB 是 Kertesz 1982 年参考波士顿诊断性失语症检查法（Boston diagnostic aphasia examination，BDAE）编制的缩短版。WAB 包

括：①自发言语：以对话及图片叙述的形式检测患者自发言语的信息量、流畅度及语法能力等。②听理解：回答是非题；听词辨认，即指出所听单词对应物体、图片或躯体部位等；执行口头指令等。③复述字、词、句及数字等。④命名：物体命名，即说出实物的名称；列名，即1分钟内说出动物的名称；以名称完成（填充）句子；反应命名，即以名称应答。⑤阅读：理解句子并选择填空；朗读并执行文字指令；词-物（图）匹配；字母辨别等。⑥书写：按要求书写（姓名、地址）；书写表达情景画（图6-4）；听写词句、数字、字母；抄写等。⑦相关认知功能：运用能力；结构能力、视空间能力和计算能力；Raven彩色推理测验。（图6-4，图6-5）

通过上述7项的前4项检查结果（5个评分项目，包括信息量、流畅度、听理解、复述和命名，每项满分10分，共50分）的得分乘以2可求出失语商（aphasia quotient，AQ），反映口语障碍程度和失语症的严重程度，若AQ<93.8可诊断为失语症；并以流畅度、听理解、复述的评定结果诊断出失语症类型（图6-5）。通过上述7项的后3项检查（阅读、书写、相关认知功能）求出操作商（performance quotient，PQ），可反映大脑的非口语功能。综合各项结果求出大脑皮质商（cortical quotient，CQ），可反映大脑认知功能全貌。

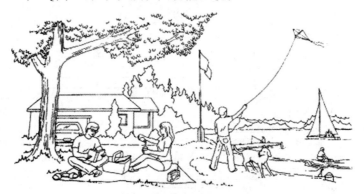

图6-4 自发言语评定所用的情景图

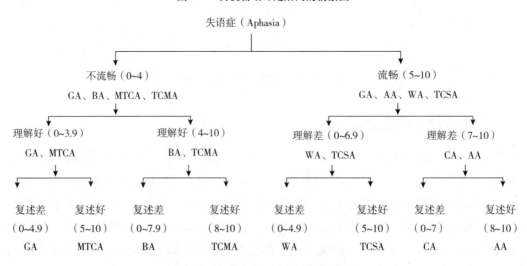

图6-5 WAB确定失语症类型的步骤

2. 汉语失语症成套测验（aphasia battery of Chinese，ABC） ABC检查法是由北京大学医学部（原北京医科大学）神经心理研究室参考西方失语成套测验结合国情编制。ABC由会话、理解、复述、命名、阅读、书写、结构与视空间、运用、计算、失语症总结十大项目组成，于1988年开始用于临床。此检查法按规范化要求制定统一指导语、统一评分标准、统一图片及文字卡片及统一失语症分类标准。其内容以国内常见词、句为主，适量选择使用频率较少的词、句，无罕见词及疑难句。

3. Token 测验　要求患者根据不同难度或步骤的指令去完成对于两种形状（圆形和方形）、两种尺寸（大和小）、五种颜色（红、绿、黄、白、黑）共 20 个硬质薄片（类似代币）的操作。20 个薄片被水平排列成 4 排，顺序为大圆形、大方形、小圆形、小方形，颜色随意或按固定顺序排列。测验从最简单的指令开始（"指一下红的"），然后进入包含有两个和三个属性的指令（"指一下小的黄色的圆形"），最后是更复杂的包含不同的动词、介词或副词的复合句指令（"把红色圆形放在黄色方形和绿色方形之间"）。

4. 日常生活交流能力检查（communicative ability in daily living，CADL）　CADL 是由 Holland 在 1980 年编制，由 68 项接近实际生活的每日言语活动组成，表明失语症患者实用性交流技能。如恰当的问候，介绍自己的姓名、地址、年龄，明确表示是或不是，反问，定量服药，买车票等。

5. 北京大学医学部（原北京医科大学）失语症评定简表　该简易量表主要从交谈、复述、理解、命名、阅读理解、书写六大方面针对失语症患者语言功能进行评定，操作较为方便，比较适合康复医师筛选失语症患者时使用。经过评定获得患者听、说、读、写等语言能力的信息后参照图 6-5，可大致推断失语症类型。若精确判断则需采用成套量表评定。

此外，国内常用的失语症综合评定量表还有失语症汉语评测法和汉语标准失语症检查。前者是由河北省人民医院以国外通用的 BDAE 为依据，充分考虑到汉语语言的特点而编制；后者是中国康复研究中心听力语言科以日本的 SLTA 为基础，同时借鉴国外有影响的失语症评定量表的优点，按照汉语的语言特点和中国人的文化习惯所编制，亦称中国康复研究中心失语症检查法。

（四）失语症的非标准化评定

非标准化评定的编制和使用不遵循严格的标准化程序，评定资料和评定方法都未做严格要求，如治疗师自编的语言评定测验等都属于非标准化测验。非标准评定虽然结论不一定非常可靠、完整，但其形式灵活、简单易行，有广泛的适用性。标准化评定和非标准化评定可以有机结合起来运用，以标准评定为主，将非标准评定作为标准评定的事先准备和必要的补充。同时与国际通用的关于疾病和健康状态的分类系统《国际功能、残疾和健康分类》（international classification of functioning, disability, and health, ICFDH）相呼应。

失语症的非标准化评定方法有基于心理语言学的评定、访谈、行为观察、生活质量评定和家庭社会支持系统评定等。因篇幅所限本节仅对基于心理语言学的评定方法进行介绍。随着语言认知理论的不断发展与完善、认知神经心理学（cognitive neuropsychology，CNP）个案研究技术和功能影像技术、神经电生理技术的发展，国际上对失语症的认识已经远远超出了经典分类的范畴，对语言功能的诊断已经不是模糊分类（如感觉性失语、运动性失语等），而是功能模块化。通过使用 CNP 方法发展起来的语言加工模型，认为人的语言以模块化处理的方式组织，而且语言加工模型是由多个模块组成，每个模块有各自的功能，它不仅存储信息而且不同的语言信息通过不同的通路进行加工，脑损伤可以选择性地破坏一些模块，而其他模块不受影响。这种方法解释了失语症临床症状产生的原因，以确定失语症患者的正常模块和功能受损模块，治疗师对受损模块进行处理，包括恰当的再存储或补偿，从而改善失语症患者的言语功能，有助于制订更具有针对性的语言治疗计划。

目前国内应用最多的基于心理语言学的失语症评估方法是 PACA。在 PACA 中听理解障碍的语言加工受损水平涉及若干加工阶段，如词汇听理解涉及听觉分析（对语音进行辨别）→语音输入缓冲器（对输入的语音进行暂时的存储）→语音输入词典（将输入的音节/音段与记忆存储的音节相比较，确定两种音节/音段是否匹配）→语义通达（从语音输入词典到语义认知系统）→语义认知（存储着词汇意义方面的信息）等多个模块。

1. 听觉分析 语音分析是听理解加工的早期阶段。PACA 使用的语音分析测验包括：①声母（d-t）、韵母（a-o）、声调（nl-n2）听辨别，即根据听到的语音判断这两个语音是相同还是不同，如/p/与/b/、/d/与/t/、/s/与/z/、/n1/与/n4/等，属于评价音位和声调确认任务。②最小差异听字—指图属于单音节任务，是要求患者根据听到的词指出相应的图，图中设置语音干扰图、声调干扰图、语义干扰图和无关干扰图，如听词是炮，语音干扰图是帽，声调干扰图是袍，语义干扰图是枪，无关干扰图是椅子等。③此外，还有最小差异单字听判断，如十—师、栽—塞、很—肯等，以及最小差异单字听—视判断也属于单音节任务。

2. 语音输入缓冲器 是在语音到达时延迟加工，对语音进行暂时的存储，否则当下一个音节到达时，前面的语音就会消失，它提供至少 2 秒钟的加工词。该缓冲器对存储字词的长度有一定限度，同时为了避免词汇语义对语音输入缓冲器的影响，选用了听觉数字广度匹配，如 58-58、3279-3279、4179386-4179386 等。

3. 语音输入词典 该模块将听到的音位信息和声调信息与过去储存在记忆中的音位性印迹的词汇表征相对照，然后确定两种音位或音节是否匹配，最后做出决定。该模块受损时，患者不能将真词与非词进行辨别，因此该模块的检查项目是真词、非词听判断，如箱钉、鞭炮和子梳等。

4. 语义认知系统 语义认知是指一定的音位组合与一定的概念意义间的相互联系。当字音不能到达语义认知系统，即从语音输入心理词典到达语义认知的联系中断，患者不能理解词义，出现听输入的词—图匹配困难，表现为患者不能理解他们能复述的字词，但却能在听写时书写字词，且能够理解书写的字词，即无理解的复述能力和有理解的阅读能力。该模块的检查项目包括听词—指图、同类词判断（米饭—沙堆、树—草）、同义词判断（刀子—匕首、梅花—葵花）、听词—图联系（大海—小船、汽车，信封—邮票、钱）和语义知识（青蛙、风筝）。

综上所述，通过 PACA 可以确定患者的听理解障碍是由语音分析缺陷造成，还是由语音输入缓冲系统、语音输入词典或语义认知系统导致。当一个患者环境声音识别缺陷时，如果患者语义系统正常，可以确定该患者的环境声音识别缺陷是由声音识别造成，而不是语义缺陷造成的。如果视觉词—图匹配结果正常，表明语义系统完好，而听觉词—图匹配成绩较差，表明在听觉通路语义系统加工前就已存在损害。患者在语音识别和最小差异听字—指图测验成绩较差，表明语音分析阶段严重损害，因而造成后续加工不能正常进行。

（五）BDAE 失语症严重程度分级

0 级：无有意义的言语或听觉理解能力。

1 级：言语交流中有不连续的言语表达，但大部分需要听者去推测、询问和猜测。可交流的信息范围有限，听者在言语交流中感到困难。

2 级：在听者的帮助下，可进行熟悉话题的交谈。但对陌生话题常常不能表达出自己的思想，使患者与检查者都感到进行言语交流有困难。

3 级：在仅需要少量帮助或无帮助下，患者可以讨论几乎所有的日常话题。但由于言语表达和（或）理解能力的减弱，使某些谈话出现困难或不大可能。

4 级：言语流利，但可观察到有理解障碍，思想和言语表达尚无明显限制。

5 级：有极少的可分辨得出的言语障碍，患者主观上感到有点困难，但听者不一定能明显觉察到。

三、失语症的鉴别诊断

如果因先天或幼年疾病使语言未能获得建立，就无所谓丧失，他们的语言功能虽有障碍，但不能称为失语症。由意识障碍如昏迷、谵妄、朦胧等状态，以及精神症状如缄默、违拗等，普通的智力减退所导致的语言障碍也不属于失语症。周围感觉及运动器官的障碍如视听觉严重障碍、肢体运动障碍、构音器官麻痹所导致的听语及阅读困难、书写困难及语音问题均不属于失语症范畴。此外，失语症也不包括知觉、学习和记忆障碍，除非它们特别侵犯了语言符号。失语症也须与言语失用相鉴别。言语失用是不能执行自主运动进行发音和言语活动，而且这种异常是不能用言语的肌肉麻痹、减弱或不协调来解释的一种运动性言语障碍，或者说是一种运动程序障碍；单独发病时患者通常的听、阅读及书写能力均正常；临床上言语失用症常常伴随运动性失语如Broca 失语症的发生。

四、失语症的康复治疗

失语症的康复治疗主要有两种基本的治疗模式：基于障碍的治疗模式（impairment based）和基于社会参与的治疗模式（life-participation based）。前者是一种直接干预模式，即治疗师针对言语语言障碍症状提供一对一治疗的模式，治疗是为了促进特定功能恢复、功能代偿或两者兼而有之。ICF 模型在康复领域中广泛应用，其治疗的核心目标是促进患者个体交流沟通功能的康复。基于障碍的直接治疗模式也逐渐转向同基于社会生活参与的间接治疗模式相结合。目前国内主要采用基于障碍的治疗模式。

（一）失语症的基础治疗

失语症的基础治疗方法按治疗目标可分为两大类：一类以改善语言功能为目的，包括 Schuell 刺激法、阻断去除法、旋律语调治疗；另一类以改善日常生活交流能力为目的，包括交流效果促进法、代偿手段训练。

1. 刺激促进法（stimulation-facilitation）　由 Schuell、Wepman 等言语治疗先驱提出，是自20 世纪以来应用最广泛的方法之一，是多种失语症治疗方法的基础，又被称为 Schuell 刺激疗法，是对损害的语言符号系统应用强的、控制下的听觉刺激为基础，最大限度地促进失语症患者的语言功能的恢复。

（1）原则　Schuell 刺激疗法的原则，可以归纳为以下 6 条，如表6-2 所示。

表 6-2　Schuell 刺激疗法的原则

刺激原理	说明
利用强的听觉刺激	是刺激法的基础，因为听觉模式在语言过程中居于首位，而且听觉模式的障碍在失语症中也很突出
适当的语言刺激	采用的刺激必须能输入大脑，因此，要根据失语症的类型和程度，选用适当的控制下的刺激。难度上要使患者感到有一定难度但尚能完成为宜
多途径的语言刺激	多途径输入，如给予听刺激的同时给予视、触、嗅等刺激（如实物），可以相互促进效果
反复使用感觉刺激	一次刺激得不到正确反应时，反复刺激可以提高患者的反应性

续表

刺激原理	说明
刺激应引出反应	一项刺激应引出一个反应，这是评定刺激是否恰当的唯一方法，它能提供重要的反馈而使治疗师能调整下一步的刺激
正确反应需强化，错误反应矫正刺激	当患者对刺激反应正确时，要鼓励和肯定（正强化）。得不到正确反应的原因多是刺激方式不当或不充分，需矫正刺激

（2）治疗形式　由治疗者根据患者的失语类型、严重程度、主要缺陷等情况，以治疗前选择好的刺激（靶刺激）中的 10~30 个组成一个作业，治疗过程由治疗者的刺激（stimulus，S）、患者的反应（response，R）和治疗者对患者反应的反馈（feedback，FB）构成 S-R-FB 链。

（3）治疗策略　①刺激条件：一般而言，针对较严重的失语症患者所采用的刺激应较强，如增加相同刺激的次数，同时采用多感官刺激法，如听觉、视觉和触觉刺激相结合，且采用文字、图片、手势等多种线索；刺激的内容及形式宜简单，如首选生活常见名词类、二选一的形式等；针对轻、中度的失语症患者以听觉刺激为主，训练任务难度可以增加，包括增加理解内容的长度、多选一等训练方法。②刺激提示：患者接受刺激后如果数秒没有反应或出现错误时可以进行提示。重症患者提示项目包括描述、手势、词头音等，轻症患者用单一提示即可。③反应评价：治疗中不同患者对刺激的反应会有所不同。正确反应：按时正确回答、延迟反应和自我更正，均记为"+"；误答：不符合设定标准的反应为误答，以"-"表示。连续无反应或误答要考虑预先设定的课题难度是否适合患者的水平，应下降一个等级进行治疗。治疗课题连续 3 次正答率大于80% 时，即可升级治疗课题。④反馈：正确使用行为干预策略，对加速失语症患者的康复有重要意义。当患者对刺激做出准确反应时，对其表示肯定或奖励称正强化，正强化可提高患者的兴趣，增强其信心；当患者误答时及时给予纠正。

2. 阻滞去除法（deblocking）　该法是由 Weigl E 和 Bierwisch 于 1970 年提出的。他们主张失语症患者基本保留了语言能力，而语言的运用能力存在障碍，通过训练可使患者重新获得语言运用能力。去阻滞是在刺激受损较重的功能区之前，先刺激受损相对较轻的功能区，这种促进性"引导"可在长期记忆区激起兴奋的自动扩散，使受损相对较重的部分易于发生反应。此法一般与 Schuell 刺激法结合使用。可将未受阻断的语言形式作为"前刺激"，引出有语义关联的另一语言形式的正确反应，而使"阻断"去除。例如 Wernicke 失语患者的听理解损伤较重，训练时可先刺激阅读中枢，即通过"看"来去除"听"受到的阻滞。

3. 旋律语调疗法（melodic intonation therapy，MIT）　MIT 适用于优势半球损伤后表达困难，而理解相对好的患者，利用非优势半球的音乐韵律功能来代偿。选择合适的言语资料，将言语"谱"成可以吟诵的句子，教患者以唱一句单调歌的形式吟诵。具体的方法是：治疗师用手在桌上拍出"歌"的节律，并按此节律吟诵句子，患者逐渐加入，当患者与治疗师一起吟诵成功后，治疗师逐步撤出。然后将吟诵形式改变为说歌（spoken song）的形式，节律和重音不变，但用变化的音调代替比较恒定的音调，起初也是治疗师和患者一同"说"，待患者能独立后，治疗师逐步撤出。之后用连续接近法，将反应向正常韵律成型，最后让患者以回答问题的方式产生靶句，学会一些句子后再换新句子。

4. 交流效果促进法（promoting aphasics communication effectiveness，PACE）　这是促进实用交流能力的主要训练方法，由 Davis 和 Wilcox 创立，是目前在国际上得到公认的促进实用交流的常用训练方法之一。适合于各种类型和程度的言语障碍者。

（1）治疗原则　如表 6-3 所示。

表 6-3　交流效果促进法的原则

原则	方法
交换新的未知信息	要求交流双方未知的信息。如利用多张信息卡，患者和治疗者随机抽卡，然后尝试将卡上的信息传递给对方
自由选择交流手段	不限口语，还包括书面语、手势、绘画等
平等交换会话责任	会话任务在双方间交替进行，交流的形式要尽可能相同
根据信息传递的成功程度进行反馈	患者作为表达者，治疗者作为接受者时，根据患者的理解程度给予适当的反馈，促进患者表达方式的修正和发展

（2）操作方法　将一叠图片正面向下扣置于桌上，治疗师与患者交替摸取不让对方看见自己手中图片的内容。然后运用各种表达方式（如呼名、描述语、手势语、指物、绘画等信息）传递给对方。接收者通过重复确认、猜测、反复质问等方式进行适当反馈，治疗师可根据患者的能力提供适当的示范。

5. 功能性交际治疗方法（functional communication therapy，FCP）　该方法侧重于日常的交往活动和信息交流，目的是将患者由封闭式治疗室逐渐转移到室外或社会环境中去，充分利用各种沟通形式和任何未受损的能力（如书写、姿势、口语）来加强沟通效果。

6. 非语言交流方式的代偿　重度失语症患者的口语及书面语的障碍，严重影响了语言交流活动，使他们不得不将非语言交流方式作为最主要的代偿手段。因此，非语言交流技能的训练就显得更为迫切，以达到促进实用交流能力的目的。但应注意，较多失语症患者的非语言功能，也同样受到不同程度的损害，因此，代偿手段的获得并非易事。

（1）**手势语的训练**　手势语不单指手的动作，还应包括头及四肢的动作。对于经过训练已经无望恢复实用性口语能力的失语症患者，可考虑进行手势语的训练。训练可以从常用手势（点头、摇头表示是或不是；指物表示等）入手，强化手势的应用；然后治疗师示范手势语。令患者模仿，再进行图与物的对应练习，进而让患者用手势语对提问进行应答，以求手势语的确立。

（2）**交流板/交流册的训练**　适用于用口语及书面表达进行实用交流很困难的患者，但有文字及图画的认识能力。内容包括日常生活用品与动作的图画，也可以由一些照片或从刊物上剪裁的照片组成。应根据患者的需要与不同的交流环境设计交流板。对有阅读能力的患者，可以在交流板上补充一些文字。

（3）**画图训练**　此方法对有重度语言障碍但保留一定绘画能力的患者可能有效。训练前，可以先进行画人体的器官、主要部位、漫画理解等检查。训练中，应鼓励并用其他的传递手段，如图画加手势、加单字词的口语、加文字等。

（4）**辅助沟通系统（augmentative and alternative communication，AAC）**　AAC 是利用手势、图片和符号等方式，将沟通障碍患者的信息传递给他人，实现与人交流功能的辅助技术。美国言语语言听力协会（ASHA）指出 AAC 系统是一个综合体系，包括提高沟通交流所使用的符号、提供的帮助、沟通策略和所用沟通技术。根据是否借助身体以外的设备进行补偿，AAC 分为两类：无专用设备的辅助沟通系统和有专用设备的辅助沟通系统。无专用设备的辅助沟通系统指不需要任何形式的外部沟通设备就可表达沟通交流，如手语、面部表情、手势等。有专用设备的辅助沟通系统指沟通时需要借助外部沟通设备，这些设备通常用于存储和显示沟通符号，如图片系统、发音装置、高科技辅助代偿仪器（触按说话器、环境控制系统）等。AAC 在语言障碍中的应用越来越广。对获得性语言障碍来说，AAC 不仅是一种交流替代工具，国外有大量的研究表明使用AAC 可以促进语言能力的恢复。当然，AAC 的成功应用也涉及一整套复杂的评定及训练技术，在临床应用中也需要慎重。

（二）失语症的对症治疗

针对失语症患者不同的语言障碍模式（听、说、读、写障碍）和严重程度采用相应的治疗方法。（表6-4）

表6-4 不同语言障碍模式和严重程度的训练课题

言语症状	障碍程度	训练课题
听理解	重度	词音、图画、词匹配，是、非反应
	中度	听短句回答是或非，判断正误，执行口头命令
	轻度	在中度的基础上，选用的句子和文章更长，内容更复杂
言语表达	重度	复述（音节、单词、系列语），称呼（日常用词、动词命名、读单音节词）
	中度	复述（短文）、读短文、称呼、动作描述（情景画、漫画说明）
	轻度	事物的描述，日常交流
阅读理解	重度	字、图或词、图匹配（日常物品），简单动作
	中度	情景画、动作、句子、文章配合，执行简单的文字指令，读短文回答问题
	轻度	执行复杂的文字指令，读文章后回答问题
书写	重度	临摹、抄写、听写（日常生活用品单词）
	中度	听写（单词、短文），书写说明
	轻度	听写（长文章），描述性书写、日记、信件
计算	重度	简单的加减计算及乘除计算（一位数）
	中度	进位加法、退位减法、简单的乘除
	轻度	复杂的加减乘除

（三）常见失语症的治疗

1. Broca 失语的治疗

（1）表达的训练 ①言语表达技能训练：表达障碍的患者因存在言语声音的收集功能低下，应再建言语表达技能。方法是通过教会患者单个的韵母、声母，再把声母和韵母组成单词，最后组成句子。在训练时，可以先教会患者最易看见的声母如双唇音/b/、/p/、/m/和张口元音"/a/"，治疗师可以用发音的口型动作提示，有时可以用辅助的手法帮助患者将音发准确，也可以使用镜子利用视觉反馈进行训练；还可以利用患者随机产生的声音协助发出更多的音，比如患者会说"笔"，可利用此表现让患者看毛笔的图片配合用夸张并减慢发音速度的口型引导患者发出"毛笔"这个词。②发音灵活度的改善：对于发音缓慢费力的患者，可以让其反复练习发音，如发"/pa/、/pa/、/pa/"，"/ta/、/ta/、/ta/"，"/ka/、/ka/、/ka/"，然后过渡到发"/pa/、/ta/、/ka/"，反复练习。③利用自动性语言训练：让患者数数由1~21，逐日增加，每日必须掌握规定的数字，不宜过快过多增加，每日只宜增加3~5个数字；完成病前患者熟悉的诗歌，如唐诗等。④命名训练和找词困难的训练：命名障碍是非流利型失语一种极为常见的症状，开始时可给予音素提示，上下文提示或功能描述，找出名字后可给予简单的复述或大声地朗读以强化，一旦达到准确，就要让患者提高反应的速度。例如，患者对出示电话的图片或实物不能命名，可对他提示说："您如果在医院有其他事情要跟家人说，你可以给您太太打个……"经过几次的提示，最终患者说出了"电话"这个词；也还可以用一个口型或词头音引导患者命名，还可以说出几个词，让患者选择。⑤描述图画：图画依所需反应的长度和复杂性来选择，如开始时，可选用需用运动员跑步等人物加动作（主谓）的句子来描述的画，进一步采用需用人物+动作+名词（主谓宾）的句子来描述的画。之后可用零散放置的印刷好的词，让患者将它们排列成描写图画的句子，让他辨认正确与错误及改正错误。此外，还可以给患者一幅画和一张动词卡，然后让患者用此动词做出描述图画的句子。⑥语法结构的训练：可以利用再教的方法，例如，开始教主、谓、宾结构，然后再教形容词和副词、介词、连词；也可以用表示动作的句子进行训练，例如"妈妈打开门"应用这类句子是由于这类句子最容易被正常人和失语症患者理解；还可以采用"冲破阻滞"法，即用几个句子并增加句子语法的复杂性如"妈妈缝衣服""妈妈一边缝衣服一边看电视""妈妈一边缝衣服一边看着精彩的电视节目""昨天晚上，妈妈一边缝衣服一边看着精彩的电视节目"等。

（2）复述训练　根据患者复述障碍的程度选择训练方法，如直接复述、看图或实物复述、重复复述、延迟复述等。治疗时可以借鉴表达训练的方法，充分利用视觉、触觉和听觉等线索，如用压舌板辅助患者的唇舌运动协助患者准确发音；可采用面对镜子、手势表达的方法进行训练；也可以利用患者随机产生的声音诱导发出更多的音，如患者会说"笔"，就让患者看铅笔的图片，并用夸张口型减慢语速引导患者发"铅笔"；另外，旋律吟诵治疗（MIT）对于促进患者的复述能力有较好效果。

（3）理解的训练　这种患者听理解虽非主要障碍，但也经常出现问题，改善的训练方法：是让患者根据较复杂的说明指出画中相应的内容；执行较复杂的指示，特别是含有空间关系的指示；修改描述图画时表达有错误的句子等。

（4）持续现象（perseveration）的训练　持续现象是指脑损伤患者表现出的僵化固执、连续重复的症状，该症状常出现在命名、书写等多个领域，严重影响患者的语言认知功能。如令患者命名"牛奶"，然后让患者命名"面包"，但患者仍然说"牛奶、牛奶、牛奶"。此时需要提高患者的命名能力，采用的基本策略有：①解释，告诉患者存在持续现象，需要采用措施克服；②分散患者的注意力，每次尝试用个新词，或共同参与搭积木游戏；③通过听觉和视觉途径提醒患者，将欲习得词写在纸上，反复视觉和听觉强化；④控制表达的节奏（每个项目之间至少间隔5秒）。

（5）交流训练　重点采用交流效果促进法（PACE）、功能性交际治疗方法（FCP）进行训练，旨在整体改善患者的生活交流能力。对于存在极严重表达障碍的Broca失语患者，可以采用代偿交流的方法，如手势语的训练、交流板的应用等。

2. Wernicke失语的治疗

（1）听觉理解训练　遵循由易至难、逐步递进的原则进行训练，训练内容包括系列指点：如"指杯子和房子""指杯子、房子和树""指杯子、房子和汽车"；系列指令："过来、关上窗、坐下、递给我笔"，观察患者执行的情况；是非回答："下雨了吗"等，以改善患者的听理解能力；情景图画描述训练：治疗师描述图画、提出问题，让患者给予简短的回答，或指出画中特定的部分。

（2）听觉复述训练　重症患者在治疗初期采用视听结合的方法，如治疗师可与患者面对面而坐或面对镜子而坐，当患者听理解能力有所提高或轻症患者，可进行听觉复述训练：按照单韵母、双韵母、声母、词、句子的顺序进行。

（3）阻断去除技术　此类失语症患者的阅读理解能力（视功能）通常显著好于听觉理解能力。因此，可以采用阅读的形式协助恢复听理解能力。具体训练步骤为：将文字按先后顺序排成两至三个语句（阅读）；将书写语句与图片匹配（形义结合）；给出口头指令，指出这些语句（音形结合）；指出语句中的个别单词（单条件听指令）；指出与短语有关的图片（多条件听指令）；回答关于语句的问题；针对图片进行口头描述。

（4）针对口语理解困难的患者采用 MIT 治疗　以唱词的形式，使患者理解词语的意思。

3. 命名性失语的治疗

（1）再建命名事物　命名性失语可以视为词汇量的减少，Wepman 建议采用经典条件反射原理，集中几个词反复出现在患者面前，让他连续听读，在 3 个月中教 4 个词，患者学会 2 个词后的 2 周，可能会取得很快的进步。可能的解释是：①连续一段治疗后的突然改善可能类似一种总和，一个神经元在形成以前，必须由数个其他神经元激发，因此，这种命名能力可能来自治疗人员几百次刺激的累计效果；②这种命名也可能是逐渐改善的，但评分系统不能评测出这种逐渐的变化；③这种特殊的恢复类型也可能与病因有关。

（2）再建命名回忆　另一种观点认为命名性失语是回忆词功能的丧失，选用不同的刺激方法有助于对词的回忆，如可采用词头音、手势、描述、上下文、书写、描图、复述引出。具体方法：可以用图片和实物来进行训练，每次用 8~10 个实物或图片，这些图片所表示的词很多，可用明显的手势来表明如何使用。如训练说"剪刀"，可以用手做剪东西的动作，这样常常可以刺激患者回忆要说的词。以下是选择性命名困难的训练过程：

治疗师问："这是什么?"（出示望远镜的线条图）

患者："里面有玻璃片，用眼睛可以看见东西。"

治疗师："请像我这样做（用拇指和食指形成一个圈放在眼睛前）。"

治疗师："望……"

患者模仿动作后说出："望远镜。"

4. 完全性失语的治疗

完全性失语患者的全部言语模式受到了严重损害。这类患者几乎没有能力通过言语和书写进行交际，也不能理解口语和书面语。但由于完全性失语患者仍具有不同程度的视觉交流能力，如执行指令、回答问题、描述事情、表达情感等，这些现象表明完全性失语患者一些自然语言需要的认知活动是存在的，临床证实只要使用适当的暗示、提词和刺激，最严重的失语患者也可以理解和产生言语。

（1）视觉-动作疗法（visual action therapy，VAT）　近年来，波士顿治疗中心主要使用这种方法，将专门的物体、活动与概念形式联系起来，并执行一系列与线条图有关的任务。VAT 应用 8 个实物如刮脸刀和杯子，所有这些物品都很容易用一只手操作，并可以用一种手势表示，这些任务按难易程度分成不同的步骤和水平，目的是使患者逐渐认识线条图和手势所代表的意思，然后产生有代表意义的手势。

（2）听觉口语训练法　完全性失语患者在早期康复时仍可以用 Schuell 刺激法进行听理解训练（词汇、词组、短句、长句理解），然后过渡至言语发音训练（包括呼吸、发声、共鸣构音、语音训练等），最后进行简单的交流训练。整个过程均可辅以视觉、触觉等线索。

（3）旋律语调治疗　部分完全性失语症患者右脑韵律功能完好，让患者把日常生活中常用的简单语言段落和句子配上旋律唱出来，以重新形成自然说话发音。

（4）代偿手段训练　治疗师也可以教患者利用手势进行交往，手势语对口语的恢复有促进作用；还可以利用人工言语，如使用交流板，利用形状和线条图来代替言语和概念。

五、失语症的相关中医康复

中医学中虽然没有"失语"这一病名，但在古代医籍中有"喑痱""风懿""风喑""难言""语涩""舌强不语"等记载。其病机复杂，大体可归纳为风、火、瘀、痰四邪伤及心、肝、脾、肾四脏；心主神明，心气通于舌，心神失养，故出现舌强、言语謇涩不利，脑为元神之府，风中脑络，致使脑脉瘀阻，气血不通，或肾虚精亏，髓海空虚，风、火、瘀、痰合之，流窜经络，上阻清窍，以致神昏失语。失语症最常见于中医学的"中风"病证中。

（一）针灸治疗

1. 体针　又称毫针疗法，是以毫针为针刺工具，通过在人体经络上的腧穴施以一定的操作方法，以通调营卫气血，调整经络脏腑功能来治疗相关疾病的一种方法。

（1）取穴　主穴：廉泉、哑门。配穴：通里。辨证取穴：肝风上扰型加尺泽、太冲；痰阻经络型加天枢、丰隆；风痰阻络型加曲池、合谷、足三里、丰隆；痰热上扰型加曲泽、间使、丰隆、中冲；气虚血瘀型加百会、神庭、足三里、气海、太冲；肾精亏虚型加照海、涌泉、三阴交、太溪。

（2）操作　按照常规对穴位进行严格消毒；廉泉穴取 2 寸针透刺，先垂直进针，缓慢透刺至舌根部，随后针退至皮下，依次从左右两个不同方向约 30° 透向舌根部，不留针；哑门穴取 1.5寸针垂直于皮肤表面进针，进针后行捻转法平补平泻增强刺激，手法操作后即刻取针，不留针；通里穴直刺 0.3~0.5 寸，不宜深刺，可留针。针刺每天 1 次，10 天为一个疗程。疗程之间休息3 ~5 天。

2. 刺络放血　根据患者病情，运用特制的针具刺破人体的一定穴位或浅表的血络，放出少量血液或淋巴液，以治疗疾病的方法。其中医理论基础是中医经络学说和气血理论。刺络放血可以疏通经络中壅滞的气血，调整脏腑的功能紊乱，使气滞血瘀的一系列病变恢复正常，从而达到治疗疾病的目的。

（1）取穴　金津、玉液。

（2）操作　嘱患者张口，用压舌板将舌体抬高，暴露出舌下系带两侧的静脉，左侧取金津穴，右侧取玉液穴，用严格消毒的三棱针快速点刺放血，放血 1~2 滴，可配合体针治疗。

3. 头针　又称头皮针疗法，是根据大脑皮层的功能定位理论，在头皮划分出皮层功能的相应刺激区，在有关刺激区进行持续快速捻针以治疗疾病的方法。该法具有进针快、捻转快、起针快"三快"的特点。

（1）穴位选择　按照头皮针国际标准化方案选取语言加强区，位于运动区（上点在前后正中线的中点向后移 0.5 cm 处，下点在眉枕线和鬓角发际前缘相交区上下两点的连线即为运动区）下 2/5 段两侧 0.5~1 cm 处。对中风失语的患者采用优势半球头皮言语诸区针刺治疗，并根据失语症的不同类型选用不同语言区。如完全性失语取语言Ⅰ~Ⅲ区，以口语表达障碍为主的患者取语言Ⅰ区、Ⅱ区，以听理解障碍为主的患者取语言Ⅰ区、Ⅲ区。

（2）操作　采用快速进针法。迅速将 1.5~2 寸长的 28~30 号毫针推进至帽状腱膜下层，进行快速捻转，频率为 200 次/分，同时可以嘱失语患者练习发音。每日或隔日 1 次，10 次为一个疗程。疗程间隔 3~5 天。头皮针的刺激强度较大，应注意防止晕针。

4. 舌三针　舌三针属于岭南针灸学派靳瑞教授所创"靳三针疗法"中的一种，是专为治疗失语症而设立的一组穴位。

（1）穴位选择　位于咽喉部，第一针是以拇指横纹压住下颌往后推压，指尖下是穴（也就是上廉泉穴），为舌Ⅰ针；舌Ⅰ针左右各旁开 0.8 寸为舌Ⅱ针、舌Ⅲ针。

（2）操作　患者取仰卧位，进行常规消毒。取穴采用先左后右、先上后下的原则，操作者持 28 号 0.35 mm×50 mm 的不锈钢毫针，单手快速进入，针尖向舌根方向呈 45°~60°，斜刺入 0.8~1 寸，在得气的基础上行提插捻转手法 20 秒，使患者舌根有酸麻胀痛感并发出声音者佳，留针 30 分钟，每 10 分钟捻转 1 次，每次捻转 20 秒，行平补平泻手法，出针后鼓励患者尽量大声说话。另可配取颞三针、智三针、体针及金津、玉液刺络放血。每天 1 次，10 天为一个疗程。疗程之间休息 3~5 天。

（二）推拿手法治疗

1. 手法　常用手法包括推法、按压法、揉法、拿法和捏法等。

2. 操作　①患者取坐位，操作者用双拇指分别从印堂交替上推至发际，再左右分推至太阳穴，两指揉太阳穴 30 秒，用大鱼际自太阳穴向后平推至耳上，绕耳后经风池穴到颈肩部 5~8 次，然后捏拿肩部肌肉数次，并急搓大椎穴 2 分钟；②双手交替沿督脉及膀胱经沿线，从前额至脑后颈项部按压 5~8 次，揉百会穴、四神聪穴 1~2 分钟，双手揉两颞骨部 2 分钟；③双手五指分开从前额至脑后轻敲头部 1~2 分钟，用双手小鱼际侧敲头顶、额颞部 2~3 分钟，揉拿颈项部，拇指、食指揉拿风池穴，重揉按哑门穴、风府穴各 2~3 分钟，然后多指揉颈项部数次，用以缓解局部肌肉紧张感；④单手来回揉按搓双耳前后至患者感觉微热为止，按压听宫、听会、耳门穴数次，双手交替沿胸锁乳突肌纵向、喉结周围反复推 200 次，捏廉泉穴数次，压揉合谷穴；⑤最后让患者反复进行咀嚼肌运动 1~2 分钟，放松，结束手法治疗。每次治疗 30~40 分钟，每天 1 次，2~6 周为一个疗程，疗程之间间隔 3~5 天。

（三）注意事项

失语症的相关中医康复治疗应在患者病情稳定后尽早开展。临床上，在使用中医康复治疗的同时，必须加强言语训练，包括听理解、口语表达、阅读、书写等训练，这样才能达到综合康复的效果。

第三节　言语失用症的评定与康复治疗

失用症是指无法执行需要意志支配或有意识性的动作，但患者的运动功能正常，无肌张力或反射异常等问题。这种失用不能用初级的感觉障碍和运动障碍来解释，也不能用痴呆、情感障碍、失语、失认、精神症状和不合作来解释。失用症患者是在将动作性意志转换成动作指令的过程出现问题，目前认为是意念到行动的心理加工过程出现问题。失用症通常可分为意念性失用（ideational apraxia）和动作性失用症（ideomotor）两类。意念性失用症患者失去对某些工具或姿势相关动作的想法，无法做出使用工具或采用某个姿势的动作，如无法做出用梳子梳头的动作。动作性失用症患者明白动作指令意义，但无法按指令做出动作或无法连续完成整套动作，如穿衣服只能完成将领口套到头上。口颜面失用（oral-facial apraxia）和言语失用症（apraxia of speech）均属于动作性失用症。

本节主要介绍的言语失用症是一种神经性言语障碍，因感觉动作指令的规划能力缺失而无法执行需要意志参与的说话动作，此障碍不能归为意识或语言障碍，也不是参与言语动作的神经肌肉运动障碍。口颜面失用指患者不能按指令或模仿检查者完成面部动作，如眨眼、舔唇、伸舌、吹灭火柴，但不经意时能完成上述动作。严重的言语失用症可伴随口颜面失用，但语言性动作与非语言性动作本质是不同的，前者是言语动作的程序化异常，后者是非言语动作的程序化异常。言语失用症的主要病灶是左侧 Broca 区及与 Broca 区相联系的皮质下白质，其他病灶部位还包括左顶叶后中央回下部、辅助运动区、脑岛和基底节。口颜面失用的病灶多位于左侧额叶、弓状束、中央前回的颜面区、左前运动区的胼胝体纤维。

一、言语失用症的分类

言语失用症有两类：习得型言语失用症和发育型言语失用症。习得型失用症多发生于成年人，一般是大脑的语言区受到损伤造成的。造成脑损伤的原因可以是中风、脑外伤、脑肿瘤或其他脑病变。习得型失用症经常与运动性失语症、构音障碍同时出现，该型言语失用症患者脑的影像检查如核磁共振显示左脑有发病部位。发育型言语失用症多发于儿童，在出生时就存在。在儿童中男孩比女孩的发病率高。发育型言语失用症和儿童的单纯的语言发育迟缓不同，这类儿童还会伴有其他的语言言语发育的问题，他们也经常会有语言言语困难的家族史。一般发育型言语失用症患者脑的影像检查如核磁共振结果是正常的。

二、言语失用症的临床表现

习得型言语失用症和发育型言语失用症的症状表现是不同的，习得型言语失用症患者由于大脑病变失去了已经掌握的构音功能，发育型言语失用症患者从来没有熟练掌握正确的构音能力。

（一）习得型言语失用症的言语特征

1. 音的错误缺乏一贯性，重复同样的词时会出现不同的错误音。患者每次的发音错误是不同的。如第一天他也许能够说出那段话，但第二天就不行了；或某次能发某个音，但下次又不能发了。

2. 在错音种类中，辅音的置换最多，其次是辅音省略、添加、反复等。常见的发音错误有以下几类：

（1）逆位异同化错误：该错误是指前边一个音由于后边一个音的影响而发生变化，如 mang guo→gang guo。

（2）音位后滞错误：前面一个语言单位保持到后面，如 mang guo→mangmuo，音位替代包括浊音替代（如 ting→ding）和元音替代（如 ko→ku），以及音位或音节遗漏或缀加。

（3）随着构音器官运动调节的复杂性增加，发音错误也相应增加，其中摩擦音和塞擦音最容易出现错误。

（4）辅音在词头的位置比在其他位置的发音时错误多。

（5）在置换错误中，与目标音的构音点和构音模式相近的音被置换的最多。

（6）自发性言语和反应性言语（1~10、星期、问候语等）的错误少，有目的性、主动的言语错误多。

（7）发音错误随词句的长度和难度的增加而增多。

（8）有构音器官的探索行为。患者会表现出用唇舌摸索正确的发音，有时需要多次的尝试才能发出正确的音。

（9）有韵律的障碍、反复自我修正、速度降低、单音调、口吃样的停顿等特点也会呈现出来。

　　在多数情况下，患者对自己的错误很在意。言语接受能力较好，表达能力较差。言语失用症最显著的四个特征是：发音和自我纠正时费力，反复尝试和动作搜寻；韵律异常，所有的音节重音相等，音高和音量变化减退；频繁的发音错误，包括替代、歪曲、遗漏、赘加和重复；在相同的话段发音不恒定。

（二）发育型言语失用症的言语特征

　　1. 在婴幼儿期一般是一个安静的宝宝，家长报告早期语音发育迟缓。

　　2. 儿童不能正确地将声音和音节组成词，主要的表达困难是不能从一种声音转向另一种声音，从一种音节转向另一种音节，因此在需要连续表达时常表现为词的音节倒转、音节丢失和音节添加。

　　3. 语音产生不稳定，有些声音或词会消失一段时间，有时也可正确地发出较难的词，但往往不能重复；有几天发音显得比较容易，发音错误比较少，过几天发音又相当困难，发音错误频频；语音越复杂，表达越困难。

　　4. 重复单词困难，当儿童被要求重复一个单词时，有时第一遍正确，以后几遍错误增加，或出现各种各样的错误。

　　5. 不能正确使用气声，常表现为/p/和/b/混淆，/t/和/d/混淆。

　　6. 元音发音不准，主要是发音相近的元音相互混淆。

　　7. 语调异常，一般陈述句的结尾用降调，疑问句的结尾用升调，发育型言语失用症的患儿往往不能正确使用语调。

　　8. 口腔运动异常，有些患儿在讲话前或讲话时表现为舌、唇和上下颌的异常运动和姿势，有些小儿还会用手指去帮助舌做运动。

　　9. 鼻音重，有些患儿的软腭运动不协调，导致发非鼻音时有气流从鼻腔呼出。

　　不是所有的发育型言语失用症都表现出上述的症状，有些症状比较轻的患儿可能只有几个音的表达困难，而严重的患儿可能需要采用辅助工具与人交流。发育型言语失用症患儿还常常伴随有其他语言言语问题。患儿的词汇量一般比同龄的儿童少，语法或句法使用不当，也可能伴有阅读、书写和数学的问题。在运动中有可能有姿势、平衡和快速准确的运动控制方面的问题。患儿有时也会有咀嚼和吞咽障碍。

三、言语失用症的产生机制

　　语音产生有四个阶段，即音位编码阶段、言语运动计划阶段、运动编程阶段和运动执行阶段。在言语产生时，完成词条选择后，要从心理词典中提取词形，词形的提取不是不加分析地整词提取，而是作为亚词汇和亚音节单位提取。在通达词形时，要从记忆中提取结构框架和音段信息。音位编码阶段由三部分组成，即节律框架生成、槽的构建及音段的选择与填充。在节律框架生成中指定词的音节数量和词汇重读位置，槽的构建则确定了词的音位数量，并把信息传递给音段选择与填充。这样词的单个音位及它们的顺序依次被提取。节律信息包括音节数、重读信息和音段信息。由于节律框架生成决定了音节数和重读位置，当该部分出现障碍，就会产生音节赘加、遗漏或重读错误；槽的构建决定了音位数，其功能受损表现为音位的赘加或遗漏；音段的选择和填充负责音位的提取和音位的排序，其功能受损表现为音位替代、后滞、逆同化和位置置换。

　　言语失用症的产生源于言语运动计划阶段受损。运动计划是指制订定发音器官的运动目标

（如圆唇、舌尖抬高）。运动计划的基本单位是音位，每个音位系列有它的空间和时间赋值。在言语产生时我们会提取感觉和运动记忆，这些记忆是本体感觉、触觉、听觉与学过的音位联系形成的。运动计划是按音位系列顺序发生，它具有发音特性，而不是肌肉特性。运动参数在计划的音位序列产生时提取，根据它们出现的语音环境进行调整，使运动参数适应语音环境。当运动计划受到破坏，就不能回忆核心运动计划或特定的音位运动目标，以及不能组织连续的言语运动，其最终结果是音位、音节分离；言语速度减慢；语音歪曲。

言语运动编程是对实施运动计划的特定肌群发出命令，或是说将运动计划信息转换成一系列神经冲动，这些神经冲动使恰当的肌肉在恰当的时间收缩。言语运动编程涉及发音器官的运动系列的选择、排序和激活，它限定了肌肉收缩程度、收缩位置、收缩时间和收缩序列，从而决定了肌肉的张力、运动方向、力量、范围、速度，以及关节的灵活性和协调性。

四、言语失用症的评定

语言言语治疗师是诊断言语失用症的专业人员。病历对成年患者很重要，患者的神经系统疾病和部位，包括脑梗、脑外伤等需要详细记录。脑部的影像检查如核磁共振能够帮助我们区分失用和其他的脑部病变。在和患者的交流中，注意患者的自发语言是否流畅、常用的句子形式、是否有找词困难。本节的语言言语评定会强调言语失用症，这些语言言语评定的步骤应该成为语言言语困难评定的一部分。

（一）语言理解能力

理解能力是患者语言言语能力的基础，如果患者的理解能力很差，患者在其他检测中表现的可信度就不是很高。一般我们会测验单词（包括名词、动词、形容词、介词）、词组和句子的理解能力。患者一般需要指认图片或用身体姿势的改变（如点头或摇头）来确认能够理解这些检测的问题。

（二）复述能力

语言言语治疗师会检测患者复述元音顺序、元音辅音组合顺序、词序、词组顺序、短句顺序。发音错误随词句的长度和难度的增加而增多。语言言语治疗师需要注意观察患者是否有构音器官的探索行为。

（三）语言表达能力

首先，语言言语治疗师会要求患者回答一些自发性问题，如要求患者从一数到十，从星期一数到星期日，背一首很熟悉的唐诗等。然后，治疗师会要求患者回答一些目的性的问题，例如："你今天早上做什么了？我们过马路要注意什么？"典型的言语失用症患者自发性语言的构音错误会明显少于目的性语言。

（四）口颜面运动检查

语言言语治疗师让患者模仿一些口颜面动作，包括鼓腮、吹气、咂唇、缩拢嘴唇、摆舌、吹口哨。有些患者会有动作模仿困难。这些患者一般会伴随较严重的言语失用症。

（五）口腔运动检查

通过采用口腔轮替运动速率进行评价，口腔轮替运动速率通常有两个指标：改变动作速率

（AMR）和连续动作速率（SMR），AMR 是让患者完成一个音节的重复发音，例如/pɑ/、/pɑ/、/pɑ/、/pɑ/，/tɑ/、/tɑ/、/tɑ/、/tɑ/等；SMR 是让患者连续发/pɑtɑkɑ/、/pɑtɑkɑ/，以观察患者口腔构音器官交替发音的灵活性。言语失用症患者通常表现为 AMR 正常，SMR 无法完成。

目前在欧美最常用的言语失用症的检查量表是成人言语失用症的成套检测（Apraxia Battery for Adults-2nd edition，ABA-2）。这个成套检查包括六项检查：口腔轮替运动速率、单词逐渐加长、肢体失用和面口失用、复杂单词的起始发音时间和速度、多次重复同样单词和所有构音错误的总结。这个检查一般 20 分钟能够完成，检查能够提供患者的言语失用症的诊断和严重程度的评定（图6-6）。

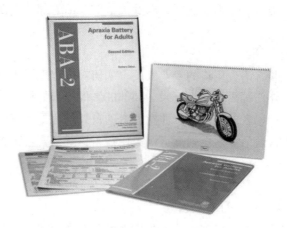

图 6-6 Apraxia Battery for Adults

国内常用的语言-认知障碍评定系列表中有部分可用于快速评定口颜面失用和言语失用症。

口颜面失用检查

1. 鼓腮

正常_____

摸索_____

2. 吹气

正常_____

摸索_____

3. 咂唇

正常_____

摸索_____

4. 缩拢嘴唇

正常_____

摸索_____

5. 摆舌

正常_____

摸索_____

6. 吹口哨

正常_____

摸索_____

言语失用检查

元音顺序（1、2、3 要说五遍）

1. （/a/-/u/-/i/）

正常顺序_____

元音错误_____

摸　索_____

3. 词序（复述爸爸、妈妈、弟弟）

正常顺序_____

词音错误_____

摸　索_____

2. (/i/-/u/-/a/)

正常顺序＿＿＿＿＿

元音错误＿＿＿＿＿

摸　索＿＿＿＿＿

4. 词复述（啪嗒、洗手、你们打球、不吐葡萄）

正常顺序＿＿＿＿＿

词音错误＿＿＿＿＿

摸　索＿＿＿＿＿

当患者在上述检查中出现大量错误或者摸索动作的时候，治疗师可以基本确定患者有口颜面失用或者言语失用症。

当我们需要评价一个儿童是否有发育型言语失用症时，上述的评价方法需要有所改变。一般情况下，需要询问家长患儿的语言言语发育史，有无发音迟缓、吞咽障碍，有无家族语言言语困难史。语言理解能力、复述能力、语言表达能力和口颜面运动检查要根据患儿的年龄确定检查相应的水平。

欧美国家常用的评定发育型言语失用症的量表是 Kauffman Speech Praxis Test for Children（图 6-7）。这个评定量表不但能够提供言语失用症的诊断和严重程度的评定，而且能够指导治疗的方向。量表包括四部分，即口部运动、简单复述、复杂复述和自主语言表达，每部分困难度逐渐递增。此量表也可以翻译成评定儿童的失语症。

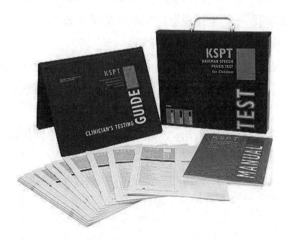

图 6-7　Kauffman Speech Praxis Test for Children

五、言语失用症的康复治疗

有些习得型言语失用症患者的语言言语功能在急性期可以自我恢复。发育型的失语症儿童的语言言语功能不可以自我恢复。对发育型言语失用症和没有自我恢复的习得型言语失用症患者，密集的一对一的语言言语训练是很重要的。不同严重程度的言语失用症的言语治疗应该强调不同的方面，重度言语失用症的治疗应建立在提供患者交流补偿方式上，中度言语失用症的治疗应集中在建立最佳言语可懂度，轻度言语失用症的治疗应注重建立最佳交流效果和自然度。言语失用症的治疗包括 3 个方面，即重新学习发音运动模式、吟诵音调疗法和口腔发音器官基本运动。

对习得型言语失用症，由于患者摸索寻找正确构音部位及舌头部位，视觉刺激模式是指导发音的关键。建立或强化视觉记忆对成人言语失用症的成功治疗是最重要的，在开始治疗时语言言语治疗要利用镜子使患者能够在模仿发音的同时看到口型，患者需要加强舌、唇、上下颌的运动分离和协调性，模仿夸张的口型。患者需要对着镜子进行练习以加强自我监测。患者可以借助口型动作发音，如吹蜡烛，试发/p/、/b/、/w/；咳嗽，试发/k/、/g/；咬下唇，试发/f/、/v/。

在练习个别声音的发音时，应先从比较简单的发音开始，包括元音和容易的辅音，然后过渡到单音节、重叠的双音节，最后是单词和词组。在练习发音时，通过视觉、听觉、触觉的反馈更有效，如当练习"/b/、/p/、/m/"的发音时，可以告诉患者应将双唇抿住，为患者示范抿唇的动作，同时将手指放在患者的唇部以帮助他发音。唇闭合后，要求患者发出嗡嗡声。当治疗师发这个音时，可让患者触摸治疗师的喉部。治疗师指导患者从/m/音张口，或从/m/音到元音。当/m/音能够单独发出声，可作为起始音与元音一起发，如/ma/、/mo/、/mi/；下一步发双音节词如/mama/。

在发音的同时一些手势或动作或将发音赋予一定的韵律常常会帮助患者发出准确的声音。治疗师可以用拍打节律，给予听觉重音暗示（重读治疗法）等方法，训练言语失用症患者。

临床常用的言语失用症治疗方法如下。

（一）Rosenbek 八步综合刺激法（eight-step continuum）

治疗师根据患者的反应，有系统地调节提示或反馈，当患者成功完成一个步骤时再进入下一步，当患者未能成功完成时就必须加入额外足够的提示加以练习。治疗师也必须注意调节刺激与反应时间的间隔，因为延迟适当的时间有助于记忆动作计划及动作自动化。具体治疗步骤如下。

1. 视听综合刺激"看着我"，"听我说"，并同声发音（患者与治疗师同声发音）。治疗师督促患者在他们一起发音时认真听，尤其注意视觉暗示。

2. 视听综合刺激和推迟发音，治疗师发音后，停顿一下，患者再模仿。治疗师提供发音方式，患者模仿。然后治疗师做发音动作不发音，患者大声发音。也就是说，视觉暗示保留，同步听觉暗示削减。

3. 视听综合刺激和推迟发音无视觉暗示，即传统的"我先说，你跟着我说"，治疗师不给予同步暗示。

4. 视听综合刺激后连续发音无干预刺激，即无听觉或视觉暗示。在治疗师发音后，患者反复发音，无任何暗示。

5. 文字刺激和同步发音。

6. 文字刺激和推迟发音。

7. 由提问激发恰当的发音，无模仿。治疗师提问，靶发音作为对问题的恰当反应。

8. 角色扮演情景中的恰当反应，治疗师、工作人员、朋友承担与靶发音有关的角色，患者做出恰当的反应。

参见图 6-8。

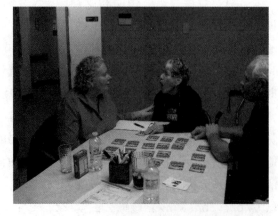

图 6-8   Rosenbek 八步综合刺激法

(二)音位多重输入法(multiple input phoneme therapy, MIPT)

由 Stevens 提出的针对严重言语失用症患者,尤其时常出现无意义刻板言语的患者。刻板言语(stereotypic utterance)是指每当患者说话时,总不由自主地用一些固定的词句回答,如患者用"嘀嗒嘀嗒"或"回家看看"来回答所有的提问。治疗开始先选择患者固定式语句中的第一个音位,先以慢动作示范第一个音的构音,并着重强调构音动作;然后治疗师与患者一起边复述边用手打拍子,逐渐过渡到治疗师与患者一起打拍子而患者自己说;再换成其他的音或练习更多音的组合。此方法的目的是加强意志控制的固定式语句的执行,并扩展到其他语句。也强调采用多种方式引出患者的言语,如复述、图片、模型、实物、问句、字卡等。在治疗过程中,治疗师需多关注者的自动化言语(包括高频的日常词语、亲人的称呼、口头禅或熟悉的歌词),通过分析语音动作与出现的时机,设法促进意志性控制。通过"停止"的控制,即要求患者在一连串言语动作中的某个音上进行停顿,再逐渐增加动作难度,以此加强意志性控制,如将"新年快乐"分解为"新年"和"快乐",再分解为"新""年""快""乐"四个字,再变成"新新""年年""快快""乐乐","新-新""年-年""快-快""乐-乐"等。

(三)针对言语失用症患者的语音排列顺序障碍

Dabul 与 Bollier 提出了下列治疗步骤。

1. 掌握单个辅音,标准是做出 20 次发音尝试,18 个发音位置正确。只有当特定的语音已掌握,才能进行下一步的训练。

2. 将掌握的辅音与元音/ɑ/一起发,连续重复 60 次,15 秒内完成,可进行下一步训练。

3. 一旦患者获得了基本词汇的牢固的发音位置,就可以尝试说困难词的单音,然后把这些分离的语音合成音节和词。

(四)目标语音口部肌肉重建提示(prompts for restructuring oral muscular phonetic targets, PROMPTS)

该方法侧重动作控制与动作程序化,强调各个语音的构音位置。在发音的同时,持续用手指提供脸部、下巴和颈部的触觉提示,如下颌开合程度、展唇/圆唇程度、舌位高低、气流方式(有声/无声)、音段长短等,来提高患者对构音部位、构音方式的感知(图 6-9)。在给予触觉提示的同时,也可给予听觉和视觉刺激。训练顺序先从语音开始,然后过渡到字词,最后到短语。该方法临床上多用于儿童失用症患者,根据儿童言语动作发展的阶段顺序,可按呼吸、发声、下颌、展唇/圆唇、舌头控制、序列动作、韵律的顺序进行训练。

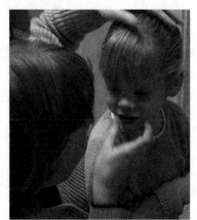

图 6-9　提示法治疗发育性失用症

(五)旋律语调治疗(melodic intonation therapy, MIT)

对某些言语失用症患者,旋律语调治疗是一种有效的治疗方式,尤其对严重的言语失用症并伴有韵律障碍和口吃样停顿的患者。应优先选用日常用语,尽量选择患者感兴趣,与职业或爱好有关的内容。训练中所选的句子应设计在成功率为70%~90%的水平上。相比正常发音，旋律吟唱模式的速率较慢，音节延长从而减少对大脑左半球的依赖。一秒一个音节是MIT疗法建议的速度。随着患者语言表达能力的进步，速率改为一秒两个音节，循序渐进，直到患者从唱歌过渡到正常表达。而音节延长帮助患者更好地辨析单词或短语中的每一个音节，从而提高患者语言产生的清晰度，促进患者语言表达的流畅性。在吟唱的同时，患者运用左手有节奏地拍打。在旋律语调治疗中治疗师应和患者一起唱，同时给予患者正确的视觉和听觉模型，更能促进患者词汇的表达。

当患者的言语失用症症状非常严重，造成无法用语言交流，语言言语治疗师应给患者提供交流补偿方式如交流板（图6-10）、纸笔、打字机或计算机。对所有的言语失用症患者，不论其严重程度，减缓语速都有助于正确的构音，所以以减慢说话速度为目的的行为代偿治疗对失用症是有效的，例如，用节奏板来减慢患者说话的语速，患者每说一个音节便用手触摸节奏板的一点（图6-11）。

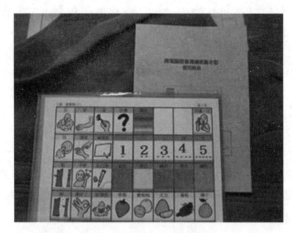

图 6-10　交流板

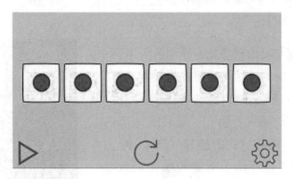

图 6-11　节奏板

以上介绍了言语失用症的治疗方法，在临床中需要仔细选择最适合特定言语失用症患者的个体化治疗方法，没有哪个治疗方法是万能的。不同的患者会对同样的治疗方法反应各异。由于言语失用症的治疗是密集的，很多时候我们需要让患者的家属也介入对患者的语言言语的治疗中。家属和朋友的支持帮助对言语失用症的治疗会有很大的帮助。

第四节 儿童语言发育迟缓的评定与康复治疗

儿童语言发育迟缓是指由各种原因引起的儿童口头表达能力或语言理解能力明显落后于同龄儿童的正常发育水平，即在发育过程中儿童的语言发育没有达到与其年龄相应的水平，其发病率较高。

一、儿童语言发育迟缓的病因

儿童语言发育受多重因素的制约和影响，因此，儿童语言发育迟缓，不能用单一因素解释，更趋向于多因素的综合作用，其病因可以分为遗传学因素、生理学因素、心理学因素和社会学因素等。

1. 遗传学因素 语言是人类特有的能力，虽然有些动物可以发出各种声音，甚至通过训练可以听懂一些词语，但始终不能用语言来表达意图。有学者通过调查有语言缺陷人的家族史发现，语言缺陷有一定的遗传性。近年发现了第一个与人类语言能力相关的基因（*FOXP2* 基因），证明语言能力与遗传有关。某些语言发育迟缓儿童的父亲或母亲等直系亲缘关系的人在语言发育过程中也存在问题，这充分说明儿童语言发育迟缓有一定的遗传性。

2. 生理学因素 儿童语言的发生依赖于发音器官、语音听觉系统和神经中枢的发育与成熟。整套的发音系统、各种感觉器官和神经系统任何器官或部位出现问题，都会影响语言的发育。感觉器官把环境中的信息传递给大脑，大脑将信息记录、储存、分析，再运用到口语甚至书面语上。听觉是儿童学习语言的重要途径，听觉发生障碍时，在无法充分接受语言刺激的情况下，要达到高度的语言发展相当困难，会导致语言发育迟缓。儿童神经系统的损伤、疾病，如以脑性瘫痪为代表的构音器官的运动障碍性疾病，以及以孤独症谱系障碍为代表的神经发育障碍性疾病等，均会阻碍语言的理解和表达，导致儿童语言发育迟缓。

3. 心理学因素 对语言发展影响最大的心理学因素是认知能力。语言发育迟缓儿童的认知加工能力有限，可能存在知觉缺陷、短时记忆容量小、程序处理缺陷等。儿童如果缺乏认知能力和概念知识，当听到别人说话时，很可能不会识别或产生理解错误，或表达障碍。最常见的就是智能发育障碍，此类儿童大多伴有语言发育迟缓。另外，儿童的个性、品质、情绪情感等也会影响其语言发育，比如性格外向、喜欢与人交往的儿童，其语言发育的速度较快，而个性内向的儿童其语言发育会相对缓慢。

4. 社会学因素 儿童是在特定的社会生活环境中获得语言的。社会生活环境是由物质的、精神的、家庭的和社会的诸多因素交叉组合而成。各种因素都会对儿童的语言发育产生直接或间接、巨大或细微的影响。如家长对儿童的态度、城乡居住环境、教育差别、方言影响、所处的语言环境等。如果儿童本身没有问题，但在儿童语言学习的早期，被剥夺或脱离语言环境也可以导致语言发育迟缓。

二、儿童语言发育迟缓的临床表现

语言发育迟缓不仅影响儿童认知能力的发展，也会影响儿童情绪、个性及人际关系的发展，甚至会导致儿童心理异常。儿童语言发育迟缓可以是许多疾病或组织器官功能失调所导致的相应临床表现，体现在语言理解和表达能力明显落后于相应年龄所应达到的标准，可出现听力障碍、中枢神经发育障碍、语言表达障碍、孤独症等一系列表现，所以语言发育迟缓可以是发育迟缓的第二表现。

　　儿童语言发育迟缓的主要表现为：①过了说话年龄仍不会说话；②开始说话后，比正常儿童发展慢或出现停滞；③语言应用、词汇和语法应用均低于同龄儿童；④回答问题反应慢；⑤语言理解困难和遵循指令困难；⑥发起和维持谈话主题困难。除了语言症状，还常伴有其他问题，如不愿与他人交流、智力低下、部分儿童还存在注意力不集中、乱扔东西、与别人缺少目光接触、烦躁、多动、不合群甚至自伤和他伤等异常行为。

三、儿童语言发育迟缓的评定

　　语迟儿童首诊时，应采集相关病史（现病史、既往史、家族史、康复治疗史等），并常规进行听力检查，以排除听力障碍；然后重点进行语言水平的评定，旨在发现和确定儿童是否存在语言发育迟缓，及语言发育迟缓的类型，儿童的语言处于哪一阶段，同时伴发的问题，为制定康复治疗计划提供依据；定期进行语言评定还能进行疗效评定、调整和进一步制订康复治疗计划提供依据。目前临床常用的评定方法有发育里程碑法和工具量表评定法。

（一）评定方法

　　1. 发育里程评定法　通过临床观察，根据正常儿童各阶段言语语言发展进程为标准，汉语2～3岁儿童语言发育迟缓的筛查标准为：24个月词汇量少于30个，30个月男童结构表达量少于3个，30个月女童结构表达量少于5个；2～3岁儿童语言发育迟缓可能的筛查标准为：24个月词汇量少于50个，30个月男童结构表达量少于5个，30个月女童结构表达量少于8个。

　　2. 言语语言功能发育评定量表　常用的除了应用丹佛发育筛查法（DDST）、Gesell发育量表和Bayley婴儿发育量表，还可应用以下量表：

　　（1）皮博迪图片词汇检查（peabody picture vocabulary test，PPVT）　该检查适用于4～18岁的筛查测验，是一套测试词汇理解能力的检验工具。此检查应用较普遍，全套共有120张黑白图片，每张图片有4幅图，其中还有150个词分别与其中一部分图所示的词义相对应，测验图片按从易到难的顺序排列。测验时测试者拿出一张图并说出一个词，要求被试者指出与图片上4幅图中哪一幅所示的词义相符。记录被试者的反应结果，当连续8个词有6个词错误时则停止测试，每答对一词记1分，最后将被试者的成绩转化为智龄、离差智商或百分位等级，以此来与同龄正常儿童比较，判断被试者的语言发育情况。整个测验要求在10～15分钟完成。

　　（2）伊利诺斯心理语言能力测验（illinois test of psycholinguitic abilities，ITPA）　该测验适用于3～10岁的儿童，以测查能力为主，用来测量儿童在理解、加工和产生言语和非言语性语言的能力。1968年美国开始使用，整个检查由五大部分、十个分测验组成，具体包括：理解能力（语言理解、图画理解）、综合能力（语言推理、图画类推）、表达能力（语言表达、动作表达）、构成能力（作文、构图）和记忆能力（数字记忆、图形记忆）。

　　（3）韦氏学龄儿童智力检查修订版（WISC-R）　该检查适用于6～16岁的儿童。1949年由美国制定的WISC，1974年修订为WISC-R，1982年中国引进了WISC-R。本测验为智力检查，分两个部分（言语测验和操作测验），共12个分测验。每个分测验测完之后算出标准分（量表分），一方面与正常儿童的水平进行对比，另一方面各个分测验之间也可以进行对比。总量表分由每一项分测验的成绩相加所得，用总量表分就可以查出该儿童的离差智商，进而评价语言发育，全面掌握儿童的智力发展情况。

　　（4）韦氏学龄前儿童智力量表（WPPSI）　该量表1963年由美国制定，是韦氏学龄儿童智力检查修订版（WISC-R）的延伸，适用年龄为 4~6.5 岁。全表共 11 个分测验，可归纳为言语测验和操作测验两个部分。各分测验测得的量表分可与正常儿童参考值对比，同时各分测验之间也可进行对比。总量表分为各分测验量表分相加所得值，可用于计算该儿童的离差智商，进而评价其语言发育及智能发展情况。

3. S-S（sign-significance relation）语言发育迟缓评价法 S-S（sign-significance relation）语言发育迟缓评价法（简称 S-S 法），是语言发育迟缓专科评定工具，临床上比较常用，是制定和实施康复治疗计划的重要依据，也是评判疗效和调整治疗计划的主要依据。

检查内容包括符号形式与内容指示关系、基础性过程、交流态度三个方面。以言语符号与指示内容的关系评价为核心，比较标准分为 5 个阶段（表 6-5）。将评价结果与正常儿童年龄水平相比较，即可发现儿童是否存在语言发育迟缓。

在 S-S 检查中，为节约时间，对年龄较大或语言发育较好的患儿，不必进行全面检查：不认识图片的儿童，可采用实物进行检查，如检查阶段 2；认识图片的患儿可检查阶段 3-2 以上，用图片进行单词、词句检查；语言发育年龄在 3 岁以上、能进行日常会话者，以词句进行阶段 4-1、阶段 4-2 的检查为主。

（1）阶段 1——事物、事物状态理解困难阶段 此阶段对事物、事物状态的概念尚未形成，对外界的认识处于未分化阶段。此阶段对物品的抓握、舔咬、摇动、敲打一般无目的性，例如，拿起铅笔不能书写而放到嘴里舔咬。该阶段儿童常出现身体左右摇晃、摇摆、旋转等，将正进行的动作突然停住，拍手或将唾液抹到地上、手上等反复的自我刺激行为。

表 6-5 符号形式与指示内容关系阶段及正常通过的年龄

阶段	内容	可通过的年龄段
第一阶段	对事物、事态理解困难	
第二阶段	事物的基础概念	
2-1	功能性操作	
2-2	匹配	
2-3	选择	
第三阶段	事物的符号	
3-1	手势符号（相关符号）	1.5 岁~
3-2	言语符号	
	幼儿语言（相关符号）	
	成人语言（任意性符号）	
第四阶段	词句，主要句子成分	
4-1	两词句（主谓+动宾）	2.0 岁~
4-2	三词句（主谓宾）	2.5 岁~
第五阶段	词句，语法规则	
5-1	语序	3.5 岁~
5-2	被动语态	5~6.5 岁

（2）阶段 2——事物的基本概念阶段 此阶段儿童能够根据常用物品的用途大致进行操作，能够理解事物的状况并概念化。包括从初级水平到高级水平的三个阶段，即阶段 2-1：事物功能性操作；阶段 2-2：匹配；阶段 2-3：选择。其中匹配与选择都是利用示范项进行操作，因为检查顺序不同，对儿童来说意义也不同。

1）阶段2-1——事物功能性操作　此阶段儿童能够对事物进行功能性操作，例如，拿起电话，让儿童将听筒放到耳朵上，或令其拨电话号码等基本操作，在生活中，如穿鞋、戴帽等，只要反复练习，会形成习惯。检查分三项进行，即事物、配对事物及镶嵌板。

2）阶段2-2——匹配　在日常生活中不难判断是否有"匹配行为"，如果能将两个以上物品放到合适的位置，可以说"匹配行为"成立。例如，将书放到书架上（或书箱里），将积木放到玩具箱里。

3）阶段2-3——选择　当他人出示某种物品或出示示范项时，儿童能在几个选择项中将出示物或与示范项有关的物品适当地选择出来。

（3）阶段3——事物的符号阶段　符号形式与指示内容关系在此阶段开始分化。语言符号大致分为两个阶段，即具有限定性的象征性符号，也就是手势语阶段和幼儿语、成人语阶段。

1）阶段3-1——手势符号　开始学习用手势符号来理解与表现事物，可以通过他人的手势开始理解意思，还可以用手势向他人表示要求等。

手势语与幼儿语并不是同一层次的符号体系。手势符号为视觉运动回路，而幼儿语用的是听力言语回路，因为听力言语回路比视觉运动回路更难，所以将此分为阶段3-1（手势符号）和阶段3-2（言语符号）。

2）阶段3-2——言语符号　是将言语符号与事物相联系的阶段。①能用三种符号表达，如"剪刀"，用手指伸开做剪刀剪物状（手势语）；手势语同时伴"咔嚓、咔嚓"声（幼儿语）；"剪刀"一词（成人语）。②无幼儿语，只能用手势语及成人语表达。③只能用幼儿语及成人语表达。④仅能用成人语表达。

阶段3-2的检查共选食物、动物、交通工具和生活用品方面的名词16个，身体部位6个，动词5个，表示属性的2个种类。

（4）阶段4——词句、主要句子成分阶段　本阶段能将某事物、事态用2~3个词组连成句子。此阶段又按两词句和三词句分成两个阶段。

1）阶段4-1——两词句　开始学习用2个词组合起来表现事物、事态的阶段。儿童在此阶段能够理解或表达的两个词句各种各样，在本检查法中仅举了四种形式，即［属性（大、小）+事物］、［属性（颜色）+事物］、［主语+宾语］、［谓语+宾语］。

2）阶段4-2——三词句　此阶段与阶段4-1相同，在此限定两种形式：［属性（大小）+属性（颜色）+事物］，例如大红帽子、小黄鞋等；［主语+谓语+宾语］，例如妈妈吃苹果。

阶段5中也有三词句，但有所不同，阶段4的句型是非可逆句，主语与宾语不能颠倒，如"妈妈吃苹果"不能为"苹果吃妈妈"。

（5）阶段5——词句、语法规则阶段　本阶段能够理解三词句表现的事态，但是与阶段4-2三词句不同的是所表现的情况为可逆。5-1阶段为主动语态，如："乌龟追小鸡"。5-2阶段为被动语态，此阶段中要求能理解事情与语法规则的关系，如"小鸡被乌龟追"等。

（二）检查用具（表6-6）

表6-6　检查用具

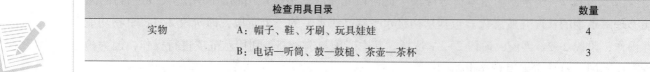

检查用具目录		数量
实物	A：帽子、鞋、牙刷、玩具娃娃	4
	B：电话—听筒、鼓—鼓槌、茶壶—茶杯	3

续表

检查用具目录		数量
镶嵌板	鞋、剪刀、牙刷	3
操作性课题用品	小毛巾、小玩具、小球、积木6块、装小球容器1个、3种图形镶嵌板、6种图形镶嵌板、10种拼图	
图片	日常用品　鞋、帽子、眼镜、手表、剪子、电话	6
	动物　象、猫、狗	3
	食物　面包、香蕉、苹果、米饭	4
	交通工具　飞机、火车、汽车	3
	身体部位　眼、嘴、手、鼻、耳、脚	6
	动词　睡觉、洗、吃、哭、切	5
	大小　帽子（大、小）	2
	颜色　红、黄、绿、蓝	4
	词句　（妈、弟）＋（吃、洗）＋（香蕉、苹果）	8
	大小+颜色+事物　大小+红黄+（鞋、帽）	8
	言语规则　（小鸡、乌龟、猫）＋（小鸡、乌龟、猫）+追	6

（三）评定结果分析

检查结束后，要对检查结果与各种信息如核磁共振、CT结果等进行综合评定、诊断。

1. 评定总结　将S-S法检查结果显示的阶段与实际年龄语言水平阶段进行比较，如低于相应阶段，可诊断为语言发育迟缓，各阶段与年龄的关系，如表6-7所示。

表6-7　基础性过程检查结果（操作性课题）与年龄对照表

年龄	镶嵌图像	积木	描画	投入小球及延续性
5岁以上			◇	
3岁6个月~4岁11个月			△、□	
3岁~3岁5个月	10种图形 10/10+		+、○	
2岁~2岁5个月	10种图形 7/10+	隧道		
1岁9个月~1岁11个月	6种图形 3/6 ~4/6	排列	|、—	
1岁6个月~1岁11个月	3种图形 3/3+	堆积	+	
1岁~1岁5个月				部分儿童+

2. 分类诊断　分类诊断的适应年龄为3~7岁，能够评价语言发育迟缓的有无及程度、符号形式与指示内容关系阶段、交流态度如何等。

（1）**按交流态度分类**　分为两群，即Ⅰ群，交流态度良好；Ⅱ群，交流态度不良。

（2）**按言语符号与指示内容的关系分群**　分为ABC三个主群。①A群：言语符号尚未掌握，包括阶段1、阶段2、阶段3-1，即阶段3-2言语符号尚未达到，不能理解口语中的名称。亚群：A群a：操作性课题与符号形式与指示内容的相关检查均落后于实际年龄，即操作性课题＝言语符号（全面迟缓）；A群b：操作性课题>言语符号。②B群：言语表达困难，无亚群。

条件：a. 发育年龄 4 岁以上；b. 词句理解在 4-1 阶段以上；c. 表达方面极差，可以差到没有噪音；d. 言语模仿不可，或有波动性；e. 上述 b~d 的状态，持续 1 年以上且固定；f. 无明显的运动功能障碍。③C 群：语言发育落后于实际年龄，言语符号与指示内容相关检查在3-2 阶段以上。亚群：C 群 a：操作性课题和言语符号与指示内容相关的理解和表达全面落后，操作性课题=言语符号的理解=表达；C 群 b：操作性课题好于言语符号与指示内容的相关情况，操作性课题＞言语符号的理解=表达；C 群 c：言语符号的理解好于表达，操作性课题检查基本与言语符号理解相当，操作性课题=言语符号的理解＞表达；C 群 d：言语符号表达尚可，但理解不好（图 6-12）。

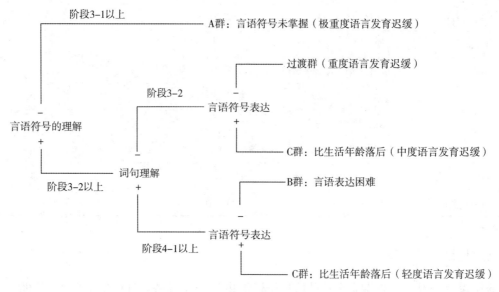

图 6-12　语言发育迟缓症状分类

四、儿童语言发育迟缓的康复治疗

根据儿童语言发育迟缓检查、评价结果及语言特征来制订康复治疗计划。根据检查结果确定儿童处于哪个阶段水平，就把此阶段定为开始训练的出发点，设定训练内容。训练策略如图 6-13 所示。

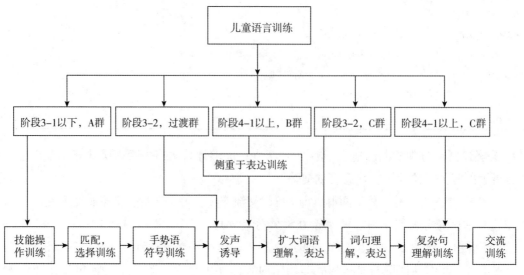

图 6-13　儿童语言康复策略

（一）言语符号尚未掌握阶段（A 群）

言语符号尚未掌握阶段包括阶段1、阶段2及阶段3-1，根据符号形式与指示内容的关系，A群训练以获得言语符号（理解）与建立初步的交流关系为目标。其方法是先导入手势语、幼儿语等象征性较高的符号。

1. 事物、事态概念未分化阶段训练　此阶段的训练旨在充分调动儿童的听觉、视觉能力，以及皮肤的痛、温、触、压等感觉，帮助儿童充分注意外界的人与事物的存在。

（1）注视及追视训练　采用听觉刺激、视觉刺激、触觉刺激等促进患儿对事物的持续注意，如带有声响的小汽车、空中的泡泡、燃烧的蜡烛、小触觉球等。

（2）运动游戏训练　对注意不好及物品操作未成熟的儿童，可使用使其触觉和身体感觉变化而感到快乐的游戏，如哄抱、背背、举高高、转圈圈、追赶等不需器具能与大人身体接触的游戏；也可使用大型游戏用具，如荡秋千、海洋球、羊角球等，通过游戏，增加儿童对人的注视；可以持续游戏，也可以稍微玩一会儿后停止游戏，等待儿童"还想玩"的要求出现。

（3）对事物持续记忆训练　建立事物恒存的概念，让儿童注视到眼前存在的物品，然后将物品用布遮住或藏在箱中，让其寻找。这样可使儿童理解到事物虽从视野中消失，但仍存在于遮盖物下这一事物恒存的性质。在训练初期可采用儿童感兴趣的事物，如带响玩具、食物等，也可将遮盖物不完全遮盖住物体以降低难度。

（4）事物的动手性操作　事物的动手性操作是指通过对外界的事物进行某种操作而发生变化的过程。从触摸、抓握等简单操作，发展到敲打、拿出等复杂操作。可利用各种玩具，最初可帮助引导儿童完成希望出现的反应，逐渐过渡到儿童能独立做出适合事物用途的操作。

2. 事物机能性操作到匹配、选择　此训练的目的是不断扩大能进行机能性操作的事物的范围，使儿童能做到多数事物的辨别性操作。

（1）事物功能性操作的扩大训练　通过示范使儿童掌握日常用品（如水杯、电话等）的使用方法。训练中应注意在生活中的泛化，使儿童在各种环境中都可以掌握物品的操作方法。训练应与家庭指导同时进行，注意让儿童在生活中的泛化，即在训练室、家庭和幼儿园等均能使用。

（2）多种事物的辨别训练　①以形式特点为基础的操作课题，通过分类游戏，认识事物的属性，如可以通过匹配、选择，对不同颜色、大小的球进行分组。②以机能特性为基础的操作课题，即认识事物的特征和用途，如匹配（呈现2个以上示范项，让儿童将手上的物品与示范项中的某个相关物品进行匹配）和选择（呈现1个示范项，给儿童2个以上物品，让其选出与示范项相关的物品）操作。

3. 手势符号的训练　手势符号对儿童来说比言语符号更容易理解、掌握和操作，故以此为媒介，逐渐向获得言语符号过渡。在训练手势符号的同时要给予言语符号作为刺激。此项训练适用于中重度语言发育迟缓、言语理解和表达尚未掌握的儿童，或可以理解言语符号但不能表达的儿童。

（1）场景依存手势符号训练　目的在于培养儿童对手势符号的注意程度，训练应在日常生活空间及游戏场面中进行。如儿童想要"妈妈抱"时，必须让其看着妈妈"张开双臂"的手势令其模仿。最初可辅助儿童，逐渐过渡到只用语言提示的过程。

（2）表示事物的手势符号训练　目的是训练儿童对手势符号的模仿，理解手势符号与事物的对应关系。手势符号与指示内容相结合，在训练过程中必须让儿童充分注意手势符号的存在，如给玩具娃娃戴帽，治疗师拍打娃娃的头部，再拍打自身的头部，然后说"帽帽"，促使儿童选择帽子，并进行动作模仿。

（3）利用手势符号进行动词及短句训练　在日常生活中，根据儿童的行为及要求，在给予言语刺激的同时给予一定的手势符号，并让儿童模仿，渐渐将此动作固定下来，将手势符号运用在日常生活当中，如儿童睡觉训练。也可用手势符号为媒介将句子的语序固化，如"吃苹果"先做"吃"的动作，再做"苹果"的手势符号，并让儿童模仿，这样儿童能够学会很自然地造句。

（二）阶段3-2过渡群、言语表达困难（B群,阶段4-1以上）

此阶段侧重于模仿、掌握与理解水平相适应的言语表达行为，并扩大理解与表达的范围。以发声诱导为训练起点，具体训练步骤如下。

1. 发声诱导训练首先从腹式呼吸训练着手，由下向上依次训练发声、共鸣、构音，训练内容详见第四章。

2. 从儿童熟悉的事物着手练习语音发音。早期引导的发音词汇包括：①易于构音的词，如/ma/、/mama/、/baba/；②多音节词，但词头或词尾等词的一部分音能够发出，如西瓜/gua/。

3. 结合儿童的认知水平，由手势符号阶段逐渐过渡到言语符号阶段。先从事物名称开始引入，然后引入动词、形容词。由手势语向言语表达的过渡阶段，儿童接受训练时，手势符号可引入的词、手势符号与言语符号共同引入的词，以及言语符号引入的词交替呈现，以逐渐增加口语表达的词汇量。

训练时宜选择日常生活中的物品（鞋、帽、袜子）、食物器皿、动物、交通工具等患儿感兴趣的事物的词汇，从早期已学会手势符号的词汇开始，逐渐向言语符号过渡。如在患儿面前放2~3类相对应的常用名词物品，每一类出示3~4张图片，治疗师说物品的名称，让儿童选择，进行理解训练。可通过增加图片的数目或物品的类别，增加训练的难度，并结合游戏进行。不同年龄掌握的名词数量不同，3岁和5岁是词汇量增长的高峰（表6-8）。

表6-8　儿童词汇量的发展

年龄（岁）	词汇数量（个）
1.5	70
2	270
3	950
3~4	1730
4~5	2583
5~6	3562

（三）语言发育水平低于实际年龄（C群）

C群语言发育迟缓的儿童主要表现为语言水平落后于实际年龄，其语言理解与表达具备了一定的基础，因此，针对这类儿童进行训练时，应考虑扩大词汇量，增加理解与表达的语句长度及复杂度等。

1. 词汇量扩大的训练　词汇的导入可以从最常接触的事物图片开始，进行词汇的理解训练。手势符号→幼儿语（言语符号）→成人语（言语符号），词汇的范围包括名词、动词、形容词、代词、量词、数词、副词、助词、介词、连词和叹词。正常两岁儿童的词汇中各类词汇都已出现，其中以名词和动词占绝大多数。

（1）名词的分类训练　目的是对常用名词进行分类训练。如：将蔬菜和水果或动物和植物等不同种类的卡片各几张混合在一起进行提问："哪些是水果类的?"或"哪些是可以动的?"以形成概念的分化。

（2）**动词训练**　适用于名词词汇量已扩大，可以理解分类的儿童。可用单词进行训练，从有手势语的幼儿词（咔嚓咔嚓、哗啦哗啦）和动词句的形式，导入动词的训练，可以结合游戏进行。

如学习"吃"的训练程序：①治疗师做吃食物的动作，并说"吃"，让儿童模仿吃食物的动作；②儿童模仿治疗师完成用手拿并且放入口中的手势符号；③言语理解，治疗师发出"吃"，让儿童做出相应的动作，训练儿童通过手势符号增加对动词的理解；④表达，治疗师边操作边询问"我在干什么呀"，儿童能运用手势符号和言语符号回答治疗师的问题；⑤反复训练，鼓励儿童在生活中用言语（成人语）表达。

（3）**形容词**　以图片和游戏为主，获得过程为：体态符号→幼儿语（言语符号）→成人语（言语符号）。

此训练适用于可理解名词和多数动词，但两词句少的儿童，以图片和游戏为主。2岁儿童已能使用少量形容词，4.5岁后使用量增长较快，6.5岁儿童使用的形容词可达206个，包括从物体的特征到事件情境的描述（表6-9）。

表6-9　儿童出现形容词的年龄

年龄（岁）	形容词
2	出现描述物体特征的词
2.5	出现饿、饱、痛等关于机体感知的词
3	出现形容动作的词
3.5	出现对人体外形描述的词
4.5	出现描述个性品质、表情、情感及事件情境的词

例如，学习颜色：①匹配：在儿童面前呈现一张带有颜色（红色）的图片，治疗师出示同一颜色的图片，让儿童"把相同的颜色放在一起"，并说出"红色"，令儿童模仿表达；②选择与言语理解：在儿童面前出示两张颜色（红色和绿色）图片，让他用手指"红色"，从完全到部分辅助，帮助他完成，出现正确反应，给予强化（奖励），直到能够独立完成；③表达训练：治疗师出示图片，询问"什么颜色的图片？"要求儿童用"红""绿"的言语符号回答；④自发表达：反复训练，鼓励儿童在生活中用言语表达。

（4）**介词**　用于可理解形容词的儿童。需要掌握的介词主要包括："在……之内""在……之上""在……之下"。在儿童掌握这些介词后增加："在……旁""在……前""在……后"等。

训练程序：①训练三个地点介词，如"在……下面""在……上面""放……里"，可让儿童到桌子下面以增加兴趣；②用道具（杯子和玩具小老鼠）演示"在……内"，让儿童独立完成"放在……内"的动作，用此方法训练儿童学习所有介词，如"把小老鼠放在杯子内"；③利用立体容器学习平面物品，用接受性的语言让儿童"把……内"的东西给我，让其回答"在哪儿"。儿童获得介词的大致年龄，如表6-10所示。

表6-10　儿童获得介词的大致年龄

年龄（岁）	介词
2	开始理解"上"
3	开始理解"里、下、后、外"
3.5	基本掌握"里"
4	基本掌握"上、下、后"，开始理解"前"
4.5	基本掌握"外、前"
4~5	掌握"中间"

（5）代词 运用代词有问题的儿童训练起来很困难，要花费大量时间儿童才能掌握代词。"识别身体部位"训练是解决这个问题的最好方法。与儿童坐对面说"摸我的眼睛"，强调"我的"，从完全到部分辅助，逐渐撤销辅助，反应正确予以强化（奖励），直至主动按任意顺序完成。当儿童可以掌握"你、我"时，下一步的训练目标为"他、她、他的和她的"，可与游戏相结合。如：将一玩偶放置于儿童与治疗师之间，治疗师分别下达指令"摸摸我的眼睛、摸摸你的眼睛、摸摸他的眼睛、摸摸他的头"等。

2. 词句训练 从实物、镶嵌板、图片中选择儿童感兴趣的语言素材，从两词句向三词句过渡，逐步进行句法训练。

3. 句法训练 句子由词或词组根据一定的语法规则组合而成，能够表达相对完整的意思，并且有一个特定语调的语言单位。句子的学习可以分为不完整句和完整句水平的学习。句子分为：①不完整句，儿童在约满 1 岁时，讲出一个词可能表示一个句子的意思，如儿童说"鞋鞋"，可能是指"他的脚上穿了一双鞋"或"鞋子掉了"等。不完整句中的双词句或电报句，在说单词句的后期，约 1.5 岁患儿能说出由双词或三个词组合起来的句子，如"妈妈班班"。②完整句，1.5~2 岁阶段，运用简单句、电报句的同时，完整句得到发展。句子发展的顺序大致是：不完整句→主-谓句、主-谓-宾句，主-谓-补句→主-谓-宾-宾-补句等，如表 6-11 所示。

表 6-11 儿童单句出现的年龄

年龄（岁）	单句
2	出现有简单修饰语的句子
2.5	出现兼语句
3	使用复杂联动结构
3.5	使用复杂修饰语
5~6	出现有复杂结构和联合结构的句子

训练方法：从实物、镶嵌板、图片中选用训练构成句子和儿童感兴趣的用具；语言形式用声音、手势语、文字等。从两词句向三词句过渡，组成要素等逐步增加。要选用与句子水平的语言形式相结合的图片进行理解训练，逐步进行语法训练，从理解句子顺序向理解副词等其他词逐渐增加。句子水平的学习建立后，应进行以促进交流和文章水平的理解与表达为目标的训练内容。

（1）**名词句（大小+事物/颜色+事物）训练** 适用于可以理解人名、大小、颜色、事物等构成句子的要素，但对词句中的一个指示内容和对应关系掌握困难的语言发育迟缓儿童，如儿童理解大、小、鞋、帽等，但不能理解大的鞋、小的帽子等对应关系。根据儿童的理解程度，选择训练的句型，如对于名称理解差的儿童，可选择属性对比明显的事物、模型、镶嵌图片、图卡等，如大的红鞋，小的黄帽子等来进行训练。

（2）**动词句（主语+谓语）训练** 适用于可以理解人名和动词的语言发育迟缓儿童。如洗苹果、切西瓜，在训练时"什么""谁""做什么"等询问与应答关系的训练要同时进行。

训练程序：①确认可以理解构成句子的单位项（动作/对象）：把香蕉和苹果的图卡并排放在儿童面前，问"哪个是苹果"，"哪个是香蕉"让其选择；②匹配：能够理解、读懂两词句的图，确认两张图卡是否相同；③理解：言语（动作+对象）+图卡，有四张选择项图卡，在不能正确选择图卡和不能取出动作和对象时，出示示范卡；④表达：图卡+言语，呈现图卡并问"做什么"儿童说出"动词+宾语"的两词句，在只有一个词正确表达的情况下，诱导儿童问"做什么（什么东西）"，如还不能完成，治疗师教其说两词句，促使其复述说出；⑤自发表达（交换位置）：儿童用言语自发表达，治疗师选择图卡，治疗师和儿童在完成后交换相互位置，儿童看图说话，治疗师选择图卡，确认图卡是否吻合。

（3）三词句（主语+谓语+宾语） 适用于可以理解两词句"主语+谓语"及"谓语+宾语"的儿童。其中三词句表现的情况不可逆，如妈妈吃苹果，而不可以说苹果吃妈妈。训练程序：确定构成三词句中的两词句（动作主语+动作）／（动作+对象）两方面的理解→能理解表示三词句的图卡→三词的理解→表达。三词句的理解，可从1/4→1/8图片选择过渡，并注意图片的摆放顺序。

（4）可逆句 明确显示句子的内容→排列句子成分的位置→表达。如学习句子"猫洗熊猫"：治疗师出示大图"猫洗熊猫"，让儿童注意观察拿刷子的动物；治疗师将小图按"猫"+"刷子"+"熊猫"的顺序从左到右排列，并让儿童注意主语的位置，然后让儿童联系排列顺序；儿童说出句子。

（5）被动句 明确显示句子的内容→排列句子成分的位置→表达。如学习"猫被熊猫追"：治疗师出示大图"猫被熊猫追"，让儿童注意观察大图中被追的动物；治疗师将小图按"猫"+"熊猫追"的顺序从左到右排列，让儿童注意主语的位置；儿童说出句子。治疗师可与儿童做相应的模仿动作或游戏来促进儿童对被动句的理解，反复训练，直至儿童能自己排列、理解、说出被动句。

（四）交流态度不良（D群）

根据言语符号的发育阶段进行以改善其交流为目的的训练。具体步骤如下。

1. 语言与物体相结合 目的是帮助儿童理解语言，其后才有可能模仿和运用。对于听力、视力有缺陷的患儿还应采用口语与体语并行，及口语与触觉相结合的训练方法。

2. 语言训练与操作训练相结合 现代医学已经证实，手指的精细动作有利于增进智力和语言的发育，其方法是练习扣衣扣、彩色绘画等，应注意循序渐进。

3. 语言训练与娱乐相结合 如唱、跳、敲打击乐、看卡通故事、玩智力拼图等，把语言和智力培养渗透在娱乐活动中，是一种轻松愉快的学习方式。

4. 语言训练和运动相结合 设计集体游戏训练，如丢手绢、蒙眼猜对象等。

5. 语言训练与文字教学相结合 在语言训练的同时，进行简单的文字教学。如写数字、拼音、字母等；还可训练辨认钱币，进步快的患儿还可教其阅读短小句子和文章、数学和书写文字。

（五）言语代偿训练

在进行了上述训练之后，许多语言发育迟缓的儿童仍不具备言语的表达能力，却具有言语的接受能力；还有部分语言发育迟缓的儿童言语清晰度极差，不能作为交流的手段，治疗师可以采用AAC和文字阅读书写的方式，建立代偿性非语言交流方式。

1. 增益及替代性语音沟通辅助工具（alternative and augmentative speech communication system，AAC） AAC包括沟通图卡、沟通簿、沟通板、笔记型电脑、特殊点选设备、电脑辅助科技等。沟通簿、沟通板是将日常生活中的活动通过常用的字、图片或照片表示出来，而通过指出沟通簿或沟通板上的字或图片表明自己的意图。沟通簿或沟通板包括图画板、字板、词汇板和句子板等多种形式，可以根据患儿的躯体功能状况及背景进行设置和制作。随着电子科学技术的高速发展，许多国家已经研制出了多种体积小便于携带和操作的电子交流装置，具有专门软件系统的计算机也逐步用于言语障碍患者的交流，这些特殊的装置还可以合成言语声音。

2. 文字训练

（1）文字形的辨别训练 为掌握文字符号，必须能够辨别字形。训练程序：几何图形辨别→

单字字形辨别→单词水平辨别。

（2）文字符号与意义的结合训练　以文字符号与图片意义相结合为目的。训练程序：字字匹配→字字选择→字图匹配→图图匹配。儿童能辨别1~2个音节后可进行此阶段的训练。

（3）文字符号与意义、声音的结合训练　可进行图片与相应的文字单词连接的训练，然后读出文字。

五、儿童语言发育迟缓的家庭与社会康复

家庭是儿童成长过程中十分重要的场所，儿童语言的发育、发展与家庭环境密不可分，父母是婴幼儿最佳的语言教师。而社会环境对儿童语言的发育、发展也至关重要。对于语言发育迟缓的儿童，单靠语言训练达不到预期的效果，语言训练的内容必须在家庭和社会环境中得以体现与实践，才能达到最佳的康复效果。因此，要尽可能改善和调整儿童的家庭与社会康复环境。

1. 理解儿童的沟通模式　沟通是一种双向行为。早期家长与儿童的互动可能会因儿童缺乏反应而受打击。但实际上，语言发育迟缓儿童由于其障碍，可选的沟通方法很少，有些甚至是不理睬、尖叫、打人等异常行为。家长能为孩子做的就是"喜欢他"，与孩子一起做任何他喜欢的事情，对幼儿的任何主动行为做出反应，即使是手势或非交流的方法，对儿童的沟通信号给予敏锐和丰富的反应，并经常给予儿童各种有关刺激。

2. 改善对儿童的教养方式　在家庭生活中要增加交流诱惑，建立良好的互动，时刻观察儿童的状态，在他愿意的时间进行互动，或在日常生活中（如吃饭时、玩耍时、吃零食时）进行互动，增加能诱惑孩子进行交流的事件或环境，如将孩子喜欢的东西放在他能看到但不能拿到的地方，吃饭时将他喜欢的食物放得远一些，对儿童的要求不立即满足，而当他发出交流信号或求助时再给予满足。家长应多与儿童做游戏，特别是一些传统的家庭游戏。

3. 改善儿童生活的社会环境　儿童接触生活的环境不仅只有养育他的家庭，长大后要进入社会环境，如幼儿园、学校及邻里的小伙伴等。语言发育迟缓儿童因为其语言上存在问题，与其他儿童交往时，往往受到嘲笑、轻视等。这些现象都会导致儿童逐渐对交流的厌恶和恐惧，失去交流的兴趣和动力，严重者会导致心理障碍，甚至用自伤和他伤等攻击行为来拒绝与正常儿童交往。所以，在家庭和学校中，家长和老师都要参考治疗师的意见，给这些孩子以更多的注意和关心，帮助他们去改善人际关系和交流态度，也要教育别的小朋友，用自己的爱心去帮助这些孩子，让他们能在团结、和谐、友好的氛围里更好地发展语言和其他各方面的能力。

【复习思考题】

1. 失语症常用的基础治疗方法有哪些？
2. 如何制定 Broca 失语的训练方案？
3. 习得型言语失用症最常见的四种症状是什么？
4. 言语失用症治疗的重点是什么？
5. 什么是儿童语言发育迟缓？儿童语言发育迟缓的评价（S-S法）分为哪些阶段？
6. 如何制定语言发育迟缓的训练方案？

第七章

听力障碍的评定与康复治疗

扫一扫，查阅本章数字资源，含PPT、音视频、图片等

听力是人们听声音的能力，听觉则是外界声刺激通过大脑皮层分析后获得的声音感觉。听觉功能是由传音结构（外耳道、鼓膜、听骨链等）和感音器官（耳蜗、蜗神经、脑干听神经核团、大脑听觉皮层等）协同完成。听觉是人类重要的感觉功能之一，正常的听觉功能对于维系人与人之间、人与周围环境之间的相互关系具有重要意义。当患者出现听力障碍时，将进一步导致听觉障碍，由此带来的学习、社交能力的障碍，以及心理、精神的创伤，是值得关注的深层次问题。

第一节　概　述

听觉传导通路上任一环节出现问题，将导致听力或听觉障碍。不同类型和程度的听力障碍对于正常言语、语言的形成、发育和成熟过程将产生不同的影响。熟悉听力障碍的分类和康复治疗的原则，是掌握言语治疗学的重要环节之一。

一、听力障碍的定义与分类

按照我国《残疾人残疾分类和分级》的国家标准，听力障碍（dysaudia）的定义为听觉系统中的传音、感音及听觉中枢发生器质性或功能性异常，而导致听力出现不同程度的减退。听力障碍有多种分类方法，按病变部位可分为传导性聋、感音神经性聋和混合性聋，按发生时间可分为先天性聋和后天性聋，按与言语功能发育之间的关系分为语前聋和语后聋等。临床上最常用的分类方法是按照听力障碍的性质和发生部位分为以下3种类型。

1. 传导性聋　发生于外耳、中耳的病变，导致通过空气路径传导的声波经鼓膜和听骨链到达内耳时声能减弱，从而导致不同程度的听力障碍，称为传导性聋。

（1）听力学检测特点　传导性聋的听力学检测特点为以下几点：

1）音叉试验　骨导听力优于气导听力，表现为 Rinne 试验阴性，Weber 试验偏向患侧，Schwabach 试验骨导延长。

2）纯音听阈测试　骨导听阈基本正常，气导听阈提高，各频率气骨导听阈差距大于10dB。

3）言语识别率　基本正常。

4）鼓室压图　常表现为 B 型、C 型、As 型和 Ad 型等异常图形。分泌性中耳炎伴鼓室积液、鼓膜穿孔、鼓室硬化时鼓室压图常为 B 型或 As 型，鼓膜萎缩或听骨链中断时可为 Ad 型。

5）听性脑干反应（auditory brainstem response，ABR）测试　各波潜伏期可能延长，但波间期正常。

（2）病因　可导致传导性聋的病因有以下几点：

1）外耳、中耳炎症　如急、慢性中耳炎（分泌性或化脓性），乳突炎，外耳道炎，鼓膜炎等。

2）外伤　如外伤性鼓膜穿孔，颞骨骨折导致的鼓室积血、听骨链中断等。

3）异物　如外耳道异物、耵聍栓塞、中耳胆脂瘤等。

4）肿瘤　如外耳道肿瘤、颈静脉球瘤、中耳血管瘤、中耳癌等。

5）先天畸形　如先天性外耳道闭锁、听骨链畸形、窗膜发育不全等。

6）某些特殊部位疾病　如耳硬化症、前半规管裂等，在早期也可表现为传导性听力障碍。耳硬化症早期，听力曲线中骨导听阈在 2000 Hz 常出现向下的"V"形切迹，称卡哈切迹（Carhart notch），是耳硬化症早期的特征性表现。

2. 感音神经性聋　内耳毛细胞、血管纹、螺旋神经节、听神经或听中枢的器质性改变，导致声音信息感知、传递或分析过程的障碍而产生的听力减退，称为感音神经性聋。感音神经性聋包括感音性聋、神经性聋和中枢性聋，分别指由于内耳听觉感受器、听神经和听觉中枢病变所导致的听力障碍，由于临床上不易通过常规听力学检测方法区分而统称为感音神经性聋。

（1）听力学检测特点　感音神经性聋有如下听力学检测特点：

1）音叉试验　气导听力优于骨导听力，表现为 Rinne 试验阳性，Weber 试验偏向健侧，Schwabach 试验骨导缩短。

2）纯音听阈测试　气、骨导听力曲线一致性下降，气骨导差距小于 10 dB。

3）阈上听功能测试　耳蜗病变患者重振试验阳性，即声强的轻度增加可引起响度的异常增加；蜗后病变患者可出现异常听觉疲劳和听觉适应现象。

4）言语识别率　降低。

5）鼓室压图　基本正常。

6）ABR 可出现各波潜伏期延长或波形的异常　蜗后病变（如听神经瘤）时，可出现 V 波延长或消失，Ⅰ-Ⅴ波间期延长，两耳 V 波潜伏期差>0.4 ms。

（2）病因　感音神经性聋是临床最多见的听力损失类型。导致感音神经性聋的原因有如下几点：

1）遗传性聋　由于基因或染色体异常导致。根据遗传方式的不同，可分为常染色体显性、常染色体隐性、X/Y 染色体及线粒体遗传性聋。根据表型差异，可分为综合征性和非综合征性遗传性聋。目前已知最常见的类型是 *GJB2* 基因突变导致的常染色体隐性非综合征性遗传性聋，约占所有非综合征性聋的 50%。

2）老年性聋　是伴随人体衰老出现的听觉器官的退行性改变，机制不明。老年性聋主要表现为双侧对称性、缓慢进展的感音神经性聋，初期常以高频听力损失为主，逐渐发展为所有频率的听力损失。按照病变发生的部位，老年性聋可划分为多个类型，较常见的有：①感音性，表现为内耳毛细胞的退行性改变，数量减少，排列紊乱；②神经性，表现为耳蜗螺旋神经节细胞数量减少；③血管纹性，或称代谢性，以耳蜗血管纹的萎缩、变性为特征；④耳蜗传导性，可能与基底膜硬化有关。

3）耳毒药物性聋　由于药物或长期接触某些化学制品导致的耳聋。临床最常见的是接触氨基苷类抗生素（如链霉素、庆大霉素、卡那霉素、新霉素等）所致的药物性聋。水杨酸类止痛药（如阿司匹林）、袢利尿剂（如呋塞米）、抗肿瘤药物（如顺铂）、抗疟药（如奎宁）等，也是较常见的耳毒性药物。耳毒药物性聋可在接触药物后任何时间发生，并可在停止接触后继续进展。目前发现，氨基苷类药物致聋除与药物毒性和剂量有关外，个体存在线粒体基因缺陷可能是更主要的原因。

4）噪声性聋 指急、慢性强声刺激损伤听觉器官而导致的听力障碍。近年研究发现，持续低强度的噪声刺激也可导致噪声性聋。早期噪声性聋典型的听力曲线为 4000 Hz 的 "V" 形听力下降，之后波及其他频率，高频听力下降突出。噪声性聋常伴耳鸣，并继发失眠、心烦和注意力障碍等，需要引起足够重视。

5）突发性聋 指突然发生的原因不明的感音神经性聋，可能与内耳供血障碍、病毒感染、膜迷路积水或窗膜破裂有关。部分患者有自愈倾向。

6）自身免疫性聋 多发于青壮年、双侧同时或先后出现、非对称性、进行性的感音神经性聋。听力可呈波动性，可伴随前庭症状。免疫抑制剂对部分患者有效。

7）创伤性聋 包括由于头颅外伤、耳气压伤或急慢性声损伤导致内耳损害而引起的听力障碍。

8）其他 一些全身系统性疾病，如高血压、糖尿病、动脉硬化，以及一些代谢性疾病，如甲状腺功能减退等，可以导致感音神经性聋。还有一些相对少见的疾病，如梅尼埃病、小脑脑桥角肿瘤、多发性硬化等，也可导致感音神经性聋。

3. 混合性聋 听觉传音系统和感音神经系统同时受累所导致的耳聋，称为混合性聋。混合性聋的听力曲线兼有传导性聋和感音神经性聋的特点，低频区存在明显的气骨导间距，高频区气骨导听阈均下降。混合性聋常见于长期慢性中耳炎患者，在鼓膜穿孔、听骨链病变的基础上，由于毒素经窗膜进入内耳同时引起感音性聋。耳硬化症后期，在镫骨底板固定的基础上耳蜗功能的损害也会导致混合性聋。

二、儿童与成人听力障碍的特点

儿童听力障碍的发病率呈逐渐上升的趋势。一方面由于早期听力检测水平的提高，如 ABR、耳声发射（otoacoustic emissions，OAE）等技术在早期听力筛查中的广泛应用；另一方面由于社会对儿童听力障碍重视程度的提高。由于儿童的特殊原因，听力障碍的发生及表现往往非常隐匿，易被忽视，从而丧失干预的最佳时机，因此应特别引起重视。儿童与成人在导致听力障碍的原因、听力检测方法、听力康复方法等方面存在不同特点。

1. 病因 导致儿童听力障碍的原因多为先天性因素（包括出生前后各种内外源性因素及遗传性因素）、急慢性中耳炎、病毒感染、耳毒药物等；导致成人听力障碍以各种后天因素为主，如噪声性、老年性、创伤性、突发性聋等，急慢性化脓性中耳炎、梅尼埃病等也是部分成人听力障碍的原因。

2. 临床表现 儿童发生的听力障碍易被忽视。由于儿童往往不会主诉听力障碍，多通过行为异常被发现，如注意力不集中、看电视喜欢开大音量、对呼唤反应迟钝等。单侧或轻度听力障碍的儿童更不易被发现。成人则多能较准确地表述听力障碍发生的时间、程度及伴随症状等，容易早期诊断。

3. 测试方法 婴幼儿通常采用客观检测方法（如 ABR、OAE 等），也可配合行为测听；对年龄稍大的儿童，可采用纯音听阈测试与客观听阈检测相结合的方案。OAE 和 ABR 是新生儿听力筛查的首选方法。对于成人，纯音听阈测试是首选的检测方法，对伪聋、精神性聋及智力障碍的成人，可辅助客观检测方法。

4. 康复目的 对于听力障碍的儿童，早期助听器或人工耳蜗植入配合言语训练，对听觉言语功能的发育意义重大，以满足交流和学习的需要，因此，儿童听力康复的主要目的是语言的学习。对成人语后聋患者，助听器或人工耳蜗植入及听觉适应性训练的主要目的是满足患者生活、学习和社交的需要，最大限度地改善患者的生活质量。

三、听力康复的概念及治疗原则

听力康复是采用多种方法为听力障碍患者解决一系列相关问题，从而避免或减轻残障的过程。听力康复的目的是减少听力障碍对患者本人及其社会关系成员带来的消极影响。听力康复与言语语言康复过程是紧密关联的。听力康复治疗强调早期、个性化和循序渐进的原则，并强调评定与训练有机结合、多种方式和场所相结合。儿童和成人听力康复治疗的侧重点会有所不同，但总体的原则是相同的。

1. 早期原则　儿童应特别强调早期听力康复。幼儿时期（尤其是 1~3 岁阶段），是儿童言语能力快速发展阶段，是学习言语的关键期。对听力障碍的儿童做到早发现、早治疗、早训练具有重要意义。对听力障碍患儿的早期干预，有利于充分利用听力障碍的儿童个体残余听力和语言获得的可能性，在听力语言发育的关键期为听力障碍的儿童的全面康复提供基础，从而最大限度地利用残存听力以满足其听力言语发育和学习交流的需要。对于成人，早期发现其听力障碍，充分利用残余听力，对制订相应措施延缓或阻止疾病进展，并预防心理障碍的出现和发展，也具有十分重要的意义。

2. 个性化原则　听力障碍的病因和表现多样，决定了听力康复应遵循个性化的原则，体现个性化的特点。听力康复应针对每位听力障碍患者进行听觉言语功能评定，评价助听器或人工耳蜗植入后的听觉言语功能水平，制订针对不同个体的科学合理的训练方案。听力障碍的儿童的听觉言语康复应采用"一对一"的训练模式，体现个性化原则。对于不同年龄阶段的成人，应制订不同的康复治疗方案。

3. 循序渐进原则　由于听力障碍和听力正常的儿童有着相同的语言生理基础和发育规律，听觉言语训练可遵循正常儿童的语言发育规律进行。训练应从易至难，从简单到复杂。听觉训练从察知、分辨、识别，再到听觉理解的高级阶段；言语训练从呼吸、发声、共鸣、构音、语音，最后进行开放式交流训练。针对成人也应采用科学的听觉适应训练，以帮助其正确使用助听设备和工具。制订阶段性康复计划和目标是有效的途径。

4. 评定与训练有机结合原则　在听觉康复过程中，听觉言语评定与训练密切相关，评定与训练是一个循环往复的过程，训练过程中需要进行多次的阶段性评定，以监控康复治疗的效果，及时调整训练方案，在尽可能短的时间内达到理想的听觉康复效果。

5. 多种方式和场所相结合原则　在我国，相当一部分听力障碍的儿童选择在康复机构接受训练，其优势是拥有专业和经验丰富的听力康复治疗师，并为听力障碍的儿童提供集体生活、同伴交流的机会。但是，家庭是儿童的主要活动场所，要想让听力障碍的儿童更快地获得听觉能力的发展，家长必须积极参与到康复治疗中，利用家庭、社区资源，随时随地对孩子进行听觉康复治疗，而且家庭训练更能满足患儿个性化的需要。因此，应充分发挥机构训练和家庭训练各自的优势，使患儿达到最佳的康复效果。对于成人，要努力提供良好的交流和互动场所，使患者更顺畅地融入社会和家庭生活中，从而最大限度地提高其听力理解和语言交流的能力。

第二节　儿童听力障碍的早期干预与康复

正常的听力是学习言语表达的前提，听力正常的婴儿一般在 4~9 个月，最迟不超过 11 个月开始牙牙学语，这是言语语言发育的重要阶段性标志。如果儿童存在严重听力障碍，缺乏语言刺激和语言环境，不能在 11 个月前进入牙牙学语阶段，在言语发育的关键期不能获得言语行为，最终会导致言语语言障碍。如果在新生儿期或婴儿期及早发现听力障碍，通过听力补偿或听力重建的方式，重建其语言刺激环境，可以减少或避免其言语语言障碍。

一、儿童听力障碍的诊断与干预

新生儿先天性听力障碍的发病率高达 1‰~3‰，每年约有 2.3 万听力障碍新生儿出生。先天性听力障碍作为最常见的出生缺陷之一，具有如下特点：①高患病率，无高危因素新生儿患病率为 1‰~3‰，而高危因素新生儿，如重症监护新生儿（neonatal intensive care nursing，NICU）约 5‰。②高危害性，新生儿先天性听力障碍可导致严重不良后果，由于缺乏足够的听觉刺激会出现言语语言障碍，严重者可致哑。也会出现社会交际、智力和情感心理障碍等，对个人、家庭、社会带来沉重负担。③高度可干预性，对新生儿听力障碍患者进行早期诊断和干预可收到良好效果。

先天性听力障碍的基本处理原则为三"早"原则：早发现、早诊断、早干预。早期发现才可能通过干预和康复促进言语发育；早期发现是早期诊断的前提；早期诊断是早期干预的前提。只有早期发现才可能进行干预和康复促进幼儿得到言语语言发育。

（一）儿童听力障碍的早期发现

新生儿普遍听力筛查（UNHS）是目前对新生儿听力障碍进行早期发现的唯一有效的方法，也是国际公认的唯一有效方法。新生儿听力筛查早期发现听力障碍能使聋而不哑；虽然采用其他方法也可能早期发现先天性听力障碍，比如高危家庭登记管理、常规体检、父母识别等。但是高危家庭登记管理仅能发现大约 50% 的患儿；常规体检和父母识别几乎不能在患儿 1 岁内发现听力障碍。经过长期研究发现，高危因素筛查会有半数重度以上听力障碍婴幼儿被漏诊，且确诊时间较晚，平均年龄在 2~2.5 岁；并且听力障碍的程度越轻微，发现的时间越晚。

1. 新生儿听力筛查的有效性

（1）听力障碍儿童语言发育水平不取决于其严重程度，而取决于被发现和干预的早晚。

（2）不管新生儿听力障碍程度如何，只要在 6 个月内发现并适当干预，患儿语言发育能力基本不受影响。

（3）6 个月内发现的患儿，其语言发育的后果明显优于 6 个月后被发现者。

（4）新生儿听力障碍发现早晚与语言发育的关系不受性别、是否伴随其他畸形、社会经济状况等的影响。

2. 我国新生儿听力筛查的目标

（1）所有新生儿都应该接受听力筛查，无论在医院顺产、非顺产或在家出生的新生儿，都要在出生后 1 个月内由相关听力筛查中心进行筛查。

（2）所有未通过筛查者，要在 3 个月内接受相应听力学及其他医学评定，以明确诊断。

（3）确诊为永久性听力障碍者，要在 6 个月内接受干预。

3. 新生儿听力筛查的方法及流程

（1）方法　新生儿听力筛查对筛查方法的总体要求为客观、快速、操作简便、便于标准化、准确性可以接受、有良好的敏感性和特异性、价廉。目前常用的技术方法主要有两种，即耳声发射法（OAE）和快速脑干诱发电位法（AABR）。

OAE 的特点：①成本低廉；②能在婴儿清醒时进行；③婴儿神经系统状态对结果没有干扰；

④假阳性率为 6%~8%；⑤二次筛查假阳性率为 1%~6%。

AABR 的特点：①成本较高；②婴儿必须处于睡眠状态；③婴儿神经系统状态对结果有影响；④允许环境存在一定噪声；⑤能检出听神经病患儿；⑥二次筛查假阳性率为 0.2%。

（2）流程　新生儿听力筛查的流程如图 7-1 所示。全国新生儿听力筛查率 2011 年（项目实施前）低于 40%，在 2014 年新生儿听力筛查项目启动后上升到了 77.4%。

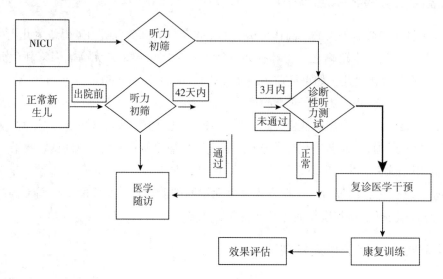

图 7-1　新生儿听力筛查流程

（二）儿童听力障碍的早期诊断

儿童听力障碍的诊断包括病史、常规检查、耳科检查、听力学检查、影像学检查及遗传学检查等。病史包括父母日常观察行为询问、家族史、孕期情况和新生儿出生情况等；常规检查包括常规体检（一般情况、生长发育情况、伴随畸形等）和专科体检（外耳、颅面发育情况）；耳科检查主要检查外耳道和鼓膜；听力学检查包括电生理检查（声导抗测试、耳声发射、听性脑干反应）和行为测听；影像学检查主要指颞骨 CT 和 MRI。

儿童听力学检查方法，一般采用客观听力学检查与听觉行为测试相结合的方法，参考幼儿的实际年龄相对应的听觉发育表（表 7-1），综合主观和客观的检查结果，从而对其听力损伤的类型、严重程度等做出全面、系统的诊断。

表 7-1　幼儿听觉发育表

月龄	观察项目
3 个月	大的声音能够惊醒
	会寻找声源位置
	哭闹时，一打招呼就会停止哭声
	哄她/他时会笑
	跟她/他说话时，会发出"啊""呜"的声音
6 个月	寻找声源
	喜欢发声玩具
	能发出笑声
	能分辨父母及熟悉人的声音
	高兴时会发出咯咯的笑声
	冲着人发出声音

续表

月龄	观察项目
9 个月	听到叫他自己的名字时会回头 被批评时会停下动作或哭声 冲着玩具发出声音 会发出 /ya ya/、/dada man man/、/baba gaga/ 等一串音符回应大人
12 个月	能理解"给我""睡觉""过来"等简单词的意思 听到"拜拜"等词有反应 会模仿大人说话 常常说一些无意义的话 能说 1 个或 2 个有意义的词 能模仿词的某个部分

1. 客观听力测试技术　主要包括声导抗测试、耳声发射、听性脑干反应等。

（1）声导抗测试　声导抗测试在临床上主要用于对中耳病变进行诊断与鉴别诊断。其测试包括鼓室声导抗和声反射。鼓室声导抗测试通过测量鼓膜外侧声能传递过程的变化，了解中耳功能状态。Jerger 将鼓室声导抗分为 A 型、B 型和 C 型。鼓室声导抗 A 型：峰值出现在 0 da Pa（正常范围 -100da Pa~+100 da Pa），峰值在 0.3~1.6 da Pa，多见于正常耳或感音神经性聋；鼓室声导抗 B 型：鼓室图形态正常，峰值小于 0.3 da Pa，多见于鼓室积液、耵聍栓塞；鼓室声导抗 C 型：鼓室图形态正常，峰值超过 -100 da Pa，峰值的幅度一般在正常范围，多见于咽鼓管功能异常、分泌性中耳炎等。声反射即镫骨肌反射，是指在强度足够大的声刺激时，中耳镫骨肌反射性收缩，以保护内耳免受损伤，是一种保护性反射。声反射一般采用声反射阈值测试和声反射衰减测试，声反射阈值指所能重复引出声反射的最小的声音强度，正常耳的声反射阈值为 70~95dB HL；声反射衰减指较长时间的持续刺激声使声反射的幅度明显减小的现象，多出现于蜗后病变。声反射是诊断传导性病变的敏感指标，感音神经性病变的声反射取决于病变部位。

（2）耳声发射　耳声发射是一种产生于耳蜗，经听骨链和鼓膜传导释放入外耳道的音频能量。依据是否存在外界刺激声信号诱发，耳声发射分为自发性耳声发射（spantanousotoacoustic emission，SOAE）和诱发性耳声发射（evoked otoacoustic emission，EVOE）两类。自发性耳声发射主要是耳蜗自发活动的反应；诱发性耳声发射是通过外界声刺激引起的各种不同的耳蜗反应，根据由何种声刺激诱发，EVOE 又分为瞬态声诱发性耳声发射（TEOAE）、畸变产物耳声发射（DPOAE）、刺激频率耳声发射（SFOAE）和电刺激诱发耳声发射（EEOAE）。畸变产物耳声发射（DPOAE）是目前临床上经常使用的听力学检测技术，它是指采用两个具有一定频率比和强度比关系的纯音 f1 和 f2 同时刺激耳蜗后，由于基底膜的非线性调制作用而产生的一系列畸变信号，经听骨链、鼓膜传入外耳道并被记录到的音频能量，能反映耳蜗性听力损伤的频率特异性特征。

（3）听性脑干反应（ABR）　听性脑干反应又称听觉脑干诱发电位，指给予听觉器官一定的声音刺激后，中枢神经系统可以产生与外界声刺激相关的脑电活动，在声刺激后 10ms 内记录到的生物电反应称为听性脑干反应，共包括 7 个波，分别以罗马数字 Ⅰ~Ⅶ 命名，其中主要成分为 Ⅰ~Ⅴ，而 Ⅰ、Ⅲ、Ⅴ 波最为可靠。刺激声一般为短声或短纯音，因为 Ⅴ 波波幅最大，所以以刚能分辨 Ⅴ 波为阈反应判断标准。听性脑干反应主要反映高频的听力损失，对低频听力损失难以进行有效评定，因此仅根据听性脑干反应的反应阈值，不能判断听力是否正常。听性脑干反应具有客观、无创、无须受试者的主动配合、不受镇静剂的影响等优点，适用于新生儿、婴幼儿、测试困难者的听力检测和评定。

2. 主观听力测试技术　小儿听觉行为测听是重要的主观听力测试技术之一。不同年龄段儿童的听觉反应方式有所不同，因此需采用不同的行为测听方法。主观听力测试技术主要包括行为观察测听（6个月内）、视觉强化测听（6个月~2.5岁）和游戏测听（2.5~4岁）。

（1）行为观察测听（behavioral observation audiometry，BOA）　行为观察测听是通过给予刺激声，在一定的时间锁相下，观察小儿是否出现听觉行为改变，评定婴幼儿听力状况的方法，通常用于6个月以内的婴幼儿。

测听的条件：使用一些能够发声的音响玩具如铃铛、小木鱼等，在测听室或安静的环境下均可进行测试。

测试方法：测试需诱导观察者和测试者两人，测试前先询问病史，同时观察小儿对声音的反应和生长发育状况，将小儿置于舒适的卧位，诱导观察者在小儿前面用简单的玩具吸引小儿的注意，让小儿目视前方并处于相对安静的状态，并给测试者提示给声时机。发声物在距小儿1 m左右范围内，平面高度通常与小儿的耳部水平相当；确定受试儿没有注意到发声物时突然给声，同时仔细观察受试儿的面部表情、肢体动作及眼神的变化，并做好记录。

结果分析：测试结果与小儿的月龄有关，不同月龄的孩子对声音的反应不同。

（2）视觉强化测听（visual reinforcement audiometry，VRA）　视觉强化测听是通过让小儿建立声音与光的定向化条件反射，即当给予测试声音时，及时给予声光玩具作为奖励，使其配合完成听力测试的一种测听方法，常用于6~30个月的小儿的听力测试。测试在声场内进行，声场内要求配备扬声器、声响玩具等。测试程序及要求与行为观察测听有许多相同之处，视觉强化测听需要建立儿童声与光的条件化反应，即测试者先给刺激声（一般为啭音），强度为阈上15~20dB SPL，在给出测试音的同时，给出灯光奖励玩具，主试者引导儿童转头看向奖励玩具，反复训练2~3次后，等测试者给出测试音后，不需要主试者引导，儿童能自己转头看向奖励玩具，表明定向反射已经建立，即可开始进行正式测试。测试时，测试者先给出刺激声，主试者对小儿观察，当发现小儿有转头看向奖励玩具，立即告知测试者给出奖励玩具，并积极对患儿给予肯定和鼓励，测试者按照"减十加五"的原则，以能够引起条件化反射的测试音强度开始，依次测试1 kHz、2 kHz、3 kHz、4 kHz、0.5 kHz共五个频率的听力阈值。注意测试结果只代表好耳的听力。由于小儿注意力有限，测试时间一般在10~20分钟。

（3）游戏测听（play audiometry，PA）　游戏测听是通过儿童参与一个与其年龄适宜的简单、有趣的游戏，教会孩子对给出的声音做出明确、可靠的反应，并完成听力测试的一种方法，常用于2.5~4岁的儿童。测试方法：测试人员首先要为受试儿做示范，例如，听到声音将玻璃球放入小篮筐，教几遍以后待孩子确实明白后再开始测试。给声的初始强度可根据已知的听力结果或通过行为观察的结果确定，一般为阈上15~20 dB SPL。测试者按照"减十加五"的原则，依次测试1 kHz、2 kHz、3 kHz、4 kHz、0.5 kHz五个频率的听力阈值。结果分析中测试者要注意鉴别假阳性，即儿童并没有听到声音但做出了游戏反应。因儿童注意力集中持续性较差，故测试时间应以10分钟为宜，在测试过程中要及时给予鼓励。

(三)儿童听力障碍的早期干预

新生儿听力筛查、诊断和干预是一个完整的听力康复流程，对新生儿只进行早期筛查但若不干预，会使新生儿听力筛查工作失去其原本的意义。

对于确诊的婴幼儿听力障碍，首选药物和手术治疗。对于确诊为不可治愈的儿童听力障碍，应尽早对其进行干预，目前对儿童听力障碍的干预方法主要为助听器验配、人工听觉植入（包括人工耳蜗植入、声电联合刺激、人工中耳植入、骨传导植入等），其次还有听觉脑干植入、传统的耳外科治疗等，本节重点介绍助听器验配和人工耳蜗植入。

1. 助听器验配

（1）助听器的构成及作用　助听器是一种声音放大设备，通过将声音以一定程度和方式进行放大，帮助听力障碍者能够充分有效地利用残余听力聆听声音。从整体上讲，助听器主要由5部分组成，即传声器、放大器、接收器（耳机）、电池和音量控制。①传声器：又称为麦克风，其作用是将声波转换成电信号。根据助听器的需要，麦克风有不同的频响和敏感度。根据接收声音的方向可分为全向性麦克风和指向性麦克风。全向性麦克风可感受所有方向上的声压变化，以相等的敏感度接收来自各方向的声音；指向性麦克风只接收来自特定方向的声音，其他方向被压制，与全向性麦克风相比，指向性麦克风低频敏感度低，对声源进行指向性接收，可以改善噪声环境下的言语分辨能力。②放大器：放大器的作用是将麦克风转换来的电信号的电压加以放大。放大器可分为前置放大器和功率放大器。前置放大器除了对麦克风提供的信号进行放大，还要根据不同的听力损伤情况进行调整。功率放大器主要将前置放大器提升和修改过的麦克风信号再进行放大，同时驱动接收器工作。③接收器：接收器（耳机）功能是将放大后的电信号再转换成声信号，接收器的大小决定其敏感度和最大输出，耳道式或深耳道式助听器因为体积所限，所使用的接收器的效果不能达到最佳水平。④电池：电池是助听器正常工作的动力，一般使用容量高、内阻小、保质期长的电池。⑤音量控制：音量控制开关主要包括音量轮、on/off开关和M-T转换开关等使用者可以自行操作的功能旋钮。

（2）婴幼儿助听器验配原则　①准确诊断；②双侧听力障碍者建议双侧验配，如果一耳进行了人工耳蜗植入，建议对侧耳验配助听器；③避免干预不足或过度干预；④尽量选择高性能的助听器；⑤重视助听器验配后的验证和效果评定；⑥选择合适的耳模。

（3）助听器验配适应证及转诊指标

1）适应证　听障儿童一经确诊，应尽早验配助听器。轻度听力损伤，也要重视听力补偿，以免影响言语发育。轻度到重度的听力损失适合助听器验配，一般听力损失在轻度至重度的听障儿童都要验配助听器。重度以上听力损失，助听器验配效果甚微或无效，可考虑人工耳蜗植入。如果手术条件不具备，可验配超大功率助听器，以保证听障儿童双耳能够接受声刺激，提高听觉敏感性。

2）助听器验配转诊指标　在听障儿童的助听器验配过程中，如碰到下列情况，应首先考虑就医：①快速进行性听力下降；②近期内发生的听力损失；③伴耳痛、耳鸣、眩晕或头痛；④传导性耳聋；⑤不明原因的单侧或双侧听力损失；⑥外耳道耵聍栓塞或异物；⑦外耳畸形。

3）儿童助听器验配流程　①综合听力学评定，主要内容为询问病史、耳科常规检查、听力测试、耳聋诊断与鉴别诊断，判断是否是助听器验配适应证；②选取合适的助听器，并根据听力测试结果，进行编程、助听器调试、耳模制作、适应性训练及助听听阈测试等；③进行助听效果评定，通过家长和教师满意度问卷、助听听阈测试、林氏6音测试等对助听效果进行评定；④随访，了解儿童配戴助听器情况，指导家长及儿童正确使用助听器，提供助听器及相关知识，并监控助听器的使用。

（4）助听效果评定　助听效果评定的意义：听力师通过助听效果评定可以了解听障儿童配戴助听器后的听觉能力；在学习、生活和助听器的使用过程中是否达到了预期的目的；帮助康复治疗师确定下一步的康复治疗计划。评定方法：助听效果评定采用中国聋儿听觉能力评定标准中的数量评定法和听觉功能评定法，即在验配助听器后，对无语言能力的听障儿童采用以啭音、窄带噪声及滤波复合音为测试音的数量评定法；对有一定语言能力的听障儿童选用儿童言语测听系列词表，通过在安静环境中及有背景声的环境中言语识别得分来判断助听效果。除此之外，助听效果的满意度调查问卷也是临床评价的重要参考依据。

2. 人工耳蜗植入 人工耳蜗（cochlear implant, CI）是一种能帮助极重度聋及全聋患者获得或部分恢复听觉的一种特殊的声-电能转换电子装置，是继助听器后在听力康复领域的又一重大进步。人工耳蜗是基于感音性聋患者耳蜗螺旋神经纤维和节细胞大部分存活的事实，将连接到体外声电换能器上的微电极插入耳蜗鼓阶内，用以直接刺激神经末梢，而使患者重新感知声响。因此，人工耳蜗是一种取代受损的听毛细胞直接刺激螺旋神经节神经元，从而将模拟听觉信息传向听觉中枢的一种植入装置。

（1）人工耳蜗的结构及工作原理 人工耳蜗市面上的品种繁多，但是结构基本相同，都包括以下几个部分：麦克风、言语处理器、传送线圈、体内接收器和电极。麦克风主要功能是提取声信号，在某些情况下，将声音信号直接送往言语处理器。言语处理器的作用是将传来的言语信息进行分析，并转换成电信号方式刺激听神经，言语处理器有盒式和耳被式。耳背式言语处理器体积小、重量轻、隐蔽、无较长的连线，但是储存的程序数目或其他可调节的参数少于盒式言语处理器。言语处理器产生的指令必须有效地传到耳蜗内的电极，主要有两种方式来传送指令，即经皮肤法和跨皮肤法，经皮肤法容易引起周围皮肤感染，现在多使用跨皮肤法，即使用皮外的传送线圈和埋置于皮下的接收线圈，以无线电波的方式实现信号的传送和接收。电极实际上是一线性排列的电极束，由电极载体和多个电极组成。电极通常经圆窗附近的耳蜗造口插入耳蜗鼓阶，刺激螺旋神经节细胞及其神经末梢。

（2）人工耳蜗植入的适应证 对于双耳重度或极重度聋，病变部位定位诊断于耳蜗者，可以选择人工耳蜗植入。中华医学会耳鼻喉科分会制定的《人工耳蜗植入工作指南》，对人工耳蜗植入的适应证和禁忌证作了明确的规定。

1）语前聋患者选择标准 ①植入年龄通常为 12 个月~6 岁。植入年龄越小效果越佳，但要特别预防麻醉意外、失血过多、颞骨内外面神经损伤等并发症。目前不建议为 6 个月以下的患儿植入人工耳蜗，但脑膜炎导致的耳聋因面临耳蜗骨化的风险，建议在手术条件完备的情况下尽早手术。6 岁以上的儿童或青少年需要有一定的听力言语基础，自幼有助听器配戴史和听觉言语康复治疗史。②双耳重度或极重度感音神经性聋。经综合听力学评定，重度聋患儿配戴助听器 3~6 个月无效或效果不理想，应行人工耳蜗植入；极重度聋患儿可考虑直接行人工耳蜗植入。③无手术禁忌证。④监护人和（或）植入者本人对人工耳蜗植入有正确的认识和适当的期望值。⑤具备听觉言语康复教育的条件。

2）语后聋患者的选择标准 ①各年龄段的语后聋患者。②双耳重度或极重度感音神经性聋，依靠助听器不能进行正常听觉言语交流。③无手术禁忌证。④植入者本人和（或）监护人对人工耳蜗植入有正确的认识和适当的期望值。

（3）人工耳蜗植入的手术禁忌证 包括绝对禁忌证和相对禁忌证。绝对禁忌证包括内耳严重畸形，如 Michel 畸形；听神经缺如或中断；中耳乳突急性化脓性炎症。相对禁忌证包括癫痫频繁发作不能控制，严重精神、智力、行为及心理障碍，无法配合听觉言语训练等。

（4）人工耳蜗植入术前评定 根据人工耳蜗植入选择标准，植入前的评定内容主要包括：

1）病史采集和耳科检查 通过询问病史及耳科检查，获得耳聋的病因，并对患者的健康状况进行评定。还应了解患者的言语能力（如发声特点、构音清晰度）、语言理解能力、语言交流能力（如口语、唇读、手语、书面语等），以及小儿生产史和发育史。耳科检查包括耳郭、外耳道、鼓膜等。

2）听力学检查　包括听觉行为测试/纯音测听、声导抗测试、听性脑干反应（ABR）、耳声发射、言语测听、前庭功能检查（有眩晕病史者）等。听力学入选标准：①语前聋患者：需进行主观和客观综合听力学评定。客观听力学评定：短声 ABR 反应阈值>90 dB nHL，听觉事件相关电位 1 kHz 以下反应阈值> 100 dB nHL，听性稳态反应 2 kHz 及以上频率阈值>90 dB nHL；耳声发射双耳均未通过（听神经病患者除外）；主观听力学评定：行为测听裸耳平均阈值>80 dBHL，助听听阈 2 kHz 以上频率>50 dBHL，助听后言语识别率（闭合式双音节词）得分≤70%，对于不能配合言语测听者，经行为观察确认其不能从助听器中获益。②语后聋患者：双耳纯音气导平均听阈>80 dBHL 的极重度听力损失；助听后听力较佳耳的开放短句识别率<70% 的重度听力损失。③残余听力：低频听力较好，但 2 kHz 及以上频率听阈>80 dBHL，配戴助听器不能满足交流需要者，可行人工耳蜗植入；对于检测不到任何残余听力的患者，应向本人或监护人说明术后听觉康复效果欠佳的风险。

3）影像学评定　影像学检查是选择患者至关重要的检查，应常规行颞骨薄层 CT 扫描、内耳及颅脑 MRI，必要时行耳蜗三维重建。

4）语言能力评定　对有一定语言经验或能力的患者，可做言语-语言能力评定，包括言语清晰度、理解能力、语法能力、表达能力和交往能力；对于小于 3 岁、无法配合的婴幼儿可采用"亲子游戏"录像观察及问卷调查的方法进行评定。

5）心理、智力及学习能力评定　3 岁以上儿童可选用希-内学习能力测验（中国聋人常模修订版），3 岁以下儿童可选用格雷费斯心理发育行为测查量表（中国婴幼儿精神发育量表，MDS-CI）。对疑有精神智力发育迟缓（希-内学习能力评定智商<67 分，格雷费斯测验精神发育商<70 分）或有异常心理行为表现的患儿，建议到专业机构行进一步观察、诊断和鉴定。

6）儿科学或内科学评定　做全身体格检查和相关的辅助检查。

7）家庭条件和康复条件　术前应该使患者本人和（或）监护人及教师了解人工耳蜗植入后听觉言语康复治疗的重要性，帮助患者本人和（或）监护人树立正确的期望值，并对语前聋患儿术后如何进行康复治疗及康复地点的选择做好准备，合理进行科学的康复安置。

（5）人工耳蜗植入后调试　通常术后 1~4 周开机，一般开机后的第 1 个月内调机 1~2 次，之后根据患者情况安排时间，待听力稳定后适当延长调试间隔，最终 1 年调机 1 次。开机和调试方法及步骤可按照各产品的技术要求执行。如果对侧耳可从助听器获益，建议尽早验配助听器。人工耳蜗调试内容主要包括阻抗、选择言语编码策略、确定电流参数（T 值和 C 值）、响度平衡测试等。

对调机听力师的要求：应具备良好的听力学和人工耳蜗基础知识，并经过专业培训。婴幼儿的调试应由有经验的听力师完成。

二、儿童听力障碍的听觉言语康复评定

听力障碍儿童的听觉言语康复是指对其进行听力补偿和听力重建后，进行科学、全面的评定，并制定和执行个别化康复方案，同时进行监控的过程。为听力障碍儿童选配合适的助听器或植入人工耳蜗是进行听觉言语康复的重要前提。为使听觉言语康复治疗更合理、更科学、更有针对性，需要对听力障碍儿童的听觉言语发展水平进行定期评定，以期更好地动态把握儿童的康复效果，为后期的康复治疗计划调整提供方案。

　　因此，听力障碍儿童的听觉言语康复评定目的有两个：①通过康复评定，有助于治疗师和家长了解听力障碍儿童此时的听觉言语水平；②通过康复评定，为制订下阶段的康复治疗计划提供参考依据和理论支持。

（一）听觉能力评定

　　听觉能力是指通过后天学习获得的感知声音的能力，尤其是感知言语声的能力。听觉能力的发展主要经过听觉察知、听觉分辨、听觉识别和听觉理解四个连续的过程（图7-2）。听觉察知是判断声音有无的能力；听觉分辨是在具备了听觉察知能力的基础上，对声音信息的时间、强度、频率、语速的差异等特性进行辨别的能力；听觉识别主要是把握声音特定的能力；听觉理解主要是将音和义结合的能力。四个层次各有侧重，螺旋上升，对于同一个内容，从听觉察知发展到听觉理解；对于某一部分的评定和训练，重点强调某一层次的内容。

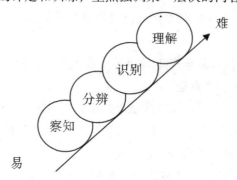

图7-2　听觉能力发展的四个阶段

1. 听觉察知能力评定

　　（1）评定的目的　考察听力障碍儿童在听力补偿或听力重建后，有意识地判断声音有无的能力，当听力障碍儿童能对有声和无声做出反应时，表明他已具备基本的听觉察知能力。

　　（2）评定内容及工具　可采用主频明确的滤波复合音（鼓、双响筒、锣）、环境声、滤波复合音、林氏六音（/m/、/u/、/ɑ/、/i/、/sh/、/s/）等。

　　（3）评定流程及方法　听觉察知能力的评定包括评定前准备、熟悉被试、明确指导语、正式评定、结果记录与分析、方案制订6个过程。评定前准备主要是对评定环境、评定过程中所用的评定工具、记录及分析表、强化物等的准备。评定方法：在安静环境中，由治疗师在患者不经意的状态下给声，并观察此时患者的反应。如果患者能够做出相应的反应，则由治疗师给声，要求患者听并做出主动反应。指导语可视游戏形式而定，如"＊＊＊，有声音将积木放一放；没有声音，不放"等。如果患儿没有反应时，可以通过改变距离等进一步进行听觉察知能力的评定。

2. 听觉分辨能力评定

　　（1）评定的目的　考察听力障碍儿童分辨声音相同和不同的能力，主要指分辨声音的时长、强度、语速和频率等特性的能力。

　　（2）评定内容及工具　评定内容包括无意义音节分辨和有意义音节分辨两部分。评定工具可采用纸版式评定卡片，由治疗师发出声音让患儿分辨；也可采用计算机软件，由系统给声并让患者指认。两类评定方法的评定内容都包括时长、强度、语速和频率四个方面。

　　（3）评定流程及方法　听觉分辨能力的评定包括评定前准备、熟悉被试、明确指导语、正式评定、结果记录与分析、方案制订六个过程。评定方法：在安静环境中，让患者指出两个声音相同还是不同，或指出声音由哪里发出。指导语："小朋友，如果老师说一样的，就指这个

（图7-3左）；如果老师说不一样的，就指这个（图7-3右）"或"小朋友，听一听，声音是从哪里发出来的"等。结果记录：得分（%）＝（3x−n）/3x×100%（X为测试题数；n为错误次数，即0的个数）

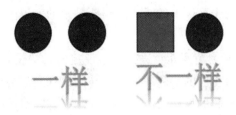

图7-3　听觉分辨能力评定方法

结果分析：总分<80%，需要立即干预；错误项目分析错一次，需要进行巩固；错两次，需要对听力障碍儿童进行强化训练；如果全错，则需要对听力障碍儿童进行感知训练及多感官结合训练。

3. 听觉识别能力评定

（1）评定的目的　考察听力障碍儿童将刺激声和发声物体进行匹配、掌握语音的多种特性，从而将声音识别出来的能力。

（2）评定内容及工具　包括语音均衡式识别（某语音出现在评定和训练内容中的概率与其在日常生活中出现的概率一致）能力评定和最小音位对比识别能力评定。语音均衡式识别能力评定采用中国聋儿康复研究中心孙喜斌教授研究、制订的《儿童语音均衡式识别能力评定词表》；最小音位对比识别能力评定采用《儿童最小音位对比识别能力评定词表》。也可采用计算机软件，由系统给声让患者指认，对听力障碍儿童进行语音均衡式识别能力评定和最小音位对比识别能力评定。

（3）评定流程及方法　听觉识别能力的评定包括评定前准备、熟悉被试、明确指导语、正式评定、结果记录与分析、方案制订六个过程。评定方法：图片评定，在安静环境中，选用常见的三音节词/三音节词（首辅音相同），例如猫头鹰/茉莉花等，常见的双音节词/双音节词（首辅音相同），如面条/面包等，常见的单音节词（韵母或声母），先发出一组图片中每一个图片所对应的声音，然后再发出一个目标音，让患者指出是哪一个。结果记录：按词表给词，错误记为"0"，正确记为"1"，得分＝正确数/测试题数×100%。

4. 听觉理解能力评定

（1）评定的目的　考察患儿将音和义结合起来的能力，了解患儿是否真正懂得语音的意义。

（2）评定内容及工具　主要包括词语理解和短文理解两部分。词语理解评定采用《儿童听觉理解能力评定词表》，该词表包括单条件词语、双条件词语和三条件词语；短文理解目前还没有统一的评定材料和标准，主要采用主题对话或自由对话的方式采集语言样本并进行分析。

（3）评定流程及方法　听觉理解能力的评定主要包括评定前准备、熟悉被试、明确指导语、正式评定、结果记录与分析、方案制订6个过程。词语理解评定方法：在安静环境中，直接播放目标词，让患者进行选择。结果记录：错误记为"0"，正确记为"1"，得分＝正确题数/测试题总数×100%；短文理解评定方法：在安静环境中，直接播放一段短文，然后让患者进行复述或回答问题。结果记录时按照短文理解的具体评定方法进行记录。

（二）言语能力评定

听力障碍儿童的言语障碍主要由听力障碍导致，儿童一般在 7 岁左右完成言语发育，在语言获得之前，特别是婴幼儿时期的中度以上的听力障碍所导致的言语障碍，都要接受听力言语康复治疗。

1. 言语功能评定目的　对听力障碍儿童进行言语评定的目的是针对其表现出来的言语症状，进行相应的言语功能评定，获得相应的参数数值，并与同性别同年龄段正常人的相应参数进行比较，结合言语症状，判断言语障碍的性质及严重程度，制订有针对性的言语障碍康复方案，监控言语康复效果。

2. 言语功能评定内容　言语功能评定主要采用主观评定和客观评定相结合的方式，按照言语五要素进行，即呼吸、发声、共鸣、构音和语音 5 个方面。主观评定主要包括自然交谈观察和言语器官的检查、言语量表评定（如 Frenchay 评定量表）等；客观评定主要为言语声学参数测量，如呼吸功能评定的参数有最长声时（MPT），发声功能评定参数有嗓音基频、基频微扰等，共鸣功能的评定采用第 1 共振峰和第 2 共振峰、鼻流量的测定等，而构音障碍的评定采用口腔轮替运动速率等，言语障碍的评定详见前面的章节。

三、儿童听力障碍的听觉言语康复治疗

听觉能力训练是指根据听觉能力评定的结果，选择适合的训练内容，采用恰当的手段和方法实施听觉能力训练并进行监控的过程。其目的在于提高患儿利用残余听力的水平，使其"听得明白"。言语能力训练是指根据听觉能力和言语能力评定的结果，选择适合的训练内容，采用恰当的手段和方法实施言语能力训练并进行监控的过程。其目的在于提高患儿说话的清晰度和流畅度，使其获得准确的言语能力。

"听"是言语沟通的关键，"听懂"是口语交往的前提。现代科技的进步为听力障碍儿童的"听"提供了良好的物理条件，能让他们清晰地感觉到声音，但不能让听力障碍儿童在言语交往过程中从生理、心理上实现音义还原。因为助听器和人工耳蜗都是电子装置，听力障碍儿童需要学会正确使用它们来进行聆听，这也是听觉康复治疗的主要目的。听力障碍儿童不但存在听力问题，还存在交流问题、社会关系问题及心理问题等，因此，在康复治疗中也要关注这些问题，寻找解决和发现这些问题的有效方法。

（一）训练原则

1. 坚持持续的听能管理、定期对人工耳蜗康复效果进行评定及每日晨检，确保聆听效果处于优化状态。

2. 提供规范的康复设施，优化声学环境，营造优听条件。

3. 强调"以听为主"，建立听觉中枢优势，合理应用视觉、触觉等辅助手段，达到对声音的察知、辨别、识别及理解的听觉训练目标。

4. 遵循儿童语言习得规律，从言语理解入手，努力结合日常生活情景，注重培养语言运用能力。

5. 在语言学习过程中，重视言语生成环节——呼吸、发音、构音等方面存在的问题，并加以矫治，以提高语音清晰度。

6. 坚持以康复评定为导向，采用诊断教学的方法，实现听觉言语康复治疗的个性化服务。

7. 坚持全面康复理念，融合健康、科学、语言、艺术、社会等学前儿童的五大发展领域，促进人工耳蜗植入儿童的全面发展。

（二）训练目的

对听力障碍儿童进行听觉训练的目的是使他们能最大限度地利用残余听力、补偿听力和重建听力，从而提高他们的聆听能力，尽量减少由于听力损失引起的沟通交流及其他相关方面的障碍。训练目标的确定应充分考虑康复治疗对象的特征，包括听力障碍发生的时间、年龄、智力、补偿或重建听力的方式等。同样的评定结果，对于不同年龄患儿预期制定的目标是不一样的。语前聋患儿由于对言语声的感知没有基础，且语言和认知能力也有限，对他们进行训练时应充分考虑其语言和认知能力。而语后聋患儿由于对言语声的感知有一定基础，具备一定的语法知识和认知能力。对他们来说，开始训练时的难度可高于语前聋患者。

（三）训练内容

听觉训练形式包括正式训练和非正式训练。正式训练是指高度结构化的活动，常常是在特定时间、特定地点，由治疗师对一名患儿或一组患儿进行。正式训练经过严格的设计，内容高度结构化，包含了很多练习。其主要包括集体康复和个别化教育。非正式训练是指渗透在日常生活对话或其他学习活动中进行的训练，一般由家人对患者进行。非正式训练对培养听觉能力非常重要，这种练习在有意义的情况下进行，不仅可增强患者在对话交流中的自信，而且能提高他们依靠听觉进行对话交流的愿望。

1. 听觉康复治疗的内容 听觉康复治疗的内容主要包括助听设备的适应训练、听觉察知训练、听觉分辨训练、听觉识别训练和听觉理解训练等。

（1）**助听设备的适应训练** 婴幼儿可能由于佩戴助听设备不习惯；或因为没有"听"的知识和经验，在短期内无法感受到助听设备的帮助；或由于生理或心理的原因，对佩戴助听设备产生抵触，严重者会强烈抵触。因此，听觉康复治疗的第一步是进行助听设备的适应训练。

（2）**听觉察知训练** 听觉察知训练要求听力障碍儿童充分利用残余听力和重建（助听）听力，学会聆听声音，培养听力障碍儿童的聆听习惯。主要训练内容包括不同频段的音乐声、环境声和言语声等。

（3）**听觉分辨训练** 听觉分辨训练主要是在听力障碍儿童能准确感知声音的基础上，培养其感受声音相同和不同的能力，包括对环境声、音乐声及言语声的时长、强度、语速和频率差异的辨别。对听力障碍儿童而言，时长最容易分辨，其次是语速，最后是强度和频率的分辨。时长、语速和强度分辨最常用的材料均是单元音和词语，单元音主要选用 6 个核心韵母 /ɑ/、/o/、/e/、/i/、/u/、/ü/。时长分辨中，通过控制 6 个核心韵母发声时的时长形成不同的训练材料，词语的分辨主要包括三音节/单音节、双音节/单音节、三音节/双音节等；语速分辨通过控制 6 个核心韵母发声的语速形成不同的训练材料，词语一般选择可控制速度的动词，然后通过控制语速形成训练材料，内容从易到难分为三个强度：快速/慢速、中速/慢速、快速/中速，其中快、中、慢是相对概念；强度分辨通过控制 6 个核心韵母的发声强度形成不同的训练材料，主要分为三个层次：强音/弱音、中音/弱音、强音/中音，其中强、中、弱都是相对的，可参考大声、一般言语声和轻声说话时的强度，多使用 80 dB SPL、70 dB SPL、60 dB SPL 强度的声音，词语的分辨主要结合常用的单音节词、双音节词和三音节词进行训练。

（4）**听觉识别训练** 听觉识别训练是要求听力障碍儿童能分析声音的差异，并整合为整体的特征。听觉识别训练的内容包括词语识别和音位识别两部分内容。音位识别要求听力障碍儿童有一定的词语识别能力。因此，对听障儿童的听觉识别训练应先进行词语识别，然后进行音位识别。在词语识别训练中可将词语嵌入不同语音的频率中进行训练，按照语音出现频率的不同，训练时先选用最常用的音及词语，再选择常用的音和词语，最后是次常用的音和词语。除了考虑语音的出现频率，还要考虑词的结构，一般先选用三音节词或双音节词，再选用单音节词，先选用三音节词还是双音节词视听力障碍儿童的具体情况而定。音位识别主要包括声母音位对识别和韵母音位对识别两部分。其中声母音位对按照声母的分类依据包括擦音与无擦音、清辅音与浊辅音、送气音与不送气音、相同方式不同部位、相同部位不同方式、卷舌音与非卷舌音六组共 87 对，韵母音位对按照韵母的分类依据包括相同结构不同开口、相同开口不同结构、相同结构相同开口、前鼻音与后鼻音四组共 92 对。音位对按照难易程度分为容易、稍难、较难和很难 4 个级别。

（5）听觉理解训练 听觉理解训练的核心是提高听力障碍儿童将音与义结合的能力，使其真正懂得声音的意义。听觉理解训练包括词语理解训练和短文理解训练两部分内容。词语理解训练按照词语的结构分为单条件词语理解、双条件词语理解和三条件词语理解 3 个部分。单条件词语理解的训练内容为日常生活中常见的名词、动词和形容词；双条件和三条件词语理解的训练内容为包括并列、偏正、动宾、主谓、介宾等结构的词语。词语理解训练的内容，如表 6-8 所示。短文理解主要是通过训练听力障碍儿童理解一段文字的能力，目前还没有统一的训练材料和标准，主要采用情境对话、故事复述和故事问答的方式。情境对话是通过模拟生活中常见的情境，引导听力障碍儿童说出符合情境内容的对话，提高听力障碍儿童在日常生活中的听觉理解和言语表达能力，锻炼听力障碍儿童的口语表达能力。故事问答是通过提问故事的细节，训练听力障碍儿童把握和理解短文关键信息的能力。故事复述是训练患者通过听觉理解、记忆故事并能进行准确、清晰的复述，有助于增强听力障碍儿童连续性语言的表达能力。

2. 言语康复治疗的内容

（1）呼吸训练 呼吸训练主要是为了帮助听力障碍儿童在自然呼吸的基础上学会自主控制呼吸和言语呼吸的方法，争取养成正确言语呼吸的能力和习惯。对于呼吸方式异常的听力障碍儿童，首先采用生理腹式呼吸训练，将其生理呼吸纠正为腹式呼吸，然后采用嗯哼法、拟声法、数数法等训练方法，让听力障碍儿童逐渐将其获得的生理腹式呼吸方式过渡到言语状态下，转变为正确的言语腹式呼吸。对于呼吸支持不足的听力障碍儿童，首先采用快速用力呼吸法来提高瞬间呼气量，然后采用缓慢平稳呼气法来提高呼吸稳定控制能力，最后通过最长声时训练来提高整体的言语呼吸支持能力及控制能力。对于呼吸与发声不协调的听力障碍儿童，首先可采用唱音法和啭音法，来提高其言语呼吸支持能力，促进其呼吸与发声的协调，提高其言语时灵活控制气流的能力；后期可采用逐字增加句长法，让听力障碍儿童循序渐进地增加句长，来增强言语呼吸支持能力，提高其呼吸与发声的协调性。

（2）发音训练 指在听力障碍儿童对声音有了一定的认识之后，诱导他们发音，使他们逐步掌握正确的发音部位和发音方法，能够基本正确的发音。大部分听力障碍儿童的发音器官并没有器质性病变，只是由于缺乏锻炼，不知道如何发出声音，有的听力障碍儿童的发音器官由于长时间不用，相对不灵活或有一些错误的发声习惯，因此，发音训练的目的是帮助听力障碍儿童掌握正确的发音方法，形成良好的发音习惯。发音训练的具体内容包括：①发音诱导准备性训练（包括颈肩放松训练、构音器官放松训练、发音器官放松训练、口腔训练）；②起声训练，包括自然起声感知训练、目标音起声感知训练；③发声功能训练；④构音功能训练；⑤语音能力训练。

第三节　成人听力障碍的评定及康复治疗

成人听力康复是指借助仪器设备和相应的听力训练方法，达到提高患者使用听力、最大限度地利用残余听力、改善自身言语功能状况的目的，使之最大限度地满足日常生活和社会交流的需要。

成人听力障碍评定的内容包括：①评定患者听力障碍的性质和程度；②评定患者交流能力；③评定患者的康复需求。

与儿童听力障碍的康复比较，成人听力障碍的康复具有以下特点：①成人具有更大的主观性，即成人听力康复的需求具有主动性和个体选择性，康复治疗方案存在更显著的个体差异，制订方案时需要充分沟通并得到患者的认同。②成人具有更多的社会性，有更突出的参与社会交流的需求。③受年龄、职业、教育程度、家庭等多因素的影响。成人听力障碍患者以老年人居多，应充分考虑老年人的特点和需求。④成人听力障碍患者可能伴有耳鸣、听觉过敏等症状，在听力康复的同时要充分考虑上述症状的康复。

一、成人听力障碍的评定

听力障碍评定的目的是了解患者听力障碍的性质与程度，为制订正确的康复目标和康复计划提供依据，具体检测方法有主观测听法和客观测听法两类。由于多数成人能对刺激声信号做出正确的主观判断，因此听力检测以主观测听法为基础，辅以客观测听结果综合判读，这与儿童听力检测方法不同。对于伪聋、精神性聋和智力障碍的患者，应选择客观测听法。

1. 主观测听法　主观测听法主要包括音叉试验、纯音听阈测试、阈上功能测试和言语测听等，其中纯音听阈测试是临床最常用和最重要的检测方法。

（1）音叉试验　音叉试验是一种临床常用、简单快速的听力检测方法。一组音叉能发出 128 Hz、256 Hz、512 Hz、1024 Hz 和 2048 Hz 5 个频率的纯音，将其敲击振动后，分别置于外耳道口和乳突表面，可评定气导和骨导的听力状况。音叉试验一般包括林纳试验（rinne test）、韦伯试验（weber test）、施瓦巴赫试验（schwabach test）和盖莱试验（gelle test）等。林纳试验最为常用，其方法是将音叉先后置于受试者的乳突和外耳道，比较气导和骨导听力时间的长短。如果气导听力时间大于骨导听力时间，结果为阳性，反之为阴性。林纳试验阳性提示听力正常或感音神经性聋，阴性提示传导性聋。Weber 试验又称骨导偏向试验，将振动的音叉（一般选择 256 Hz 或 512 Hz）置于前额或颅顶正中，如患者听到的声音偏向健侧，提示患侧为感音神经性聋；如声音偏向患侧，则提示患侧为传导性聋。施瓦巴赫试验又称骨导比较试验，旨在比较受试者与正常人（一般是检查者本人）的骨导听力，具体方法是将音叉置于正常人乳突表面，当其不再听到声音时，迅速将音叉移至受试耳的鼓窦区。正常情况下两者听到声音的时长接近。如受试耳骨导长于正常耳，则为施瓦巴赫试验阳性提示传导性聋，反之则为阴性，提示感音神经性聋。常用音叉试验结果的意义如表 7-2 所示。

表 7-2　两种耳聋的音叉试验结果

试验方法	传导性聋	感音神经性聋
任内试验（RT）	－	＋
韦伯试验（WT）	→患耳	→健耳
施瓦巴赫试验（ST）	＋	－

（2）纯音听阈测试　听阈（hearing threshold）指能够引起听觉的最小声强。纯音听力计通过音频振荡器发出不同频率的纯音，其输出强度可调节，从而测试患者是否存在听力损失，以及损失的程度和性质等。临床上常规采用骨导和气导耳机分别测试 125 Hz、250 Hz、500 Hz、1 kHz、2 kHz、4 kHz 和 8 kHz 7 个频率的骨导和气导听阈，将各频率的气导和骨导听阈用特定符号连线，得到的线图称为纯音听阈图。纯音听阈测试能准确和定量地反映受试者在各频率的主观听力情况，是听力测试的"金标准"。临床常用纯音平均听阈（pure tone average，PTA）来综合衡量受试者言语频率的听力。PTA 通常指 500 Hz、1 kHz 和 2 kHz 三个频率纯音听阈的算术平均值，也有将人 4 kHz 听阈纳入 PTA 的计算。按世界卫生组织（WHO）标准，正常成人气导平均听阈应不超过 25 dB HL，气骨导差值应小于 10 dB。

不同类型听力损失的纯音听阈图有不同特点：传导性聋各频率骨导听阈正常或接近正常，气导听阈提高，气导、骨导间距大于 10 dB，听力损失以低频为主，也可累及全频。感音神经性聋的气导和骨导听阈一致性提高，气骨导间距通常不超过 10 dB，听力损失以高频为主，也可累及全频。混合性聋气导、骨导听阈均提高，但存在一定气导、骨导间距，可表现为低频听力以传导性聋为主，高频听力以感音神经性聋为主，也可表现为全频气导、骨导听阈均提高。

（3）阈上功能测试　阈上功能测试是指用高于听阈的刺激声进行的听力测试方法，可用于辅助区分耳聋的性质是感音性（蜗性）还是神经性（蜗后性）。阈上功能测试主要包括重振测试和听觉疲劳及病理性适应现象测试。重振现象是耳蜗病变的特点，表现为声强的轻度增加能引起主观响度感觉的异常增大，临床表现为听觉过敏或听觉不耐受。听觉疲劳和病理性适应常提示蜗后病变。阈上功能测试目前是非临床常规听力检测项目。

（4）言语测听　言语测听是用言语信号作为刺激声来检测言语听阈和言语识别能力的测试方法。该方法将标准词汇输入有言语测试功能的听力计进行测试，较纯音测听能更全面反应听功能状况。主要检测项目有言语接受阈（speech reception threshold，SRT）和言语识别率（speech discrimination score，SDS）。将不同声强级测得的言语识别率绘成曲线，得到言语听力图。开展言语测听需要具备言语听力计和言语测试材料。由于言语测听的具体方法较为复杂，目前在临床上主要用于言语康复中助听器的验配、人工耳蜗植入术后听觉康复效果的评定等。

2. 客观测听法　临床常用的客观测听法包括声导抗测试、听觉诱发电位测试、耳声发射等。客观测听检测方法和临床应用见本章第二节。客观听功能检测仍受设备的稳定性、测试者的经验、对结果的正确判读，以及受试者的身体状况等多因素的影响，因此判读时必须与主观听阈检测的结果相结合。

3. 成人听力障碍程度的评定标准　根据 2011 年正式发布实施的《残疾人残疾分类和分级》国标（GB /T26341-2010），听力残疾分为 4 级，具体如表 7-3 所示。

表 7-3　成人听力障碍分级

等级	听力障碍程度	较好耳平均听力损失	理解和交流受限情况
一级	极重度障碍	>90dB HL	不能依靠听觉进行言语交流，理解和交流等活动极重度受限
二级	重度障碍	81~90dB HL	理解和交流等活动重度受限
三级	中重度障碍	61~80dB HL	理解和交流等活动中度受限
四级	中度障碍	41~60dB HL	理解和交流等活动轻度受限

注：此标准以 0.5kHz、1.0kHz、2.0kHz、4.0kHz 为听力测试频率，表中数值为听力损失分贝数的平均值，此标准适用于 3 岁以上人群的听力残疾评定。

二、成人听力障碍的康复治疗

(一)康复内容

目前临床上针对成人听力障碍,应根据病因及听力损失的性质、程度等,选择正确的治疗方法,积极治疗原发病。当病因不明或原发病因解除而听力仍未恢复的患者,应及时考虑验配助听器或植入人工耳蜗,并积极进行康复治疗,以降低听力障碍给患者生活带来的负面影响。

1. 助听器 助听器是能辅助听力障碍患者更好地聆听环境声响的辅助器具的总称。助听器按外形特征分为耳背式、耳道式、深耳道式和植入式等;按作用方式分为气导助听器和骨导助听器等;按用途分为个体佩戴式和集体使用式等,后者主要用于教学和训练。

助听器的一般验配可参照本章第二节内容。在成人助听器的验配中应注意考虑以下问题。

(1)**听力损失的类型和程度** 助听器的选配应充分考虑听力损失的程度和类型。听力损失较轻者适合耳内式助听器,重度聋或高频陡降型听力损失适合耳背式助听器。有重振现象的患者要充分考虑患者的骨导听阈、舒适阈、不适阈和言语识别阈等,选择合适的目标增益值。

(2)**选择单耳还是双耳** 考虑到听觉剥夺(auditory deprivation)的可能性,在经济条件允许时通常建议双耳佩戴。听觉剥夺是指对称性听力损失的患者如果仅单耳佩戴助听器,未助听耳的言语识别率可能在随后的时间里呈进行性地下降。听觉剥夺被认为是由长期双耳接受不对等的声刺激所导致。

(3)**舒适和方便性** 因人而异,老年人应选择体积较大、不易损坏、更易于操作的助听器;特殊职业或对隐蔽性和美观有特殊要求的患者,可考虑深耳道式助听器。佩戴的舒适性应服从听力获得良好补偿的基本要求。

以下情况的患者可能不适合佩戴助听器:①极重度感音神经性听力下降,最大输出不足以达到听障者的听阈;②重度或极重度混合性听力下降;③动态范围异常缩小;④不舒适阈异常低;⑤言语分辨率低。

2. 人工耳蜗植入 目前国内人工耳蜗主要应用于儿童极重度先天性聋的听力康复,在各种原因导致的极重度语后聋成人患者中,人工耳蜗植入也开始逐渐推广。尤其在欧美发达国家,已有越来越多的成人接受人工耳蜗植入。人工耳蜗价格高昂,术前应对患者进行全面、仔细的评定,包括听力学、影像学、言语能力、认知功能等。人工耳蜗的适应证、禁忌证及植入前后评定等内容参见本章第二节。目前人工耳蜗用于成人植入的适应证:①双耳极重度感音性聋;②语后聋;③无法借助助听器或其他助听装置改善听力和言语理解能力者;④有改善听力的强烈愿望和对手术疗效的正确期待;⑤术后有条件进行规范的言语康复;⑥无智力障碍和严重全身疾病。随着技术进步,人工耳蜗的适应证也在逐渐放宽。

3. 听力康复治疗 通过助听装置获得听力只是听力康复的一部分,无法取代全部康复治疗的作用。对成人而言,听觉康复治疗的目的更多在于帮助患者更好地借助助听装置实现听觉适应。

听觉康复适应训练通常可分为分类训练、综合训练及实用训练三部分。

(1)**分类训练** 分类训练是将言语分成若干小部分分别训练。在分类训练中主要针对声学信息而不是语义进行适应训练。这类训练常按由易到难的顺序设计。以 COMMTRAM 方法为例,它是 Geoff Plant 在 20 世纪 80 年代早期为重度和极重度听障者设计的一种方法,包括了许多基本的分类训练,根据患者的需要可使用听觉、听觉-视觉或利用上下文的提示进行训练。COMMTRAM

包括词和句子中的音节，元音长短、强度和频谱特征，辅音清浊和发音方式，听觉-视觉等项训练，并采用封闭式的训练方法。

（2）综合训练　综合训练主要集中于言语的全貌如意义、句法、上下文的提示等。训练材料一般为有意义的句子、段落或词汇，侧重于理解。听觉康复治疗的大部分时间用于综合训练。训练主要根据患者的需要，模拟实际的交流情况进行。训练的目的在于提高患者听觉-视觉或听觉交流的技能。

（3）实用训练　实用训练的目的是教会患者如何在交流时通过改变交流环境，以获得交流所必需的信息。这种训练的优点在于能够训练患者使用各种聆听和交谈技巧，通过改变聆听环境而改善聆听条件，使患者听到更多的言语信号，同时提高患者使用听觉、视觉和上下文提示的能力。聆听技巧几乎适用于所有听力障碍的患者，内容包括供患者使用的技巧、供家庭成员和亲朋好友使用的技巧，以及改善聆听环境的技巧等方面，教会患者如何改变生活方式及选择低噪声的环境，聆听时选择合适的位置和距离，尽量靠近讲话者等。

（二）康复效果评定

1. 评定的意义

（1）评定康复需求　通过评定患者的康复需求，为制订正确、科学、个性化的听力康复治疗目标和计划打下基础。康复需求的自我评定包括非标准化和标准化评定两种方式。非标准化的自我评定采用开放式提问，由患者自由回答问题并展开交流；它的优点是由听力障碍患者与治疗师共同确立耳聋康复需求的内容和目标，但要求高且耗时费力。标准化的评定以问卷方式进行，优点是省时且易于准确评定康复效果，缺点在于不能全面真实地反映患者的康复需求。

（2）制订康复目标和康复计划　通过对患者听力障碍、交流能力及康复需求的评定，可制订相应的康复目标和计划。听力康复计划应包括听觉适应训练的次数、每次训练的时间、训练的频率及训练的内容等。应在全面科学评定的基础上，针对患者特点制订个性化的康复计划。

2. 评定的要素

成人听力障碍康复效果的评定主要体现在 3 个方面，即听觉康复、言语康复和交流能力的康复评定。

（1）听觉康复效果评定　该评定包含两个方面：一是听力补偿效果的评定，是借助听力康复辅助设备后所达到的听力实用水平；二是听觉能力水平的评定，是评定经听力康复治疗后所达到的语言能力。

听力康复的效果通过对不同频率的言语最大识别率获得补偿的结果判断，通常分为最适、适合、较适、看话四个等级。

对成人人工耳蜗植入术后言语感知评定应包括对音素、单音节词的辨别能力，从句子材料中理解词汇的能力及唇读能力等方面。言语感知测试是在声场内使用录制的测试材料进行的，最常推荐的言语感知测试输出声级是 65 dB SPL，通过 3 个步骤，即"只听模式"、"听觉加视觉模式"和"唇读模式"输出语句，分别进行评定。

我国言语测听材料不够完善，各种汉语临床测听材料未实现标准化。目前，用于成人患者的主要评定工具是汉语最低听觉功能测试（minimal auditory capabilities in chinese，MACC）。

（2）言语康复的评定　言语康复主要包含语言表述能力和语言理解能力的康复。语言表述是患者应用语言进行表达的能力；语言理解是患者领会他人意图的能力。在听觉康复基础上的言语康复是体现康复效果的重要方面。

（3）成人交流能力的评定　交流能力的评定是选择合适听力康复方法的重要依据之一，也是用于评定患者康复效果的重要指标。由于成人具有社会交流经验，交流能力的障碍是成人听力障碍患者的突出特点之一。

最常用的交流能力评定方法为问卷评定，即采用交流能力评定（communication performance assessment，CPA）问卷表进行评定，其次是综合测试和分类测试。CPA 问卷表有 30 项内容，包括：①交流能力的自我评定；②与家人、朋友等人际交往的评定；③听力损失对社交影响的评定；④听力损失对职业影响的评定。

综合测试方法根据听力障碍程度的不同而异，包括听觉、视觉、听-视觉条件下的测试，通过比较在三种测试条件下的得分情况，评定患者在言语感知过程中利用听觉信息的程度，从而有针对性地进行听力交流能力的训练。问卷和测试最好以面对面交流的方式进行。在听力康复前后交流能力的评定，是评价患者康复效果的重要内容。

三、特殊听力障碍患者的听力康复

有些听力障碍患者同时伴有耳鸣或听觉过敏，这些症状会使患者继发一系列心理障碍，应给予高度重视，并及时干预。

1. 伴有耳鸣的听力康复　耳鸣是指在没有外界声源情况下，患者自觉有声音的一种主观感觉。从外耳、中耳、内耳到听觉中枢的任何病变都可能导致耳鸣的发生，耳鸣常常与听力障碍同时发生。长期慢性耳鸣患者，除听觉通路自身的病变外，与听觉通路相关的一些解剖结构，尤其是边缘系统，如海马、扣带回、杏仁核等结构，以及自主神经系统等，可能参与耳鸣的发病环节中，导致耳鸣长期存在，难以痊愈。

目前尚没有确切消除耳鸣的药物和方法，但对大多数耳鸣患者而言，通过系统、规范的综合康复，可以达到良好控制耳鸣症状的目的。具体措施如下：

（1）耳鸣患者的心理咨询和交流　耳鸣咨询是通过向患者解释耳鸣病因、发病机理和治疗方法，帮助患者消除对耳鸣的恐惧和错误认识，从而克服耳鸣带来的一系列不良心理反应，达到治疗耳鸣的目的。通过与患者的直接交流，使患者树立信心，纠正对治疗效果不正确的期待，并打断由不良心理反应带来的恶性循环，使大多数患者实现对耳鸣的适应。耳鸣咨询分共性化咨询和个性化咨询两种。对病情较轻的患者及耳鸣患者普遍关心的共性问题，采用共性化咨询方式，包括健康讲座或组织交流等。对病情较严重或特征突出的病例，则采用个性化咨询方式，主要是医患之间一对一的交流方式。

（2）声治疗　由患者通过特定的声学设备自行选择或由医生建议，采用自然界中的声音或白噪声，每天坚持用一定的时间通过耳机聆听。声治疗的目的是用于切断由耳鸣带来的一系列不良心理反应（紧张、焦虑、心烦）所导致的恶性循环过程，从而消除或减轻耳鸣造成的负面影响。声治疗应注意以下问题：①声治疗采用的声音强度应小于耳鸣声，以不超过耳鸣声为准。经过 3~6 个月的声治疗，多数患者能达到对耳鸣的初步适应。②在声治疗的同时，患者应注意所处的环境尽量避免过分安静，经常保持一定的周围环境声，以期达到更佳的疗效。③声治疗还应注意在耳鸣咨询的基础上进行，以避免患者对声治疗的效果产生错误的期待，从而影响疗效。

（3）助听治疗　伴有一定程度听力障碍的耳鸣患者，助听器是优先选择的康复手段之一。对于中重度以上的听力损失患者，存在一定交流和应用能力的障碍，如同时伴有耳鸣，在排除病因后，可首先考虑佩戴助听器。此类患者可先进行助听器的验配，经试戴后，如对耳鸣有较明显的抑制作用，则建议选配。对于听力损失较轻的患者，如佩戴后有明显的耳鸣抑制作用，也可考虑佩戴。目前还有部分品牌的助听器集合了声治疗的功能，能在提高听力的同时进行声治疗，也是较佳的选择。

（4）人工耳蜗植入　极重度听力障碍伴耳鸣患者，人工耳蜗植入是可以考虑选择的康复手段。目前越来越多的资料表明，成人语后聋患者接受人工耳蜗植入后，耳鸣有不同程度的减轻或消失的现象。作为一种正在快速发展的治疗技术，人工耳蜗植入在伴有耳鸣的耳聋患者的听力康复中将占有突出地位。

2. 伴有听觉过敏的听力康复　听觉过敏（hyperacusis）指对正常环境声音出现的异常耐受，表现为对一些小的声音产生惊吓或者焦虑、应激、畏惧等情绪，如日常生活中的开门声、电话铃声、正常交谈声等。听觉过敏有耳蜗型和前庭型两种，耳蜗型听觉过敏的表现为耳痛、烦躁、对任何声音都无法容忍；前庭型听觉过敏可表现为当听到某些声音时出现眩晕、恶心、平衡失调。听觉过敏的病因不明。听觉过敏伴听力障碍的患者，对听觉过敏的主诉往往多于听力障碍。

针对伴听觉过敏的听力障碍患者，可采用如下方法。

（1）脱敏　脱敏是当前治疗的主要方法。通过使患者接触各种声音而逐渐脱敏，如白噪声、宽带噪声、粉红噪声等，其中粉红噪声（200~6000 Hz）更可取；或使用去除某些特定频率的声音，或短期暴露于可调控的声音等。总之，脱敏方法是采用患者能够接受的适宜声刺激方式，帮助患者逐渐提高对声刺激的不耐受阈及缩小不耐受的频率范围，最终达到适应的目的。

（2）声治疗　将耳鸣伴听觉过敏的患者依据严重程度分为若干等级，然后进行针对性的咨询和声治疗。系统的声治疗通过对听觉系统、边缘系统、自主神经系统再训练，打破听觉过敏与不良情绪的关联及恶性循环链，以此减轻或消除听觉过敏症状。

【复习思考题】

1. 试述不同年龄段儿童应采用的行为测听方法。
2. 试述听力障碍儿童助听器验配流程及助听效果评定。
3. 试述听力障碍儿童听觉能力评定和言语能力评定和训练的内容。
4. 试述人工耳蜗植入术前评定及术后调试的内容。
5. 试述听力障碍儿童听觉言语康复治疗的原则。
6. 试述成人听力障碍的检测方法，并简述伴耳鸣的听力障碍患者的听力康复方法。

扫一扫，查阅本章数字资源，含PPT、音视频、图片等

吞咽障碍是神经系统、颌面部肿瘤等疾病的常见并发症，可引起脱水、营养不良、误吸、吸入性肺炎，甚至窒息等。因此，早期诊断患者存在的吞咽障碍，及时进行科学的康复治疗，减少并发症，改善其自身的摄食吞咽功能显得尤其重要。

第一节 概 述

一、吞咽障碍的定义

(一)吞咽

吞咽指人体从外界经口摄入食物并经食管传输到达胃的过程。吞咽功能是维持生命活动必不可少的基本生理功能，与人们的生活质量密切相关。根据食物通过的部位，吞咽一般可分为口腔准备期、口腔期、咽期、食管期四期，也有学者在口腔准备期前加入认知期（先行期）而将吞咽分为五期。

(二)吞咽障碍

狭义的吞咽障碍是指由于下颌、双唇、舌、软腭、咽喉、食管等器官结构和（或）功能受损，不能安全有效地把食物输送到胃内的过程。广义的吞咽障碍，还包含认知、精神、心理等方面的问题引起的行为和行动异常导致的吞咽和进食问题，即摄食吞咽障碍。

与吞咽障碍有关的几个重要概念：①误吸：是指进食或非进食时在吞咽过程中有数量不等的液体、食物、分泌物等进入到声门以下的气道。临床上分显性误吸和隐性误吸。显性误吸是指误吸发生后，患者即刻出现刺激性呛咳，甚至发绀、呼吸急促、窒息等；隐性误吸是指液体、食物、分泌物等误吸入声门下，但患者并无自发反应。②吸入性肺炎：是指意外吸入酸性物质，如动物脂肪、食物、胃内容物及其他刺激性液体和挥发性的碳氢化合物后，引起的化学性肺炎。

(三)中医学认识

古代中医学中无吞咽障碍的病名，属于"噎膈""痦痹""喉痹""舌强"等范畴，如食管疾病引起的吞咽障碍古代一般称为"噎膈"；咽喉疾病引起的吞咽障碍有"痦痹""喉痹"之名；而中风后引起的吞咽障碍古代多记载为"舌謇""口噤""舌强"等，吞咽障碍在古代并没有严格明确区分不同原因所致的吞咽障碍，且因吞咽障碍是中风后出现的一种症状，具有相同的病因

病机，所以吞咽障碍在古代文献记载中亦属于"中风"的范畴。其病机为本虚标实，关窍不利，因风、火、痰、瘀阻滞经络，经气不通，气血不畅，上扰神明，闭塞咽关舌窍所致。病位在心、脑，涉及脾、肾等脏腑。

二、吞咽障碍的分类

（一）按照有无器质性病变分类

1. 器质性吞咽障碍　器质性吞咽障碍指由口腔、舌、咽、喉、食管的器质性病变引起的解剖结构异常造成的吞咽问题，常见于吞咽通道及相邻部位的炎症、缺损、肿瘤、外伤术后等。

2. 神经性吞咽障碍　神经性吞咽障碍指神经肌肉疾病引起的参与进食的肌肉暂时失去神经的控制，以及肌肉骨骼运动不协调造成的吞咽问题。此类障碍解剖结构没有异常，属于口咽、食管运动异常引起的障碍，多由中枢神经系统、周围神经系统障碍、肌肉病变等病理因素所致。

（二）按照吞咽障碍发生的阶段分类

1. 认知期吞咽障碍　患者主动摄食困难，摄食行为中断（食物含在口中不咀嚼、食团含在口中不下咽等），出现持续现象或刻板行为食欲异常（进食淡漠或狼吞虎咽），偏侧忽略可造成一侧食物残留，餐具使用方法失用患者自主进食困难等。

2. 口腔准备期与口腔期吞咽障碍　口腔内任何部位的感觉减退或丧失都可以影响口腔对食物的控制，不能将食物放在适当的位置加工处理；唇功能异常的患者口唇闭合困难、流涎、吸吮困难；颊肌功能障碍的患者可出现食团形成障碍、口腔内食物残留、吸吮动作完成不良；舌肌无力可影响食物的搅拌、塑形，造成食团形成及控制障碍，导致准备期及口腔期明显延迟；咀嚼肌无力表现为患者张闭口困难、咀嚼困难、食团形成困难。

3. 咽期吞咽障碍　患者吞咽反射减弱或消失；软腭上抬无力导致腭咽部无法闭合，吞咽过程中口咽与鼻咽仍然相通，食物向鼻腔倒流；咽缩肌无力可导致会厌谷和梨状隐窝食物残留，咽部食物残留过多时，残留食物易进入气道产生误吸；咽提肌力量下降时均可导致咽和喉部的上提异常，气道在吞咽过程中未能及时关闭，导致误咽；环咽肌松弛障碍、张力异常、纤维化或增生肥大均有可能导致吞咽协调障碍。

4. 食管期吞咽障碍　食管功能异常可造成患者进食后胸痛、胸部烧灼感、食物反流、呕吐等，从而易造成误吸。

三、吞咽障碍的病因

（一）口咽部疾病

口咽部疾病包括：舌炎、扁桃体炎、咽喉炎等感染性疾病；甲状腺肿；淋巴结肿；肌肉顺应性降低（肌炎、纤维化）；口腔及头颈部恶性肿瘤或赘生物；颈部骨赘；口腔、鼻咽及头颈部放疗或化疗后；颈椎、口腔或咽喉部手术后；唇腭裂修复前，以及舌、下颌、咽、颈部的外伤或手术切除。

（二）食管疾病

由于炎症、纤维化或增生使食管管腔变窄，如食管炎、食管瘤、食管肿瘤术后等。

（三）神经肌肉疾病

神经肌肉疾病包括脑卒中、脑外伤、脑瘫、脑肿瘤、多发性硬化、帕金森病、阿尔茨海默病、中枢神经系统感染等中枢神经系统疾病，其中脑卒中引起的吞咽障碍在临床上最常见；还包括重症肌无力、多发性肌炎、硬皮病、肌萎缩性侧索硬化、强直性肌营养不良等肌肉病变。

（四）其他

心理精神因素，如神经性厌食症、癔症、抑郁症；牙齿不齐或缺失；口腔溃疡；气管插管或切开；使用减少唾液分泌或影响精神状态的药物等。

第二节　吞咽障碍的评定与诊断

吞咽障碍的评定与诊断是多步骤的。一般包括筛查，床边检查和仪器检查。有些患者需经过多个步骤才能得到完整的诊断，进而制订可行的治疗方案。

一、吞咽障碍的筛查

由于某些疾病如脑卒中、脑外伤、帕金森病等更容易引发吞咽障碍，这些疾病的患者可以由护士或言语治疗师完成吞咽障碍的筛查工作。吞咽的筛查需要方便快速，不应用于量化吞咽障碍的严重程度或指导吞咽障碍的治疗。筛查不能代替进一步的临床吞咽障碍评定和仪器检查。最常用的筛查方法包括洼田饮水试验和反复唾液吞咽试验。

洼田饮水试验步骤如下：常温下让患者饮温水 30 mL，在无呛咳的情况下，一次吞下，连续两次，记录最短一次的时间。根据患者的吞咽时间可以分级：Ⅰ级：一次喝完，无呛咳；Ⅱ级：两次以上喝完，无呛咳；Ⅲ级：一次喝完，有呛咳；Ⅳ级：两次以上喝完，有呛咳；Ⅴ级：常常呛住，难以全部喝完。诊断：Ⅰ级且 5 秒内喝完为正常；Ⅰ级且 5 秒以上喝完和Ⅱ级为可疑；Ⅲ级、Ⅳ级、Ⅴ级为异常。根据这个筛查结果，Ⅳ级可部分经口进食，需要静脉辅助营养，Ⅴ级不能进食，给予鼻饲。为了增加饮水实验的正确率和提高对无症状误吸的发现概率，有些医院将饮水试验与脉搏血氧饱和度监测联合应用。吞咽障碍患者发生误吸导致水或食物进入呼吸道，引起反射性支气管收缩、狭窄，进一步导致通气-血流比值失衡。一般认为，吞咽时血氧饱和度较基线下降 2% 以上提示存在误吸，但应用于老年人、吸烟者及慢性肺部疾病患者时需综合考虑检测结果。

反复唾液吞咽试验是由日本才藤荣一在 1996 年提出，是一种评定吞咽反射的引发功能的方法。患者取坐位，检查者将手指放于患者的喉结及舌骨处，观察患者在 30 秒内吞咽的次数和动作。高龄患者 30 秒内完成 3 次即可。对于患者因意识障碍或认知障碍不能执行指令的，反复唾液吞咽试验执行起来有一定的困难，这时可在口腔和咽部做冷按摩，观察吞咽的情况和吞咽启动所需要的时间。

二、床边吞咽检查

一旦患者没有通过吞咽障碍的筛查，语言言语治疗师需要开始床边检查。床边检查的目的是通过详细的临床检查，发现结构和功能损伤，明确吞咽障碍的原因，从而判断出能经口进食的患者，进行各种食物试验性吞咽检查，选择吞咽策略和康复方法，并筛选出需要进一步进行仪器评定的患者。

床边吞咽检查的内容包括：①详细询问与吞咽有关的病史：如有无吞咽障碍的主诉，体重下降和肺炎等；②一般体检：包括姿势控制和运动、呼吸情况、认知功能、交流能力和服药情况等；③咽部形态结构检查；④喉功能评定：屏气检查，吸气后发声检查及有无声带麻痹检查等；⑤吞咽临床评定：进行不给食物和给予不同食物（不同质和量）的吞咽测试。临床的筛选包括吞咽中喉提升减慢或减弱、不能发声或构音障碍、口内唾液积聚、异常咳嗽、吞咽后咳嗽和吞咽后声音改变。具体步骤如下。

（一）询问病史

语言言语治疗师需要详细地询问患者的病史，了解吞咽障碍的症状，询问的问题包括：①患者有无与吞咽相关的病史，神经性疾病诊断如中风或帕金森病，器质性疾病诊断如头颈部肿瘤；②患者有无其他健康问题如牙列不齐、口腔溃疡、口腔干燥、体重下降等；③患者口述的吞咽障碍症状也很重要，例如吞咽障碍部位、食物和（或）液体的种类，进行性或间歇性吞咽障碍的症状持续时间；④询问患者有无与吞咽障碍相关的伴随症状，如鼻内容物反流、咳嗽、鼻音重、咳嗽反射减弱、噎塞、构音障碍等。如果病史提供有吞咽障碍存在，就要对患者进行更进一步的详细检查，包括对唇、颊肌、下颌、咬肌和颞肌、翼内肌和翼外肌、舌、软腭、咽感觉、喉的检查，了解吞咽障碍发生的具体部位，以便制订相应的康复治疗措施。以上过程就是床边吞咽检查，应在入院 24 小时内完成。未通过床边检查的患者，如果条件允许应进一步利用仪器评定包括改良吞钡检查和纤维内窥镜等来评定吞咽功能。在入院 48 小时内，还应对存在吞咽障碍的患者进行营养状况的评定。

（二）观察患者的状态

注意患者在床上的姿势、是否清醒、是否有气管插管、患者的分泌物是否很多，包括口腔分泌物、鼻腔分泌物和胸腔分泌物。语言言语治疗师需要了解患者的呼吸功能，正常的吞咽应该打断呼气期而不是吸气期，考察患者能够屏住呼吸多长时间。对有气管插管的患者，床边检查有些特殊注意事项：需要了解患者的气管插管放进多长时间、插管的大小、是否带有气囊。如果气管插管放进超过 6 个月，患者可能会有瘢痕组织、声门下感觉减弱、声门闭合不全的情况。气管插管的充气气囊会阻碍喉上抬，减弱喉部的感觉，而且压迫食管，所以如果患者的呼吸功能允许，床边吞咽检查应该放掉充气囊里的空气（图 8-1）。床边检查的时候用手指轻轻按住气管插管的末端，直到吞咽完成后几秒再放开手指。患者可以在吞咽检查的时候，在插管的末端佩戴说话瓣膜，有助于发声和吞咽。

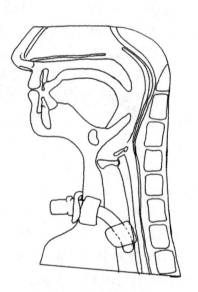

图 8-1　气管插管示意图

（三）检查口腔瘢痕组织和口部结构的对称性

治疗师需要详细观察下列结构：唇、硬腭、软腭和后咽壁的距离、腭弓的形态、舌、口前侧和外侧沟的大小、牙列和口腔分泌物、口底的结构（图 8-2）。

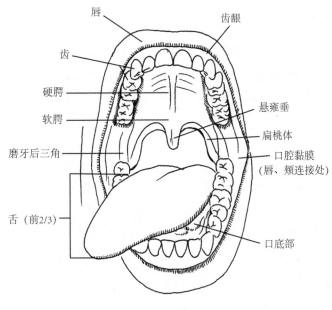

图 8-2　口部结构

（四）检查唇的运动能力

将唇向两侧拉开，发"衣"的音。将唇圈成圆形，发"乌"音。快速交替"衣"和"乌"10 次来检查患者唇部的协调能力。检查患者能否在吞咽唾液时紧闭双唇。让患者张开嘴，观察患者的张口情况，有些神经系统受损的患者会有张口困难，需要治疗师环形按摩咀嚼肌和下压下颌来帮助张口。当患者张开口后，治疗师需要用棉签在舌上找到对味觉、质地和温度最敏感的区域。如果患者有口部失用症，语言指令会造成无法正常开始吞咽动作，治疗师应直接将装有食物的小勺交给患者，不要给患者吞咽的指令。

（五）检查患者舌前部和舌后部的运动功能

要求患者舌尽量前伸、后缩，然后舔左右口角。快速交替舔左右口角，用舌清理面颊两侧的侧沟，在张口的情况下用舌尖舔硬腭上部，快速交替舌尖上下运动。在舌后部的检查中，患者要张嘴，上抬舌后部连续发"克"的音。

（六）检查咀嚼功能

用医用纱布，蘸些果汁，挤出多余的水分，让患者用舌头把纱布挪到牙齿的位置，咀嚼后用舌头把纱布挪到另一边的牙齿，继续咀嚼。

（七）检查软腭和咽壁功能

要求患者连续发几秒的"啊"声，观察软腭抬起。快速多次重复"啊"音，软腭应快速地抬起和回落。当长棉签接触软硬腭交接处或软腭和悬雍垂的下缘，患者应引发腭反射。当长棉签接触后舌部或后咽壁时会触发呕反射。在呕反射发生的时候应注意观察两侧的软腭和后咽壁的收缩是否对称。如果患者不能引发呕反射，患者的软腭和咽壁功能也可能是正常的，一部分正常人群没有呕反射功能。

（八）检查口腔灵敏度

让患者闭眼睛上，用一个棉签轻轻触碰口腔和舌的各个位置，询问患者是否能感觉到触碰。根据患者的回答治疗师能够描画出口腔敏感性地图。地图应包括下列结构：舌从前部到后部，两侧颊部，腭弓及周边组织，后咽壁。在做床边检查吞咽的时候，食物应该放在患者最敏感的部位。

（九）检查喉部功能

如果患者的声音有沙哑、音量低，应该怀疑患者有声带闭合不全。要求患者快速地发出"哈""哈""哈"音，有神经系统疾病的患者完成这个任务或许有困难。让患者用力咳嗽和清嗓子，如果患者的咳嗽软弱无力，当患者误吸的时候就很难把误吸的食物咳出来。让患者唱音阶来检查环甲肌和喉上神经的功能。患者深吸气然后发/s/音，与深吸气后发的/z/音做比较，如果/s/音明显长于/z/音，说明声带闭合不全。

（十）观察患者的进食

治疗师需要观察患者对食物的反应，以检查患者运动食团的能力和咀嚼能力、在进食时患者是否有咳嗽和清嗓子、进食的时间和进食的总量，以及患者协调吞咽和呼吸的能力。在患者进食的时候，治疗师应采用四指法（图8-3）来估计口期时长和咽期延迟。把手指分开放在患者的颌下，食指放在下颌，中指放在舌骨，无名指放在甲状软骨上缘，小指放在甲状软骨下缘。如果观察到从食指到其他3指的时间间隔长于1秒，可以估计患者有咽期延迟。在进食结束后，让患者发几秒的"啊"音。如果听到湿音，怀疑患者有误吸。让患者喘息几秒钟，再发"啊"音，把头转向两侧，发"啊"音，抬下巴然后发"啊"音，在整个过程中如果患者咳嗽、吐痰、发咯咯音，应该怀疑患者有误吸。治疗师要注意大约有50%的患者会是安静误吸，即误吸时没有任何外在的症状。

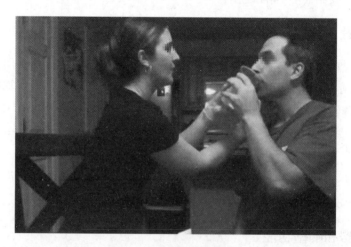

图8-3 床边检查的四指法

除了观察进食的情况，也需观察患者是否可安全吞咽口服药物（药片、胶囊或药水），有无直接导致误吸或窒息的风险。某些缓释药物并不适合切分或嚼碎服用，应观察可否直接吞下服用。有些药物有可能引起或加重吞咽障碍，如中枢神经系统镇静剂（阿片类药物和巴比妥类药物）有抑制保护性咳嗽和吞咽反射的不良反应，会导致误吸。如果治疗师在床边吞咽检查中发现患者有咽期吞咽障碍或潜在的误吸，就需要更详细的仪器检查来更全面地分析其吞咽障碍的机制，以制订合理的治疗方案。

（十一）染蓝测试

染蓝测试（the blue dye test）应用于气管切开患者。患者进食一定量的蓝色染料混合食物，吞咽后观察或用吸痰管在气管套中抽吸，确认是否有蓝色染料食物。如果患者的气管插管有充气囊，一定要放掉充气囊中的气体后再开始抽吸。若患者咳出蓝色染料食物或从气管套中吸出蓝色染料食物，患者应做吞咽仪器检查。若是稍后才从气管套中吸出蓝色染料分泌物就不一定是误吸所致。

三、吞咽仪器检查

各种吞咽仪器检查能使治疗师更全面、详细地了解吞咽生理和病理机制，从而更准确地区分出不能经口进食的患者，并采取适当的治疗策略，减少并发症和改善预后。根据使用仪器的不同，分为 X 线检查、电生理检查、内镜检查或压力计检查等。随着技术的进步，上述方法多与视频技术结合或相互结合使用，能更好地反映吞咽时的病理生理和机械学变化，为致力于吞咽工作的治疗师提供更为客观和详细的信息，更好地指导临床康复和治疗。

1. 改良吞钡试验　改良吞钡试验（modified barium swallow，MBS）是一种 X 线检查，它能帮助语言治疗师发现吞咽障碍异常的原因（图 8-4）。该检查运用定量或功能性定量的液体、糊状液体和固态对比钡剂，通过正位和侧位像实际观察口、咽和食管的活动，并测量一些参数。临床医生通过这些信息，对患者吞咽不同量和不同黏稠度的食物进行评定，确定采用何种治疗方法。X 线检查虽然能提供很多信息，但也有很多缺点，如需要专门实验室和人员，以及一套昂贵的特殊仪器，不能反映实验室外的吞咽情况，不能对咽喉部的解剖和感觉的隐伏性异常提供详细资料，假阴性率较高，不能完全可靠地代表吞咽过程，不熟练的放射科医师的检查一致率较低。

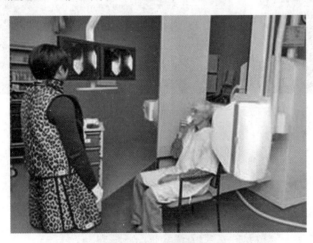

图 8-4　改良吞钡实验

检测前向患者及家属说明要求配合的方法，并签知情同意书。改良吞钡检查应包括液体、黏稠液体、糊状食物和需咀嚼的固体食物几种。患者按指令吞咽用针管测量的液体钡餐悬浮液，一般包括 3 mL 和 10 mL 的量，如无观察到的误吸，患者会继续吞咽 3 mL 的钡餐黏稠液体。然后糊状钡餐会和酸奶混合，患者会吞咽半勺（大约 3 mL）的糊状食物。改良钡餐检查也需要检测患者的咀嚼能力。治疗师将面包、饼干、香蕉等加上钡餐糊状物即成为可显影的固体食物。检查时患者坐位或半卧位，造影观察正位（图 8-5）和侧位（图 8-6），观察记录食物在吞咽的各个时期的生理变化。在口腔准备期，观察患者咀嚼固体食物的能力和舌部运动食团的能力。在口腔期，观察患者的舌是否能一次性把造影剂完全送入咽喉，在一次吞咽后有无食物残留在口腔里，有无舌运动延迟，口腔期时间的长短。语言言语治疗师需要记录食物残留物的量、位置，运送食团是否变慢，如5%残留量在硬腭上或口腔期时间延长。口部残留物的可能位置包括舌上、口前部、腮两侧、腭上部。如果患者有残留物在舌部或硬腭部则说明患者的舌运送食物能力降低。如果随着食物黏稠度的增加舌部的残留物也增多，则说明舌部肌力下降。在咽期，观察有无咽期滞留、咽期滞留的量和位置、咽期的时间长短、有无咽期起始延迟、喉上抬是否减弱、环咽肌是否功能不全。主要的咽期滞留位置包括会厌谷、梨状窝、咽后壁。同时观察有无鼻咽回流、食物的渗入和误吸，以及患者对误吸的反应。如果患者在误吸后1分钟内没有咳嗽等反应，这类患者被归为隐形误吸；如果食物残留在会厌谷，则患者的舌根部后移功能降低；如果残留物在梨状窝，则患者的喉上抬或者环咽肌开启有困难；如果软腭闭合不严，患者会有鼻咽回流。食物误吸可以由几种不同原因造成，根据原因的不同，误吸也会进一步分类。咽期起始延迟造成的误吸是吞咽前误吸，咽喉部的关闭不全造成的误吸是吞咽中误吸，咽期残留物造成的误吸是吞咽后误吸。不同类的误吸治疗方法也不同。如果改良吞钡检测中患者出现严重误吸（每个食团大于10%的误吸，且吞咽总时间>10秒）、窒息或严重呛咳均应立即停止全部或部分检测。

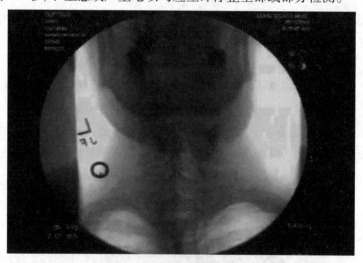

图 8-5　正位 X 线检查

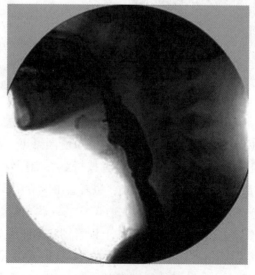

图 8-6　侧位 X 线检查

正位 X 线检查可用于对比左侧和右侧食物通过口部和咽部的情况。有些疾病如脑卒中会造成一侧肌肉或神经受损多于另一侧。如果在 X 线检查中发现食物在一侧残留多于另一侧，则残留较多一侧的口咽部肌肉或运动功能低于另一侧，这个检查有助于发现最适合患者的体位。

2. 内镜评定　内镜评定的方法较多，根据不同的功能分为电视内镜吞咽障碍评定（video en-doscopic evaluation of dysphagia）（图 8-7）、鼻内镜评定、伴感觉测试的纤维内镜评定（fiberoptic endoscopic evaluation of swallowing with sensory testing）等。纤维鼻喉镜检查比较客观，缺点是只能提供吞咽和误吸的间接信息，所以一般用于 MBS 的辅助检查（图 8-7，图 8-8）。对某些做吞钡检查困难的患者，纤维鼻喉镜也可作为主要的器械检查方式。纤维镜的探头从鼻腔通过鼻咽进入咽喉部观察患者的吞咽情况。患者会吞咽染色的食物以便与口腔分泌物区分开。纤维内镜能观察吞咽前和吞咽后的情况，包括咽期起始延迟、吞咽后食物残留在会厌谷或梨状窝，以及吞咽前或后误吸，但是不能观察到吞咽中的情况。将纤维内镜吞咽评定法与咽喉部感觉辨别检查联合应用可以评定吞咽感觉和运动成分，成为一种可靠的检查误吸的方法。这种检查方法能检查会厌上和咽部的感觉阈值及喉内收反射，对喉咽部的感觉评定客观，可以用于评定卒中后吞咽障碍，并预测是否会出现误吸。

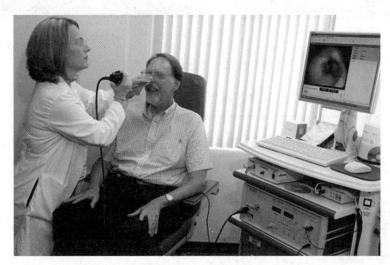

图 8-7　电视内镜吞咽检查

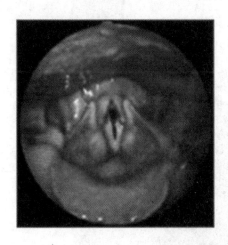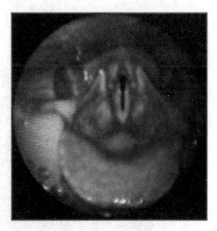

图 8-8　内镜检查的喉部图像

3. 压力计检查 压力计检查是将压力计导管经鼻放入咽部，同时记录口咽、喉入口、咽食管中段和颈部食管的压力。压力 X 线摄影术（Manofluorography）是压力计与改良吞钡检查联合应用的评定方法。压力导管在记录压力的同时，同步拍摄吞咽视频信号，就可确定食团的运动和压力改变的时间、空间关系，克服单用压力计的缺点，并能发现吞咽障碍的功能基础。压力 X 线摄影术是发现环咽肌放松困难的一项很有效的检查（图 8-9）。

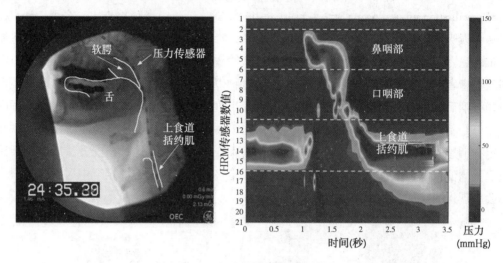

图 8-9 改良吞钡和压力计检查

4. 电生理检查 电生理检查包括颌下肌电图（SM-EMG）和喉部运动检测。表面肌电图可以提供吞咽过程中兴趣肌肉的实时收缩的肌电图波形及肌电活动振幅（图 8-10）。肌电图可用于吞咽障碍的筛查和早期诊断，例如老年患者的肌电图会显示吞咽过程中缺乏协同收缩能力，存在吞咽障碍的儿童在吞咽和饮水时肌肉活动程度明显低于成人。当肌电图和喉部运动检测同时进行，我们可以记录喉结构运动曲线和颌下肌群肌电图。两个曲线同步比较可以计算出喉部运动和口部肌群收缩运动的时间关系，从而定量评定吞咽障碍。其他检查还包括咽肌电图、环肌电图、血氧饱和度评定等。颌下肌电图同样可以作为生物反馈方法去训练某些特殊吞咽方法，如门德尔松吞咽技术（mendelsohn）。

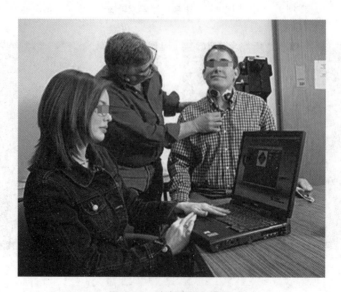

图 8-10 喉部表面肌电图

第三节　吞咽障碍的康复治疗

一、吞咽障碍的康复治疗策略

吞咽障碍确诊以后就可以开始制订治疗策略。治疗策略可分为间接策略和直接策略两大类：间接策略是指患者不进食，即不做吞咽动作，通过其他动作的训练提高与吞咽有关的神经肌肉的控制能力；直接策略是指直接做吞咽动作，改善吞咽的病理生理状况。如果患者的吞咽障碍较严重，可以先进行间接训练，当患者的吞咽功能改善后可以再进行直接训练，直接训练开始后仍可并用间接训练。

（一）间接治疗策略

间接策略的方法有多种，常用的包括口面和下颌的运动、舌的运动、冷刺激、呼吸训练、构音训练、咳嗽训练、声门上吞咽训练，以及神经肌肉电刺激和经颅磁刺激。

1. 口面和下颌、舌的运动

（1）下颌运动训练　该训练可促进咀嚼功能，对张口困难者，可对痉挛肌肉进行冷刺激或轻柔按摩，使咬肌放松，嘱其尽量张口，通过主动被动运动让患者体会下颌的开闭，然后松弛下颌向两侧运动。为了强化咬肌能力，可让患者做以白齿咬紧压舌板的练习。

（2）口唇运动训练　嘱患者交替发"乌"音和"衣"音，鼓腮，脸颊的吸入，吸吮手指，体验吸吮的感觉，直到中度吸吮力量。此项训练有助于改善食物或水从口中漏出。让患者面对镜子独立进行紧闭口唇的练习。对无法主动闭口唇的患者，可予以辅助。其他练习包括口唇突出与旁拉、嘴角上翘做微笑状、抗阻鼓腮等。

（3）舌的运动训练　该训练可以促进舌体对食团的控制及向咽部输送的能力。被动训练：用纱布裹住患者舌头，并用手指控制舌，做不同方向如前、后、左、右的牵拉运动。主动运动：患者可主动伸舌、舌后缩、舔左右口角，以及挤压脸颊内部使之膨胀、舔上下唇、往软腭方向卷起舌、通过舌尖舔吮口唇周围，练习舌的灵活性；用压舌板抵抗舌根部，使患者做抵抗运动，练习舌根抬高等或用节拍器进行速度训练。

2. 冰刺激　冰刺激能有效强化吞咽反射，反复训练可使之易于诱发且吞咽有力。将冰冻棉棒蘸少许水，轻轻刺激软腭、腭弓、舌根和咽后壁，然后嘱患者做吞咽动作，用冰冻的棉棒一边快速刺激软腭，一边发"啊"音，刺激的方向为向上、向外；也可利用"漱口"的方法，冰水量3 mL以上，漱口时间持续5秒以上。"漱口"的方法也可以锻炼喉部上抬。若出现呕吐反射即应终止刺激。如患者流涎过多，可对患侧颈部唾液腺进行冷刺激，3次/日，10分钟/次，至皮肤稍发红。冰刺激具体操作，如图8-11所示。

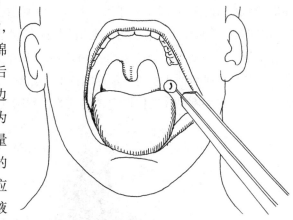

图8-11　冷刺激的位置

3. 呼吸与构音训练

（1）采用吹水泡练习，将手置于上腹部，用鼻子吸气，用口吹水泡，吹气快结束时手从上腹部往肋肌的方向施加压力，患者以此状态呼气。练习的初期用手捏住鼻翼，在练习的过程中，逐渐放开手指，水泡从大到小或从小到大交替。这种方法不仅锻炼腹肌和气流的控制，还可以刺激软腭的活动。

（2）由于吞咽障碍常伴有构音障碍，通过构音训练可以改善吞咽有关器官的功能。声带内收训练通过声带内收达到屏气时声门闭合，防止食物进入气管。具体方法是，患者深吸气，两手按住桌子或在胸前对掌，用力推压，闭唇，憋气5秒钟。

4. 咳嗽与声门上吞咽

（1）咳嗽训练　咳嗽训练用于咳嗽无力的患者，强化咳嗽有利于排出吸入或误吸的食物，促进喉部闭锁。患者深吸一口气，治疗师一手按压患者"天突"穴（胸骨上窝正中），一手按压腹部，让患者快速用力咳嗽。

（2）声门上吞咽训练　也称屏气吞咽，要求患者在吞咽前和吞咽过程中自主屏住呼吸，然后关闭真声带进行空吞咽，吞咽后立即咳嗽。这一方法的原理是：屏住呼吸使声门闭合，声门气压加大，吞咽时食团不易进入气管，吞咽后咳嗽可以清除滞留在咽喉部的食物残渣。

5. 门德尔松吞咽技术（mendelsohn）　这是吞咽时自主延长并加强喉上举和前置运动来增强环咽肌打开程度的方法，这个策略增加了舌的驱动力，加之喉的上提，增加了环咽肌开放的时间和程度，用于喉上提减弱及环咽肌开放障碍的患者。

6. Shaker's 训练法　该方法能增强食道上环咽肌开放的肌肉力量，从而增加上括约肌的开放，同时能够减少下咽腔食团内的压力，使食团通过上括约肌入口时的阻力较小。具体的训练方法是患者抬头，肩不离地（床）面，平卧在地板或床上，抬头看自己的脚保持1分钟，头放松回到原位，保持1分钟。患者抬头30次以上看着脚趾，在此期间，肩部离地（床）面累计不超过3次。

7. Masako 训练法　患者舌尖放于上下齿之间，用力吞咽唾液。这种吞咽方法可以促进舌底部和后咽壁的接触，对会厌谷有大量食物残留的患者尤其有效。

8. 肌电反馈功能电刺激　生物反馈方法是一个促进咽肌收缩的方法，在颏下放置表面电极，记录舌骨上肌群的活动，研究证明，用生物反馈方法治疗吞咽障碍取得了显著疗效。

9. 经皮电刺激（vitalstim）　经皮电刺激是用美国 FDA 承认的美国 chattanooga 公司生产的吞咽障碍功能治疗仪。它产生双方向波，波宽 700 ms，波幅 0~25 mA，强度 2~10 Ω。电极的放置在口腔期通道I电极 1、2 放置于舌骨上方，通道II电极 3、4 放置于瘫痪侧面颊部（图 8-12）。咽期通道I电极 1、2 放置于舌骨上方，通道II电极 3、4 沿颈部正中线垂直放于甲状软骨处（图 8-13）。打开电源，同时增加两个通道的振幅，要求患者反馈刺激的感觉，以其能忍受的最大刺激量为宜，保持该水平刺激 1 小时。治疗的同时，指导患者做吞咽动作。这个方法能增强吞咽相关肌肉的肌力，促进吞咽动作的协调性，达到改善吞咽功能的目的。

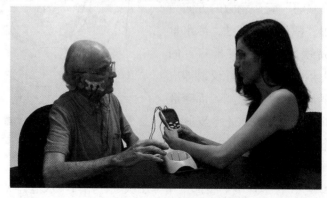

图 8-12　经皮电刺激面部电极位置

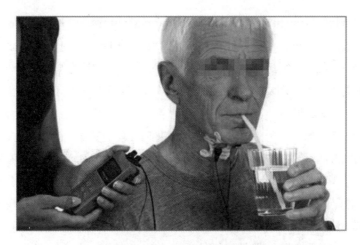

图 8-13 经皮电刺激咽部电极位置

10. 球囊扩张术 脑干损伤的患者如脑干外伤、脑干梗死和脑干炎会有继发的环咽肌功能障碍。鼻咽癌放疗以后患者也会产生良性的环咽肌狭窄。环咽肌功能障碍会造成环咽肌松弛或开放不完全、时间不当或完全缺乏松弛。球囊扩张术是治疗环咽肌狭窄的常用方法（图 8-14）。根据患者的参与程度可分为主动扩张和被动扩张，根据导尿管进入的渠道可分为经口扩张和经鼻扩张。在扩张之前要先经过喉内镜检查确认舌、软腭、咽及喉无进行性器质性病变。一般由治疗师与护士两人合作完成此项治疗操作。导尿管一般从鼻腔插入，亦可从口腔插入，操作风险小，初次进行时需注意心率、血压的变化情况。需注意在插管过程及上下提拉、移动尿管时易引起鼻腔疼痛、打喷嚏等不适，影响操作进程，故插管前可用棉签蘸 1% 丁卡因溶液涂擦鼻黏膜及纱布浸润利多卡因凝胶涂搽导管表面。由一名护士按照插鼻饲管操作常规将备用的 14 号导尿管经鼻孔插入食道中，确定进入食道并完全穿过环咽肌后（长约 30 cm），将导尿管交给治疗师原位保持。护士将抽满 10 mL 水的注射器与导尿管相连接，管内注水 6~9 mL，使球囊扩张（直径 2.22~2.71 cm），顶住针栓防止水逆流回针筒。治疗师将导尿管缓慢向外拉出，直到有卡住的感觉或拉不动时，用记号笔在鼻孔处做出标记（长度 18~23 cm），以便再次扩张时或扩张过程中判断环咽肌长度作为参考点。治疗师嘱护士抽出适量水（根据环咽肌紧张程度，球囊拉出时能通过为度）后，操作者再次轻轻地反复向外提拉导尿管，一旦有滑过感觉，或持续保持 2 分钟后拉出，阻力锐减时，嘱护士迅速抽出球囊中的水。治疗师再将导尿管从咽喉插入食道中，重复操作，自下而上地缓慢移动球囊，通过狭窄的食道入口，充分牵拉环咽肌降低肌张力。

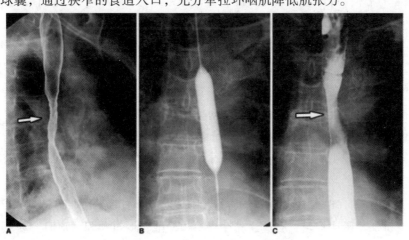

图 8-14 经皮电刺激咽部电极位置

11. 重复经颅磁刺激（repetitive transcranial magnetic stimulation，rTMS）　　这是一种非侵入性安全无痛的神经干预手段，已被广泛用于运动皮质可塑性和卒中康复的研究中，具有较好的临床应用前景。已有研究对重复经颅磁刺激在吞咽障碍的康复中的作用进行了初步的临床试验。重复经颅磁刺激通过加强或削弱中枢神经系统的代偿功能，促进脑皮质重建，从而改善吞咽功能。目前利用重复经颅磁刺激治疗卒中后吞咽障碍还处于探索阶段，治疗频率（高频还是低频）和刺激强度还有待确定和统一，疗效的持续和治疗机制等均有待进一步研究。

12. 药物和手术治疗　　药物可以缓解某些吞咽障碍的症状。对于口咽分泌物过多的患者，采用抗胆碱能药物抑制口咽分泌，减少误吸、咳嗽、噎塞等。但过度的唾液减少会使唾液又黏又稠，成丝状而难以清理。对环咽肌痉挛造成的吞咽障碍，同样可以注射肉毒杆菌毒素 A 型。对于管饲饮食也有误吸的患者可以采用手术方法，手术目的是减少气管与食管之间相通，从而减少和消除误吸，促进咽部食物的消除。但是这样的手术会让患者失去发音功能，所以一般是最后采用的医学手段。相对保守的保留发音功能的方法有：环咽肌切开术、球囊扩张术、会厌重塑、部分或全部环状软骨切除、喉部悬吊和喉气管分离术等。有些有严重并发症的卒中后吞咽障碍老年患者，不适宜做咽部悬吊和环咽肌切开术，可采用保守疗法，如向环咽肌注射肉毒杆菌毒素 5 单位。

（二）直接治疗策略

直接策略，又称为代偿性策略，包括饮食器具的选用、进食体位、食团入口位置、食团性质（大小、结构、温度和味道等）和进食环境等。代偿性策略通常通过改变食物通过的渠道和特定吞咽方法使吞咽变得安全。代偿性策略可用于最广泛的患者人群，即使患者身体虚弱，或有认知障碍，都可以用代偿性策略。如果患者不能独立地应用代偿性策略，患者的家属可予以帮助，以达到预期的效果。

1. 饮食器具的选用　　如果液体在口腔内传送困难，可以使用吸管。如果有舌运动障碍而不能把食团传送到口咽部，可采用市售的舌切除匙。如果无舌切除匙，可用 50~60 mL 注射器接上导管，将食物放到口腔后部。

2. 进食体位　　治疗师应根据患者的吞咽生理选择最适合患者的体位。一般认为进食最佳体位为坐位或半坐位卧位，进食体位一般采取躯干与地面成 45° 或以上角度最安全。对不同的吞咽障碍症状，不同的体位会帮助患者改进吞咽功能。对有口腔期运送食团困难的患者，建议吞咽时用头后倾的体位，该体位可以利用重力使食物从口部迅速进入咽部。对有咽期起始迟缓的患者，应采用颈部前倾的体位，这个体位可以扩大会厌谷的空间，并使会厌向后移位，处于更加保护气道的位置，在咽期迟缓期间有利于食团在会厌谷安全停留。对有大量食物在会厌谷残留的患者，适用的体位是颈部前倾位，这个体位能使舌根部向后咽部靠拢，减少食物在会厌谷的残留量。对单侧咽部麻痹的患者，进食最佳体位是头前倾并转向麻痹侧，这个体位能使食物绕过喉前侧，经咽肌正常的一侧通过食道上括约肌进入食管。对单侧口部和咽部都有困难的患者，头倾向健侧有助于利用重力使食团从健侧的口部和咽部进入食道。由于环咽肌障碍造成的吞咽后梨状窝食团残留，患者在吞咽中应采用头侧偏的体位，这个体位能将环状软骨和后咽壁分开，有助于减少环咽肌的压力。

3. 食团性质的选择　　根据吞咽障碍的程度和阶段，本着先易后难的原则来选择食物形态，容易吞咽的食物特征是密度均匀、有适当黏性、不易松散，通过咽和食道时容易变形且不在黏膜上残留。根据不同的吞咽障碍的特点来选择不同黏稠度的食物。对舌部运送困难的患者，黏稠的食物较易形成食团易于运送通过口腔。舌部或咽部肌力下降会造成食物残留在舌部，质稀的食物会有较少的残留。对声门闭合不全的患者，质稠的食物较为安全，不仅有可能保留在声带上部，而且能更多地刺激触、压觉和唾液分泌。对于咽期有过多食物残留或环咽肌开启有问题的患者，质稀的食物较易吞咽。

增加食团的感觉刺激有助于减轻部分患者的吞咽延迟。感觉刺激可以是触觉、冷热觉和味觉。在给患者喂食的时候，用勺轻压患者的舌部可以提供触觉刺激，有助于患者减轻口腔期吞咽延迟。把食团和橙汁或柠檬汁混合，略酸的食物有助于减少口腔期的吞咽起始延迟。冰刺激治疗后进食也有助于减少咽期起始延迟。

对患者进行摄食训练时应选择合适的一口吞入量。一口量是指最适于患者吞咽的每次喂食量。一口量过多，食物易从口中漏出或引发咽部滞留，增加误吸的危险；一口量过少，则难以触发吞咽反射。应从小量（1~4 mL）开始，逐步增加，掌握合适的一口量。应该指导患者调整进食速度，患者需以较常人缓慢的速度进行摄食、咀嚼和吞咽。一般每餐进食的时间控制在 45 分钟左右为宜。

4. 进食环境 进食环境应整洁，尽量避免在吵闹、杂乱的环境中进食。如果患者的吞咽障碍和病情较严重，则在进餐环境中需要提供吸引器和具备急救知识的医护人员。

5. 特定的吞咽方法 语言言语治疗师应训练患者应用特定的吞咽方法去除滞留在咽部的食物残渣。这些特定的吞咽方法应在进食中运用：①空吞咽：每次吞咽食物后，再反复做几次空吞咽，等食团全部咽下，然后再进食。②交互吞咽：让患者交替吞咽固体食物和流食，或每次吞咽后饮少许水（1~2 mL），这样既有利于激发吞咽反射，又能达到去除咽部滞留食物的目的。③点头样吞咽：颈部后仰时会厌谷变窄，可挤出滞留食物，随后低头并做吞咽动作，反复数次，可清除并咽下滞留的食物。④声门上吞咽训练（supraglottic swallow）：也称屏气吞咽，要求患者在吞咽前和吞咽过程中自主屏住呼吸，然后关闭真声带进行空吞咽，吞咽后立即咳嗽。这一方法的原理是屏住呼吸使声门闭合，声门气压加大，吞咽时食团不易进入气管，吞咽后咳嗽可以清除滞留在咽喉部的食物残渣。⑤超声门上吞咽（super-supraglottic swallow）：这种方法将声门上吞咽与患者用力按压桌子或双手交叉用力结合起来，有助于产生附加的喉闭合作用。这一吞咽训练有助于闭合喉前庭入口，增加舌根后缩的力量，清除会厌谷内存留的食物。Mendelsohn 法，是吞咽时自主延长并加强喉上举和前置运动来增强环咽肌打开程度的方法，这个策略增加了舌的驱动力，加之喉的上提，增加了环咽肌开放的时间和程度，用于喉上提及环咽肌开放障碍的患者。这些特定的吞咽方法不仅可以用于吞咽过程中，也可以作为间接策略让患者练习吞咽的协调性。

（三）胃肠营养

当患者不能安全地吞咽或吞咽的效率太低使患者不能从口进食得到足够的营养时，治疗师应建议胃肠营养。如果患者能依靠代偿性策略或改进饮食获得足够的营养和水时，则不需要胃肠营养。意识障碍、大量误吸或安静误吸致反复呼吸道感染者应给予胃肠营养。如果在仪器检查吞咽障碍的过程中发现患者误吸多于 10% 的食团或者每个食团需要超过 10 秒才能被吞咽，语言言语治疗师应建议患者采用胃肠营养。常用的方法有鼻饲（图 8-15）和经皮内镜下胃造口术（percutanous endoscopic gastrostomy，PEG）（图 8-16）。鼻饲是通过鼻部插管经过食道上括约肌进入胃部。鼻饲一般是最先采用的胃肠营养，它的插入比较简单，不需要任何手术措施，但是长期应用鼻饲会造成鼻黏膜坏死，双侧鼻腔应该交替使用，一般鼻饲的时间不应长于 6 周，以防止鼻黏膜萎缩和坏死。如果患者在 6 周以后还不能经口正常进食，建议患者采用经皮内镜下胃造口术。这个手术只需要局部麻醉，患者术后通过胃造口摄取营养。患者的家属可以从胃造口的末端放入糊状食物，每日 3 次，与正常进食时间相同。胃造口术可以是一个长期的胃肠营养手段。为了减少食道反流，用鼻饲和经皮内镜下胃造口术的患者需要在进食后 1 小时维持坐位或半坐位。由于鼻饲和经皮内镜下胃造口术都需要经过食道上括约肌，采取胃肠营养的患者都有较高的食道反流和吸入性肺炎的危险。

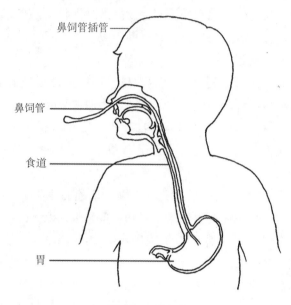

鼻饲管插管

鼻饲管

食道

胃

图 8-15　鼻饲管

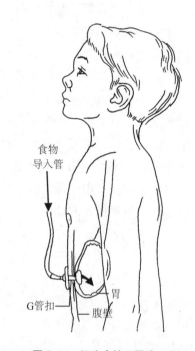

食物
导入管

G 管扣

胃

腹壁

图 8-16　经皮内镜下胃造口术

　　康复治疗重在早期开始，并持之以恒，在早期康复疗效尚不明显时，应当鼓励患者继续坚持，同时通过和患者家属沟通，由家属督促，帮助患者进行康复治疗。也可以在病房举行病友交流会，由坚持康复治疗并有明显效果的患者进行经验介绍，患者间形成良好的互动，类似的交流对部分患者有明显促进和鼓励的作用。

二、吞咽障碍的相关中医康复

（一）中医学对吞咽障碍的认识

1. 与吞咽障碍相关脏腑　中医学认为吞咽障碍的发病部位在咽喉，病位在心，涉及脾、肾等脏腑。

咽喉与经络的关系非常密切，是经络循行的要冲。从经络的循行来看主要有以下经脉与咽喉有直接关系：手太阴肺经，入肺脏，循经喉中；手阳明大肠经，从缺盆上走颈部，夹口入下齿中；足阳明胃经，从上齿中，出夹口环唇，循下颌角前，沿咽喉入缺盆；足太阴脾经，上行夹食道两旁，循经咽喉连于舌根；手少阴心经，夹食道上循咽喉，连于眼；手太阳小肠经，其支从缺盆循颈经咽喉上颊；足少阴肾经，从肺上循喉咙，夹舌根；手少阳三焦经，从肩走颈经咽喉至颊；足少阳胆经，从颊车，下走颈经咽喉至缺盆；足厥阴肝经，循经喉咙，上入颃颡，环行于唇内；此外，任脉、冲脉循喉咙，络于口唇。

（1）心开窍于舌　心为"君主之官"，主血脉、藏神，在体合脉，其华在面，在窍为舌，在志为喜，在液为汗。心开窍于舌，是维持正常吞咽功能进行的重要器官，参与了吞咽过程的口腔准备期、口腔期及咽期，舌的功能正常与否直接影响了吞咽的正常进行。

（2）脾开窍于口　脾主运化、统血，在体合肌肉而主四肢，在窍为口，其华在唇，在志为思，在液为涎。《灵枢》曰："口唇者，脾之官也。"《素问》曰："脾之合，肉也；其荣，唇也。"脾开窍为口，故人的食欲、口味与脾气的运化功能密切相关；口腔在上消化道的最上端，主接纳和咀嚼食物。可以说，脾是直接参与了吞咽的过程。

（3）肾在液为唾　肾为封藏之本，藏精，在液为唾。唾有润泽口腔、滋润食物及滋养肾精的作用。在吞咽过程中，唾液能够起到滋润作用，促进食团的形成与运输。故肾精充足，唾液分泌充分，则吞咽过程更为顺畅。

（二）针灸治疗方法

经络学说认为，"经络所通，主治所及"，故根据以上对吞咽障碍病因病机的探讨，心经、脾经、肝经、肾经均与吞咽功能密切相关。故治疗吞咽障碍时，可以在辨证论治的前提下，选取适当的经脉穴位进行治疗。目前还有很多新的针灸方法治疗吞咽障碍，如项针、耳针、穴位注射等方法，具体论述如下。

1. 体针　主要选取经络走行直接或间接与咽、喉相联系的穴位，或依据穴位的近治、特殊治疗作用而选穴。

（1）穴位选择　廉泉、风府、哑门、天突。辨证取穴：风痰阻络证加商丘、足三里、丰隆；痰火上扰证加通里、神门；脾虚痰盛证加脾俞、丰隆；气虚血瘀证加人迎、足三里；肾阴亏虚证加太溪、肾俞。

（2）操作　风痰阻络证、痰火上扰证，针用泻法；脾虚痰盛证、气虚血瘀证，针用补泻兼施；肾阴亏虚证，针用补法。针刺每日 1 次，急性期针刺每日 2 次，10 天为 1 个疗程。疗程间休息 3~5 天。

2. 头针　头针是在头部特定的刺激区运用针刺治疗疾病的一种方法，通过针灸刺激人体面、舌、口腔、咽等部位在大脑皮层的功能定位区，促使瘫痪的舌肌、咽喉肌功能恢复。

（1）穴位选择　取额中线，位于发际上下半寸。

（2）操作　常规消毒后取 1.5 寸毫针自神庭穴始，针尖向印堂穴方向沿皮快速进针，刺入 1 寸左右，并在发际处以同样的方向、方法再刺一针，并嘱患者吞咽口水做咽部运动，留针 30 分钟，运针 2~3 次。每日 1 次，5 次为 1 个疗程，疗程间隔 3~5 天，针刺 2~5 个疗程。

3. 耳针　耳针是通过对耳郭特定区域（耳穴）的观察和刺激达到诊治疾病的一种方法。耳郭的神门、皮质下、交感穴有调节大脑皮层及自主神经的功能；食道、贲门位于耳轮脚周围，可调节舌咽、迷走神经，有助于吞咽功能恢复。

（1）穴位选择　神门、交感、皮质下、食管、贲门。

（2）操作　用探棒在穴区内寻找压痛点，用 5 分毫针针刺，留针 30 分钟。每日 1 次，5 次为 1 个疗程，疗程间隔 3~5 天，针刺 2~5 个疗程。

4. 项针　项针所选腧穴均在舌咽、迷走神经感觉纤维支配区内，针刺这些穴位不仅可以直接产生兴奋作用于效应器，改善颈项部的血液循环，使与吞咽相关的神经功能得到恢复，还可以反射性刺激上运动神经功能的恢复。

（1）穴位选择　风池、翳明、上廉泉、外金津、外玉液、吞咽、舌中、发音。

（2）操作　选用 28~32 号、1.5~2.5 寸长毫针，采取夹持进针法，行捻转进针，得气后即留针 30 分钟，中间行针 2 次，每次 2 分钟；上廉泉、外金津玉液、吞咽、舌中、发音等穴行针得气后即刻出针。每日 1 次，7 次为 1 个疗程，疗程间隔 3~5 天，针刺 2~5 个疗程。

5. 舌针　舌针是针刺舌体上的一些特定穴位，以治疗疾病的一种针刺方法。可通过舌体的局部刺激改善患者的局部血液循环，增加脑血流量，改善损伤脑组织的血氧供应，刺激感受器，形成对中枢神经的刺激作用，促进吞咽反射弧的重建与恢复。

（1）穴位选择　患者取低仰卧位，用拇指第一二骨间横纹平贴颌前缘，拇指尖处及左右各旁开 1 寸取穴，简称舌三针。

（2）操作　常规消毒后取 2 寸毫针，三穴进针均向舌根方向，进针 1~1.5 寸，捻转行针，令针感弥散至咽喉部，不留针。每日 1 次，5 次为 1 个疗程，疗程间隔 3~5 天，针刺 2~5 个疗程。

6. 电针　电针指将毫针刺入腧穴得气后，在针具上通以接近人体生物电的微量电流，利用针和电两种刺激相结合，以治疗疾病的一种方法。

（1）穴位选择　主穴为哑穴（位于风池上 0.4 分）；配穴为上廉泉、天容。

（2）操作　针刺哑穴时深度不超过 1.0 寸，斜刺，以 45°斜刺进针；天容（双）直刺向舌根部，接电针治疗仪，频率 3 次/秒，留针 20 分钟。每日 1 次，10 次为 1 个疗程，疗程间隔 2~3 天。

7. 穴位注射　穴位注射又称"水针"，是选用中西药物注入有关穴位以治疗疾病的一种方法。本法是用注射器的针头代为针具刺入穴位，是在针刺治疗疾病的基础上，将针刺激与药物性能及对穴位的渗透作用有机结合在一起发挥综合效能，以提高其疗效。

（1）穴位选择　主穴为廉泉、天柱（双）、哑门；配穴：痰多、舌苔厚腻，配丰隆、足三里；胸满闷，配内关；腹胀满，配足三里（针感向肢体上下方向放射），均双侧。

（2）操作　每次取主穴，酌情取配穴，廉泉（针尖向舌根方向刺入，针感放射至舌体后）、天柱（双）、哑门（针感放射至颈部及头顶后）。痰多、舌苔厚腻，配丰隆、足三里；胸满闷，配内关；腹胀满，配足三里（针感向肢体上下方向放射），均双侧。每次取主穴，酌情取配穴，每穴注射药液（维生素 B_1 和磷酸川芎嗪等量混合液）1 mL。足三里要求针感向肢体上下方向放射。每日 1 次，7 次为 1 个疗程，疗程间隔 3~5 天。

第四节　临床疾病导致吞咽障碍的康复治疗

临床上许多疾病会并发吞咽障碍，且各年龄段均可发病，以下重点介绍几种常见疾病所导致的吞咽障碍，如脑卒中、脑外伤、帕金森病、头颈部肿瘤、小儿脑性瘫痪，以及唇腭裂儿童的吞咽障碍的康复治疗方法。

一、脑卒中后吞咽障碍

（一）定义

脑卒中后吞咽障碍是指吞咽相关的中枢部位或神经受损，使吞咽的一个或多个阶段损伤而导致一系列的进食困难症状的一组临床综合征。脑卒中后吞咽障碍主要表现在口腔前期、口腔期和咽期，导致患者不能顺利、安全、有效地完成吞咽过程。

（二）临床表现

1. 口腔前期　不能通过视觉和嗅觉感知食物，不能用餐具、杯子或手指将食物送至口中。

2. 口腔期　面肌、舌肌瘫痪，舌感觉丧失，唇闭合异常，流涎，影响咀嚼和食团的形成，食团在口腔内滞留，吞咽延迟或无吞咽；舌不能与软腭形成封闭腔，食物从口角溢出或提前落入咽部而发生误吸；舌前 2/3 运动异常，可导致食团形成和推进困难，食物滞留于口腔一侧或溢出，不能推送到口腔后部，表现为反复吞咽动作或分次吞咽，咽期启动延迟或困难。

3. 咽期　咽肌无力可造成同侧食物残留，咽缩肌不能将食物充分挤压通过咽部而导致食物滞留于会厌谷；舌后部力量减弱导致食团向咽部推送力量下降，致使咽期延长；咽部感觉减退，或咽肌运动不协调及收缩力减弱，可导致吞咽反射延迟或缺乏；喉向前运动减退、环咽肌功能障碍可造成食物在梨状隐窝滞留。喉上抬不充分或延迟是导致误吸的常见原因。

（三）评价与治疗策略

吞咽障碍是脑卒中的常见并发症，尤其在脑卒中急性期很常见。通过评定发现 50% 以上的脑卒中患者存在不同程度的吞咽问题，其中大部分患者在卒中后 6 个月内基本恢复，约 16% 的患者经过急性期后吞咽障碍仍然存在，因此，应重视急性期患者的确诊和处理。

1. 筛查　所有急性脑卒中患者均应进行吞咽功能的筛查，对筛查异常的患者应由专业人员进行临床系统评定，以确定诊断及制订治疗方案。通过吞咽障碍的筛查，尽早发现存在吞咽障碍的可能性，并通过进一步评定明确诊断，及早治疗，预防误吸、营养不良等并发症。应在患者入院后 24 小时内完成。2011 版《中国脑卒中康复治疗指南》提出以下几点建议：①建议所有急性脑卒中患者经口进食、进水前均应完成吞咽功能筛查，应由经专业训练的医务人员（言语治疗师、医师或护士）在入院 24 小时内进行筛查。②2 周内应每天进行吞咽功能的监测，明确是否能快速恢复。饮水试验可以作为脑卒中患者判断误吸危险的筛选方法之一。但有 1/3～1/2 的误吸患者为隐匿性误吸，需要进一步的仪器检查明确诊断。③建议筛查发现有误吸风险的患者，不应经口进食、进水，而应进行进一步临床系统评价。

2. 系统评价　对吞咽功能进行系统评价的目的是明确吞咽障碍及障碍产生的机制并制订治疗计划等。吞咽功能的评价分为临床评价及仪器评价。2011 版《中国脑卒中康复治疗指南》提出：①吞咽功能障碍的临床床旁评价应该由掌握吞咽障碍治疗技能的专业人员进行。②VFSS 和 FEES 都是评定吞咽障碍的有效方法。在不同的医疗中心、针对不同的患者群体时，治疗师应该权衡利弊，谨慎选择。③所有吞咽障碍患者均应进行营养及水分补给的评价，定期监测患者体重变化。

3. 治疗

（1）目的　脑卒中患者吞咽障碍治疗的目的是预防吸入性肺炎，同时避免因饮食摄入不足导致的液体缺失和营养不良，以及重建吞咽功能，提高患者独立进食能力。所有脑卒中患者在给予饮食前均应确定有无吞咽障碍或误吸的危险。

（2）介入时机　缺血性脑卒中发病当日，患者生命体征平稳 48 小时后，即可根据病情轻重选择合适的吞咽康复措施。

（3）方法　吞咽障碍的治疗包括代偿性方法和治疗性方法。代偿性方法包括保持口腔卫生、进食姿势的改变、食物性状的调整等。治疗性方法主要是通过直接及间接训练来改变吞咽的过程，改善患者的运动及感觉，包括温度触觉刺激、吞咽手法等方法，两者也可结合使用。

对于存在吞咽障碍的脑卒中患者，必须确定能否维持经口进食，是否需要替代进食途径。这需要综合营养状况、发生误吸和吸入性肺炎的危险程度及插鼻胃管带来的不适等多种因素进行判断。由于脑卒中患者的吞咽功能会在脑卒中后的一段时间内逐渐改善，对于尚能维持经口进食的患者，主要采取行为治疗，包括对饮食的调节、采用特定的体位等。

有咽期延迟的患者，头和颈部应注意保持一定体位，颈前倾使会厌向后，从而使咽部入口变窄，增强对气道的保护；单侧咽麻痹的患者，使头向外侧转动，张开食道上括约肌使食团避开麻痹侧；喉上抬能力差者，可采用门德尔松法吞咽。

脑卒中造成鼻咽闭合不全的患者，应取头前伸位，同时发"/g/、/k/、/h/"；吞咽动作不充分者，进行喉上抬训练；声门关闭不全，练习发/a/，尽量发长音，重复数次。对有口唇闭合不全、流涎、颊肌肌张力低下、咽反射差、吞咽延迟、咽反射触发障碍者，可给予冰块刺激治疗。针对肌力下降患者，可给予相应的肌力训练；口唇闭合不全者，练习噘嘴、抗阻力下紧闭嘴唇训练、用吸管吹泡泡等；舌肌功能差者，可做舌的水平、后缩、侧方运动，达一定肌力后给予各个方向的阻力，行抗阻运动。

4. 注意事项

（1）吞咽障碍患者最大的困难是吞咽稀薄的液体、多成分或碎片状食物，因此宜选择密度均一、有适当黏性、不宜松散、容易变形且不易黏附的食物，如芝麻糊、豆腐脑、蛋羹等，不主张给予饼干、桃酥等食物。另外，冷的食物有助于刺激吞咽食物。进食环境应整洁、安静、平和，避免不良刺激，避免进食过程分散注意力。进餐地点应配备具有急救能力的医护人员和急救工具（如吸引器）等。

（2）疲劳有可能增加误吸的危险，进食前应注意休息。为便于吞咽，食物应切得比较小，并置于舌后部。吞咽障碍的患者不应使用吸管饮水，因为用吸管饮水需要较复杂的口腔肌肉功能，易导致误吸。为避免患者低头饮水增加误吸的危险，用杯子饮水时，杯中的水应至少保留半杯。患者进食时应坐起，为预防食管反流，进食后应保持坐立位 0.5~1 小时。

（3）脑卒中后发生的吞咽障碍一般在 1~3 周较快恢复。对于需要采取替代进食途径的患者常用鼻饲法过渡。不能经口维持足够的营养和水分的患者应考虑胃肠营养。需长期胃肠营养者（大于 4 周）建议给予经皮内镜下胃造口喂养。需要长期管饲者应该定期评定患者的营养状态和吞咽功能。

二、脑外伤造成的吞咽障碍

脑外伤是指头部受到一定强度的外力作用，脑神经细胞功能发生异常变化，甚至脑组织出现挫裂、水肿、血管破裂等损伤，属于中枢神经系统创伤性疾病之一。脑外伤后吞咽障碍的发生率为30%~68%，另有报道显示，超过60%的脑外伤患者在急性期存在不同程度的吞咽障碍。由于吞咽障碍所导致的吸入性肺炎、营养不良及脱水等严重影响患者的生存质量、增加死亡率、致残率、延长住院时间，影响患者的康复。因此，脑外伤后吞咽障碍康复治疗非常重要。

(一)临床特征

脑外伤后吞咽障碍的表现与脑卒中类似，但同时受到较多因素的干扰，这些因素包括：①颅脑损伤部位及损伤程度；②气管切开；③留置鼻饲管；④认知功能障碍。医护人员应提高警惕，详细进行吞咽功能评定，尽可能减少进食风险，改善预后。

(二)康复治疗方法

脑外伤后吞咽障碍的康复治疗目前没有特殊的方法，主要包括吞咽障碍常用的间接训练和直接训练，其治疗的目的是预防营养不良、减少吸入性肺炎等并发症。

1. 间接训练

（1）**认知刺激**　适当的认知刺激能够促进患者的吞咽恢复，适用于脑外伤后认知障碍的患者。对脑外伤后伴有认知障碍的患者，当食物放入口中后，治疗师通过手势示意患者闭唇，并且用清晰的语言告诉患者"闭唇-运动舌-咀嚼-吞咽"。例如，嗜睡的患者，应给予患者一定的"言语"刺激，边进食边鼓励，让患者在保持清醒的状态下进食，可以减少误吸的风险。

（2）**咳嗽训练**　通过咳嗽训练，提高患者的咳嗽效率，能够有效地清除渗透或来自气管的物质，适用于咳嗽反射迟钝、咳痰无力的脑外伤患者。①主动咳嗽训练：让患者学习"深吸气-屏气-有力咳嗽"。②辅助咳嗽训练：患者取坐位或卧位，治疗师将双手放在患者双侧肋弓稍上方，嘱患者"深吸气-屏气-有力咳嗽"，咳嗽期间，治疗师快速向胸部施加力量，以增加患者咳嗽终末的气流。③被动咳嗽训练：治疗师用中指指腹推压患者环状软骨下缘，诱发咳嗽反射。

（3）**吞咽器官运动训练**　吞咽器官运动训练适用于脑外伤后口腔期吞咽障碍的患者，积极进行下颌、唇、舌、软腭运动训练是促进吞咽恢复的重要方法。吞咽器官运动训练主要包括运动范围、运动力量及运动的协调性。

1）**运动范围**　①下颌运动训练：让患者尽可能把口张到最大，保持5秒钟，然后放松；促进下颌向左右两边移动；做夸张的咀嚼动作。②唇运动训练：嘟嘴、展唇、微笑；反复发双唇音"爸爸""妈妈"等。③舌运动训练：伸舌、缩舌、舌的左右上下运动，卷舌、弹舌；反复发"啦啦""哒哒"等。④腭运动训练：双手用力按住墙壁或桌子，发"啊，啊，啊"，做软腭上抬运动。

2）**运动力量**　①下颌力量训练：在患者张口时，给予向上的阻力，让患者对抗阻力张口。②唇力量训练：让患者双唇紧闭用力含住压舌板，治疗师拉出压舌板，与嘴唇对抗用力。③舌力量训练：让患者伸舌，治疗师用压舌板压住舌尖，与舌对抗用力。

3）**协调性训练**　做下颌、唇、舌的反复、连续性的协调运动，以增加吞咽器官的协调性。

4）**吞咽反射促进训练**　吞咽反射促进训练适用于咽反射迟钝，适用于咽期吞咽障碍的患者。用冰棉棒刺激患者的软腭、双侧腭弓、舌根及咽后壁，以增加患者咽部的敏感性，诱发吞咽发射，加快吞咽启动速度。

5）门德尔松手法　通过门德尔松手法，提高患者喉部上抬的幅度，适用于脑外伤后喉部上抬无力的吞咽障碍患者。治疗师将拇指和食指置于患者环状软骨下方，轻捏并上推喉部，然后固定，让患者逐渐感受到喉部的上抬。

6）神经肌肉低频电刺激治疗　神经肌肉低频电刺激治疗适用于吞咽肌无力、吞咽反射减弱或消失的吞咽障碍患者。电刺激可兴奋咽喉部肌肉，促进吞咽功能的恢复，但要掌握正确的刺激参数和刺激部位。

2. 直接训练　直接进食训练适用于意识清醒、生命征稳定、吞咽反射存在，以及少量误咽或误吸可以通过自主咳嗽排出的吞咽障碍的患者。

（1）进食体位　对于不能坐位的患者，一般至少取躯干30°仰卧位，头部前屈，偏瘫侧肩部以枕垫起，健侧喂食。

（2）食物入口的位置　把食物放在患者口腔最敏感的位置。

（3）食物的性状　脑外伤患者的饮食应根据病情轻重和病情发展，按照糊状食物→烂饭→碎餐→正常食物的顺序来调整。

（4）食物的温度　食物的温度不应太热，稍凉一些的食物更容易让患者诱发吞咽反射，易于下咽。

（5）食物的"一口量"　应从1~5 mL的最小量开始，然后酌情增加。

（6）进食速度　适当放慢进食速度，在保证患者前一口吞咽完成后再进行下一口，避免两次的食物在口腔累积。

（7）减少食物残留的代偿动作　①低头吞咽：颈部尽量前屈，下颌与胸骨柄接触，使呼吸道入口变窄，防止食团进入呼吸道。②转头吞咽：头部向患侧旋转，使食团移向健侧吞咽，减少患侧梨状隐窝的食物残留。③点头样吞咽：头部先后仰，随后低头并做吞咽动作，可以减少食物在会厌谷的残留。④空吞咽：吞咽一口食物后，反复做几次空吞咽，使口内滞留的食物全部咽下，然后再进食下一口。

此外，进食前后应清洁口腔，进食后应取坐位或半卧位休息20~30分钟。

三、帕金森病造成的吞咽障碍

帕金森病是老年人常见的以震颤、肌强直、运动减少和姿势障碍为主要临床症状的神经系统疾病。吞咽障碍在帕金森病患者中发病率很高，大约50%的帕金森病患者有不同程度的吞咽障碍症状。吞咽障碍大多定位在口咽期。在口腔期，患者有很典型的舌重复性前后运动，造成口腔期延长。咽期起始也有延迟，咽壁收缩和舌向后运动都有所减弱，造成会厌谷和梨状窝的食物残留。环咽肌功能紊乱，食管的动力运动也有所减弱。大量的会厌谷和梨状窝的食物残留会造成吞咽后的误吸。在帕金森病的晚期，患者的喉上抬减弱、喉闭合不全症状出现，造成吞咽中误吸。口腔期障碍造成患者吞咽固体食物尤其困难。

对帕金森病患者，摄食前训练（间接策略）对吞咽器官进行干预在疾病的早期很重要，如唇和舌主动运动、喉上抬运动，以及喉闭合运动。这些练习需要每天至少做2次，每次各10分钟。口唇运动训练可以改善食物或水从口中漏出。让患者面对镜子独立进行紧闭口唇的练习。对无法主动闭锁口唇的患者，可予以辅助。其他练习包括口唇突出与旁拉、嘴角上翘做微笑状、抗阻鼓腮等。主动运动，如患者将舌前伸、后缩、舔左右口角、挤压脸颊内部使之隆起、舔上下唇、往软腭方向卷起、通过舌尖舔吮口唇周围，练习舌的灵活性；用压舌板抵抗舌根部，使患者做抵抗运动；练习舌根抬高等或用节拍器进行速度训练。

摄食干预（直接训练）是在患者经过间接训练后，能咽下食物者经过调整进食姿势和改变食物形态开始摄食训练。患者摄食的体位、食物的形态、食物在口中的位置、摄入食物一口量应根据患者的吞咽情况来选择。由于帕金森病患者的大量食物残留和咽期起始迟缓，一般建议患者采用颈部前倾的体位；该体位可以扩大会厌谷的空间，并使会厌向后移位，处于保护气道的位置，在咽期起始迟缓期间有利于食团在会厌谷安全停留，此体位也能使舌根部向后咽部靠拢，减少食物在会厌谷的残留量。由于帕金森病患者的舌部运动障碍和喉闭合不全，患者应避免固体食物和稀的液体食物。

帕金森病患者经常有喉闭合障碍，在吞咽时患者需要应用屏气吞咽来帮助喉闭合。患者在吞咽前和吞咽过程中自主屏住呼吸，然后关闭真声带进行空吞咽，吞咽后立即咳嗽。这一方法能使吞咽时食团不易进入气管，吞咽后咳嗽可以清除滞留在咽喉部的食物残渣。针对帕金森病患者的喉上抬困难，患者在吞咽时需要用门德尔松法，在吞咽时自主延长并加强喉上举和前置运动来增强环咽肌打开程度的方法，此策略增加了舌的驱动力，加之喉的上提，增加了环咽肌开放的时间和程度，适用于喉上提及环咽肌开放障碍的帕金森病患者。

随着帕金森病患者病情的加重，间接训练会逐渐减少，治疗会强调调整进食姿势和改变食物形态。晚期帕金森病患者会需要通过胃造口术摄取营养。患者的家属可以从胃造口的末端放入糊状食物，一日3次，与正常进食时间相同。为了减少食道反流，患者需要在进食后1小时内维持坐位或半坐位。

四、头颈部癌症造成的吞咽障碍

在我国尤其是华南地区，鼻咽癌是高发肿瘤，占人口比例的 0.3‰~0.5‰，发病率居世界之首。放射治疗作为头颈部肿瘤尤其是鼻咽癌的主要治疗手段，对肿瘤周围脑组织、面部组织、颞颌关节及邻近神经会造成不同程度的损伤，引起张口困难、吞咽障碍，严重影响患者的生活质量。张口受限的康复治疗是康复治疗的重要组成部分。

颞颌关节运动包括：①张口运动：慢慢张口，再慢慢闭口；②下颌侧移运动：将嘴微张，下颌向左缓慢移动到底，回到中线，再向右做同样的动作；③斗斗运动：将下巴向前伸到底，做斗斗状，再回到原来位置。

患者也需要练习口颌部拉伸动作：①使用手指张口运动：将食指及中指分别卷上纱布，放在上下牙齿中间，再将食指及中指尽量分开，使口腔拉开；②双手张口运动：将左右手分别缠上纱布，一手固定于上颌，另一手固定于下颌，再将双手尽量分开，使口腔拉开；③使用张口器张口运动：将适当大小的张口器放入口内，先由5分钟开始，再逐渐增加次数及时间；拉伸时口腔肌肉要放松。上述运动各做3~5次，每次动作时间约3秒钟。

康复治疗可有效地延缓甚至防止颞颌关节邻近组织纤维化而引起的张口困难。坚持系统的康复治疗，通过主动、被动活动，如反复的张口、下颌前伸、侧移及口颌部的关节运动，可改善颞颌关节软组织的柔韧度和弹性，改善关节活动度，并有助于促进血液循环、促进炎性物质吸收，预防组织纤维化或纤维组织粘连挛缩，从而有效防止放射治疗后张口困难。

球囊扩张技术对咽部纤维化，尤其是食道上括约肌的纤维化有较好的疗效。用棉球向鼻黏膜施加局部麻药如利多卡因来降低鼻黏膜的敏感性。将水注入球囊中检查球囊是否完好无损，同时观察注水量与球囊扩张的关系。确定导尿管进入食道后，在距门齿大约 30 cm 处确认完全穿过括约肌，向球囊注水约 6 mL，缓慢向外拔管，感受到卡住的感觉时向外抽出 3~4 mL 水，再次上提，感受到球囊可滑动时再注入 1~2 mL 水，在狭窄处缓慢的反复抽提球囊导尿管 30 次，将球囊中的水完全抽干，拔出导尿管。球囊扩张术可隔日 1 次，共 5~15 次。术后可给予雾化吸入治疗，减少扩张部位的黏膜水肿与黏液分泌。

口咽癌造成的吞咽障碍一般是由于结构的缺失。较小的口咽部肿瘤的治疗需要手术局部切除肿瘤组织和周边 2 cm 的正常组织。较大的肿瘤除了局部切除肿瘤，患者还要经过放疗和化疗以防止淋巴结和其他组织的转移。在肿瘤切除术后 14 天缝线愈合后就可以开始康复治疗。常规的吞咽障碍治疗的直接策略和间接策略（如代偿策略）、口舌的运动训练等也适用于这些患者。如患者有口前部组织切除，但咽部功能正常，食物应放在舌后方以利于吞咽。若一侧咽组织切除，应指导患者将头转向健侧吞咽。对口咽部放疗的患者，患者唾液分泌会减少，口腔干燥，进而加重味觉障碍和吞咽障碍的症状，其为了减轻症状有时会用唾液代用品。放疗还会造成口咽部组织的纤维化，舌部运动和喉上抬运动需要尽早开始，在放疗期间要坚持这些运动以减少组织的纤维化。舌运动需要患者主动地将舌伸出、侧移、上抬，运用压舌板，患者可以做抗阻力运动以增强舌肌的力量。患者应用唱音阶的方式来练习喉上抬，这个练习能拉长喉部的带状肌肉，防止肌肉纤维化。

口咽癌的患者一般比较年轻，没有认知方面的障碍，很多患者在癌症治疗后希望回到工作岗位，所以这些患者会积极地参与治疗师推荐的吞咽治疗的练习，他们的康复效果也比神经系统障碍造成的吞咽障碍（如脑卒中）的效果好。

五、脑瘫儿童的吞咽障碍

摄食是维持生命的基本功能，成熟的吞咽过程随着脑发育日臻完善，妊娠第 18~24 周脑干开始髓鞘化。妊娠第 7~8 个月，动眼神经、滑车神经、外展神经、面神经、舌咽神经、舌下神经的颅内部分髓鞘化，伴随着这些改变，妊娠第 18 周后的胎儿开始出现下颌的开合、舌的前部运动及吸吮动作。妊娠第 34~36 周以上结构的髓鞘化达到高峰，出现安全的营养性吸吮。第 40 周时，疑核和孤束核周围的网状结构开始髓鞘化且一直持续到婴儿早期，伴随着这一髓鞘化过程，婴儿逐渐出现吸吮、吞咽和呼吸的良好协调。新生儿一出生就需要有强有力的摄食反射的保护，而摄食过程的神经机制很复杂，需要中枢神经系统支配，涉及唇、齿、舌、下颌等口腔器官及头、颈、躯干和手的运动。新生儿及小婴儿所具备的是反射性摄食，4 个月左右原始反射消失，随着上肢和口运动的发育及口腔刺激的增加，在学习中逐渐获取主动性摄食技能。0~2 岁为学习摄食技能的关键时期，2 岁左右的儿童已基本具备成人水平的摄食能力。

脑性瘫痪是儿童主要的致残性疾病，由于肌张力异常使肌肉协调运动障碍，除肢体运动障碍以外，26%～100%的患儿合并口咽运动功能障碍，并因此造成进食困难、言语构音障碍，影响儿童的营养、体格发育及语言发展。脑瘫患儿由于早期大脑损伤，使口咽运动的神经支配及进食技能的学习受到影响，从而导致不同性质和程度的进食技能异常。几乎所有的徐动型、失调型及痉挛型四肢瘫的患者均存在口咽运动和进食的障碍。一方面，与进食有关的原始反射的残存，如吸吮反射、觅食反射、非对称性紧张性颈反射不消失使头颈部控制不良、手眼协调性差、手不能将食物送到嘴里；另一方面，口腔内器官的协调运动功能障碍，使患儿不能主动张口、闭唇、自主咀嚼和吞咽，进食能力滞留在原始水平，正常技能发展受抑。脑瘫儿童的吞咽障碍表现为吸吮无力、吸吮吞咽不协调、进食时发呛、舌外推食物；或者食物一碰软腭出现吧嗒嘴的动作；匙子一碰口唇或舌尖，匙子立即被咬住、患者口张大或头后仰。上下牙床错位、双唇合不拢、舌的伸出缩后无正常运动及呼吸的不规律，都致使脑瘫患儿不能以正常方式完成吸吮、吞咽、咀嚼等基本的进食动作。手足徐动型脑瘫患儿由于手、口、眼协调障碍，上述表现更为明显。

（一）脑瘫儿童吞咽障碍的症状

对于脑瘫患者的吞咽障碍，口腔准备期和口腔期更容易受随意运动障碍程度的影响，主要的症状包括：①由于肢体运动障碍导致进食的准确性差，常表现为躯干、头颈的位置不佳和姿势不稳定，食物不能准确送入口腔内；进食时张口过大或下颌运动不灵活。②口腔原始反射残存和刺激减少常致口腔高敏感性、口腔内实体辨别觉下降、舌外推食物。③受联合反应的影响，唇闭合的控制差及闭合时双唇间压力不足等问题，使食物不能保留在口腔中。④口轮匝肌功能缺陷可以导致口内唾液和（或）食物溢出等。⑤下颌开合、侧方运动幅度和力度受限，导致食物的咬断和咀嚼困难，不能进食固体食物。⑥舌的各向运动差，食团不能正确运送到牙齿间进行咀嚼，也不能顺利地传输到腭咽部。⑦由于口面部肌张力不稳定或增高，主动肌和拮抗肌肌力不平衡，使食物向后方传输的同时不能有效地关闭下颌和双唇，直接影响食物在口腔内的移动过程和咽期的吞咽动作。⑧受挫的进食经验或强迫性进食常常导致患儿缺乏食欲和厌食。一般脑瘫的患儿运动障碍越严重，吞咽障碍越严重。

此外，咽期脑瘫患儿支配口咽部肌肉的能力差，常导致吞咽不充分，部分食物残留在咽部；同时因为吞咽和呼吸调节障碍，喉向前上抬高范围不充分，声门不能完全闭合，会产生误吸、呛咳。严重的吞咽障碍会干扰正常吞咽生理，如不能吞咽、无效吞咽、吞咽不充分，和（或）鼻咽反流、呕吐、呛咳、慢性误吸等，因此，严重吞咽障碍的脑瘫患儿往往需要鼻饲来提供机体能量。如果患儿长期不能安全的吞咽则建议患儿采用经皮胃插管进食。

食管期严重吞咽障碍的患儿因为长时间鼻饲，会影响正常的食管胃肠运动，食物进入食管后，食管蠕动慢，以及食管下括约肌收缩功能下降，会导致胃食管反流。

（二）脑瘫儿童吞咽障碍的评定

脑瘫患儿吞咽障碍的评定方法包括父母问卷调查、营养状况评定、结构性进食观察、辅助检查评定等。Reilly 等的结构性进食观察及吞咽障碍调查量表（dysphagia disorders survey，DDS）临床应用较为普遍。DDS 用来评定发育障碍患儿的吞咽障碍，量表分为两部分共 15 个问题。第一部分为吞咽障碍的相关因素，包括：身高/体重、食物的性状/受限情况、进食独立性、改良餐具的使用、进食姿势、姿势稳定性、进食/吞咽模式；第二部分为进食分析，包括拿取食物时的方向准确性、接受食物的能力、控制能力、口内转运能力，咀嚼、咽下、咽后体征和食管期体征。根据第二部分内容进行吞咽的严重性评分（dysphagia severity scale，DSS）。该方法适合于就餐环境，没有创伤性，易于接受，但没有影像诊断方法评定详细，也不能评价误吸的存在，因此，需要其他辅助工具检查作为补充。DDS 0 分：提示无吞咽障碍；DDS>0 分，咽期得 0 分，提示轻度吞咽障碍；DDS>0 分，咽期得分>0 分，提示中度吞咽障碍；完全不能经口进食，则为极重度吞咽障碍。

如不用量表，也可对脑瘫患儿进行临床摄食技能的评价，一般分为摄食能力问卷调查与现场测试两部分，前者包括 1 岁内的喂养情况、进食的性质和方式、进食过程中存在的问题等；后者则包括现场观察进食情况，包括用杯喝水、吸管使用、餐具使用，进食流质、半流质、半固体，以及固体食物的情况。大部分脑瘫患者于 1 岁内即表现出明显的摄食行为和（或）摄食姿势异常。

因为脑瘫患儿的吞咽障碍和口腔器官的神经运动发育有很强的相关性，所以，口腔器官的神经运动学检查成为吞咽障碍检查的重要部分。这个检查包括口颜面部反射、口腔器官运动（幅度、速度和力度），以及言语构音情况几部分。口腔器官运动障碍诊断包括患儿流涎、构音不清、口唇控制不良等症状，以及口腔器官主动运动幅度减小、速度减慢、力度减弱及不随意或不协调运动等体征。

绝大部分脑瘫患儿存在口腔器官运动异常，口腔器官运动异常使大部分患儿摄食的基本环节受到影响，如餐具使用困难影响食物的送入；唇、颌、舌、齿等器官运动异常使咀嚼及吞咽的自主运动完成困难，使绝大部分患儿摄食动作笨拙或十分困难，不能向正常饮食过渡；很多患儿不能进食固体食物，更多的患儿进食过程中需家长协助［家长代为送入或（和）咀嚼食物］；部分患儿存在一种或多种口面部原始反射包括吸吮、咬合、舌伸出、呕吐及巴宾斯基（Babinski）反射。

当临床吞咽检查不能排除咽期或食管期吞咽障碍时，就需要加入吞咽仪器检查。仪器检查对吞咽障碍尤其是咽期、食管期的评价客观、准确，但需要患儿有一定的智力水平和主动配合能力，常用方法包括改良吞钡检查、超声检查、肌肉电生理检查技术等。改良吞钡检查发现许多脑瘫患儿吞咽过程的口腔期、咽期都有异常，主要表现在食团的收集、准备、向后方的运行异常，整个口腔期的时限明显延长，吞咽过程中有食物的误吸、口后方渗漏和咽期的启动延迟，躯干、头颈的位置不佳和姿势不稳定也会影响吞咽活动。改良吞钡检查如果发现咽期起始迟缓严重，患儿可能会有吞咽前误吸。大量的会厌谷或梨状窝食物残留造成吞咽后误吸。超声检查发现在进食过程中脑瘫患儿舌和软腭的活动模式、食团的转移等得分明显低于正常的儿童，异常运动模式贯穿整个进食过程。颏下和舌下肌电图可以检测到吞咽的开始和持续时间。这两种方法虽然不能提供吞咽的全面信息，但是由于没有放射线，可以作为较好的辅助方法。

体格发育测量可以间接评定吞咽障碍的存在。Gisel 等根据生长指标测量以及进食技巧测评两个方面设计了脑瘫患儿进食障碍的评定系统，前者包括体重、身高、中臂围、三角肌和肩胛下皮褶厚度测量，后者采用的是改良功能性进食评定量表（modified functional feeding assessment scale，FFAS）进行进食效率和口腔运动技巧检查，内容包括使用勺子进食、咬合咀嚼、使用杯子喝水、使用吸管喝水和吞咽。

（三）脑瘫儿童吞咽障碍的治疗

根据吞咽障碍的程度，治疗应该包括直接策略和间接策略。不同程度的吞咽障碍需要侧重不同类型的治疗策略。轻度吞咽障碍会侧重于直接策略，而重度吞咽障碍则需要同时应用间接策略和直接策略。

轻度吞咽障碍的治疗可以从对周围环境的操作中受益，如采用合适的餐具以减少食物在获取和传输过程中的洒落，选择软食为主以降低进食难度，适当的咀嚼能力训练等。治疗后进食时间缩短，进食效率增强，体重达到正常水平。中度吞咽障碍需要强化性的口腔运动技巧治疗，包括有利于食物保留的闭唇训练、食物咬断训练、把食物放置于磨牙间的舌侧摆训练，以及咀嚼训练，治疗后闭唇的感受性、咬合咀嚼都取得了显著的提高。对于口腔感觉迟钝的患者可采用冰棉棒刺激或冰水漱口，给予脑皮质和脑干一个警戒性的感知刺激，提高对吞咽的注意力。重度吞咽障碍的患儿食物摄入量仅占规定量的20%，食物摄入不足常常导致能量缺乏性营养不良，运动能力越差，问题越严重，因此，建议严重吞咽障碍的脑瘫患儿应及早进行鼻饲，防止营养不良的发生。如果双侧鼻腔交替插管使用鼻饲管喂养，时间可以超过6周；如果考虑长期胃肠营养，建议对患儿采用经皮胃饲管。随着时间的延长，胃肠营养会造成咳嗽、窒息和呕吐的发生率的提高。为了机体能量和营养成分的平衡，建议对重度吞咽障碍的患儿采用低脂肪、高纤维和高营养的食物。电刺激治疗（vitalstimulation therapy）也可以应用于患儿，颈部需用特定的少儿用电极（图8-17）。

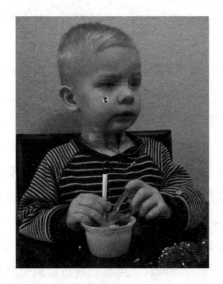

图8-17　脑瘫患者接受 Vita Stimulation 治疗

对重度脑瘫患儿，吞咽障碍的治疗应从间接治疗策略开始，包括冷刺激改进口腔期或咽期起始的延迟，按摩以降低患儿对事物的敏感反应，手法机械刺激促进患儿的被动和主动舌部运动和咽部运动。

1. 冷刺激　吞咽反射区及口周用3%葡萄糖溶液蘸湿的棉签冰冻后，稍蘸冷水，刺激患儿的前腭弓、后腭弓、软腭、咽后壁及舌后部，促进吞咽反射，做吞咽动作5~6分钟，棉签停留时间不超过5秒。用冰块有节律地叩击唇周皮肤及按摩齿龈，按摩齿龈由切牙部开始向磨牙方向进行，每日餐前进行，有利于患者形成条件反射。葡萄糖的微甜可以刺激口腔的腺体分泌。冷刺激可兴奋高阈值的C感觉神经纤维，易化γ运动神经，有效提高相应区域的敏感度，有助于感觉的恢复，改善吞咽过程中必需的神经肌肉活动，从而使吞咽反射更为强烈，对防止误吸有一定的作用。叩击和振动可刺激低阈值的A纤维，易化梭肌运动系统而引起快速运动应答。舌肌和吞咽肌群运动能力的训练可以提高吞咽反射的灵活性，并能防止失用性萎缩。辅助肌群的训练虽不能逆转神经损伤的病理状态，但可以通过提高吞咽肌力、改善吞咽动作的协调性，对麻痹的肌神经有促通作用，可提高有关肌肉的控制能力。

2. 按摩　为了降低口腔对食物的过敏反应，可以采用按摩牙槽、牙齿侧面、舌面，每次按摩后都应跟随进行上下颌骨的合并，诱导其吞咽动作的出现；并予以温度觉、味觉等感觉的刺激，改善口腔感觉，每天2~3次；指导家长对患儿进行进食技能的训练包括用杯饮水、用匙进食、咬合咀嚼等训练。

3. 被动训练　被动训练包括用手法机械刺激唇部和舌部肌肉，具体方法如下：戴一次性手套，反复揉捏、按压和轻推舌头，按摩口周肌肉，并按压上唇引起下唇上抬，然后使唇闭合，轻轻叩击下颚及拍打颊部，放松肌肉。治疗每次10分钟，每天1~2次。

4. 主动训练　主动训练包括让患儿张口做唇外展、唇噘拢和唇闭合，主动将舌体努力前伸、收回，舔上下唇、左右口角及软腭部，然后缩回，反复10~15次，咬紧左右磨牙10~15次，最好在下颌角前方摸到咬肌的收缩。治疗师应先向患儿解释清楚训练目的，以取得患儿的配合。如果患儿不能理解治疗师的指令，可以用棒棒糖让患儿来舔。将糖分别放于唇中央、左右口角、上下腭处诱发舌头运动。以上3项每天进行4次，餐前进行，其中两次由语言治疗师指导进行，另2次由监护人进行。

如果患儿的吞咽检查显示有咽期吞咽障碍，患儿咽部肌肉的肌力需要增强。被动训练为轻揉舌骨下气管周围的小肌肉。主动训练包括咽部内收运动训练：鼓腮10次、吮吸10次、深呼吸5次。被动和主动咽部训练一天需要进行4次。

随着患儿吞咽功能的改善，以阶梯式推进的方法开始进行直接训练，同时准备吸引器、氧气、抢救器材避免误吸。体位：患儿躯干稍后倾而颈部前倾，通过这一姿势可使食物易于移送而咽下。姿势控制：加强头部、躯干的控制，保持头部中线位，可把年龄较小的患儿放在有靠背或扶手的椅子上维持坐位姿势；存在异常姿势的患儿同时由物理治疗师指导进行异常姿势纠正。

5. 食物准备　糊状物，如果冻、布丁、蛋羹、豆腐等，其质地能满意地刺激触压觉和唾液分泌，且易变形，有利于吞咽，根据吞咽状况由黏稠物过渡到流质食物。当患儿能够安全地吞咽糊状食物时，可以过渡到流质食物和需要咀嚼的固体食物。当患儿开始吃需要咀嚼的食物时，食物应放在口腔的侧面，腮和牙之间。然后家长用手指在面颊做环形运动帮助患儿咀嚼。如果患儿需要帮助咬下食物，把食物放在他的上下牙之间，把嘴闭合，微向上推患儿的下颌，注意不要造成患儿头后仰。

6. 器具　喂食糊状食物最好用勺子，家长应坐在患儿的对面或侧面。如果患儿不用唇包住勺子，建议家长用手指使嘴唇接触勺子，慢慢地把勺子拿出来，不要让勺子刮到牙齿。如果患儿有困难握住勺子，家长可以改装勺子的柄，作业治疗师可以帮助家长改装喂食的器具如勺、盘子和杯子（图 8-18）。

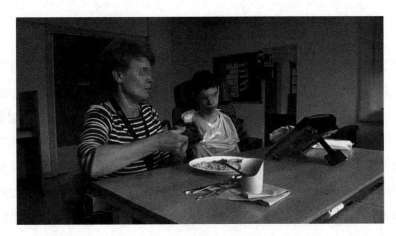

图 8-18　脑瘫患儿用的特制杯子

7. 一口量　每口食物量从少量开始，先从 1~2mL 开始，摸索适合的一口量。食物量过多，难以通过咽门而积存在咽部，将增大误吸的危险，量过少则无法激发吞咽反射。在喂食时应该保持安静的进食环境。在喂食时患儿要充分放松，先空咽几次再开始训练。随着患儿吞咽功能的改善，进食量增多即可拔除胃管，并可增加进食种类。吞咽治疗的过程需要语言治疗师进行直接训练，并不断观察、评价和调整训练。

六、先天性唇腭裂儿童的吞咽障碍

唇腭裂是口腔颌面部最常见的先天性畸形。根据出生缺陷检测中心的数据，患病率为 1.6‰。男性发病率高于女性，约为 1.5：1。亚洲人尤其是华人的唇腭裂比例比其他人种要高。根据缺损程度的不同，唇裂可分为三度，即Ⅰ度为唇红裂，Ⅲ度为唇红到鼻底完全裂开，介于两者之间为Ⅱ度。腭裂也可分为三度，即Ⅰ度为软腭或悬雍垂裂，Ⅱ度为软腭及部分硬腭裂开，Ⅲ度为悬雍垂至一侧牙槽突完全裂开。唇腭裂患儿经常伴有吸吮、吞咽、发音等方面的功能障碍。手术修复是唇腭裂治疗的重要环节。唇腭裂患儿在腭裂成形术之前的喂养属于早期喂养。唇腭裂患儿可能需要多次手术来修复唇腭裂。第一次唇成形术的最佳时间是出生后 6 个月之内，腭成形术的最佳时间是出生后 18 个月。如果患儿的生长发育迟缓，唇腭裂的手术时间也会相应拖后。唇腭裂解剖上的缺陷给患儿的喂养带来困难，而患儿的发育和营养状况直接影响到手术时机的选择，也是决定手术成功和患儿健康成长的关键因素。

（一）病因

先天性唇腭裂患儿唇腭部裂开，口鼻腔相通，口腔内不能形成一个完整的密闭系统，无法产生吸吮所需的负压。由于唇腭部肌肉的分布附着改变，使肌肉的发育及张力不足，引起舌后缩。舌过度发育，舌头上抬，不能在吸食时有效包裹奶嘴。由于软腭缩短不能抬升，致软腭功能不完善而影响吮吸和吞咽。

唇腭裂患儿的吞咽障碍是由于结构缺失造成的，吞咽障碍的治疗在手术前主要以直接吞咽训练策略为主。这些策略包括进食器具、喂食技巧、喂食姿势、喂食时间和食物的选择。

(二)选择合适的进食器具

为唇腭裂患儿设计的奶嘴、奶瓶，有 M 型和 P 型两种，适合唇腭裂患儿的口腔特点，并具备防呛咳功能（图 8-19）。M 型奶嘴为橡胶制品，口含部分呈扁圆形状，长度为 3.6 cm，内径 0.8~1.0 cm，可深入到口腔后部，使奶汁容易流到咽部，减少外流。在奶嘴内侧上、下两面各有一条高 0.2 cm，宽 0.3 cm 的脊线，从奶嘴头部延伸到底部，防止奶嘴受吸压时完全闭合而影响吸奶。P 型奶嘴亦为橡胶制品，奶嘴头部呈圆形，长度 4.0 cm，内径 1.5 cm。此型的特点是在奶嘴基座部位有一瓣孔与奶瓶相通。奶瓶内负压时由此进空气，正压时瓣孔闭合奶液不能外流。奶嘴口含部分橡胶厚度不同，上部厚（有瓣孔部位）、下部薄，薄的部位便于婴儿用舌头轻轻挤压即可吸到奶汁。在奶嘴基底部嵌入一个可以拆装的塑料活塞，此活塞直径 2 cm，厚度 0.7 cm，中间活瓣直径 1 cm，主要功能是防止奶液回流或吸奶过多引起呛咳。Ⅰ 度腭裂可选用 M 型奶嘴，Ⅱ~Ⅲ 度唇腭裂则需选用 P 型奶嘴，与奶嘴配套的奶瓶能帮助吸吮力弱的患儿轻松吸奶，且方便观察奶量。Ⅰ~Ⅱ 度唇裂可用一般奶瓶，在奶嘴尖上做一个小十字切口，使奶容易流动，吮吸时不会引起呛咳。选用软奶瓶，在喂奶时稍用力挤压，有利于调整牛奶的流量与流速，使其能达到平均的流速。对Ⅲ度唇腭裂新生儿可使用辅助性进食工具。用一次性注射器滴入喂养，抬高患儿头颈部 30°~45°，将注射器乳头贴放入患儿嘴角，根据患儿吞咽能力缓慢均匀滴入奶液。

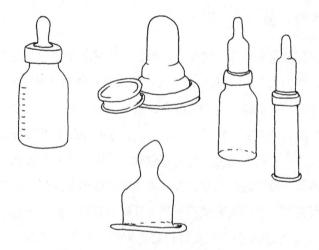

图 8-19　为唇腭裂患儿设计的奶嘴、奶瓶

(三)喂食技巧

单纯性唇裂患儿，吸奶时要用手指堵住唇裂部位，帮助唇部闭合。用奶瓶喂养时，腭裂患儿奶嘴要朝向正常的腭部，不要朝向腭裂的部位，以避免乳汁反流、空气吞食及鼻腔黏膜受伤。同时应协助患儿吸吮，喂养者将拇指与其余四指分开，用拇指和食指轻压患儿两侧面颊，中指托住下颌，这样三指形成的环形力通过支持口腔的封闭作用而增加吸吮效果，使患儿短时间内得到较多的奶，缩短喂奶时间。使用汤匙喂养时，采取少量多次和缓慢进食的方式，用汤匙盛适量流质，轻按患儿下唇，使嘴张开后喂入。

（四）喂食姿势

母乳卧位喂奶时，患儿头、肩、背需垫小软枕垫，高度应为 15～21 cm，切忌平躺，可避免因横抱进食时牛奶易从短而直的咽鼓管流入中耳而引起中耳炎。对于严重单侧唇裂患儿，母亲在喂哺不同的乳房时应采取不同的抱婴姿势，如果唇裂为右侧，当喂哺左边的乳房时，母亲用左手托抱患儿，让患儿头朝左边躺在怀中；而在喂哺右边的乳房时，患儿头部仍然朝向同一方向，母亲用右手采用环距式授乳。腭裂严重者采用挤喂方式，使奶液缓慢进入患儿口腔。用奶瓶喂养时要尽量使患儿的下颌贴向胸部，以改善吸吮效果，减少进入胃内的空气。每次喂奶后要竖抱患儿20～30 分钟，再让患儿躺下，以减少喂奶后奶汁的反流溢出。4 个月后添加辅食时，可将患儿抱在腿上或坐在患儿椅中，用汤匙盛取食物喂养。

（五）进食时间

出生 4 个月的患儿，喂奶要分几次喂完，中间要有暂停。用汤匙喂养时根据患儿的吞咽速度调整进食，每次喂食的时间控制在 30～45 分钟，以免时间过长，患儿疲劳。

（六）食物的选择

尽量母乳喂养，母乳较牛奶容易吸收，且含有抗体，增加机体抵抗力。能添加辅食后，选择果汁、菜泥、米汤、蒸蛋等，使患儿品尝不同质地和味道的食物，增进食欲，有助于营养物质的摄取。

（七）异常情况的处理

患儿吸吮时会有较多的空气进入胃内，可时常拍患儿背部，让其打嗝，以排出过多的空气。食物从鼻部返流时，应暂停喂食，待患儿咳嗽或打喷嚏后再继续喂食。腭裂未修复前食物会停留在裂隙处，可用手指或棉签及时将卡在腭裂部位的奶瓣或食物清除。

（八）其他康复治疗

腭裂患儿软腭缩短，抬升时不能与咽后壁接触，或即使在合适条件下可与咽后壁接触，但会因为肌张力的影响不能抬升，另外，由于神经发育不足软腭部分或完全麻痹也可致软腭功能不完善而影响吸吮、吞咽。患儿可通过吹气球、吮吸奶嘴训练其颊部及舌的功能，使幼儿的一次通气量提高。治疗师可教会家长以手按摩腭肌肉或用 Nuke 牙刷刺激肌肉，可促进软腭功能恢复。咽后壁成形及腭护板可望恢复软腭功能。

唇腭裂患儿应尽早不用奶瓶，而改用匙喂养。至少术前 3 天能用匙喂养，以便患儿术后适应长时间用匙喂养。喂养时将婴儿抱在腿上或坐在婴儿车中，选用平底匙，而不采用深底匙，最初盛取少量食物，以后逐渐增加，使患儿能控制咀嚼时的感觉，并逐渐学会在腭裂的口腔中移动这些食物。可试着将匙放在患儿的嘴上停留一定的时间，以鼓励患儿用唇部移动匙中的食物，这对唇裂修复术后提高唇运动功能是一种很好的锻炼。唇腭裂修复术后应避免吸吮动作，用匙喂养流质，如牛奶、果汁，直至术口愈合。

【复习思考题】

1. 吞咽障碍的床边检查包括哪些步骤？
2. 改良 X 射线检查能发现口腔期和咽期的哪些吞咽障碍？分别有哪些相应的治疗方式？
3. 脑卒中造成的吞咽障碍最常见的症状是什么？
4. 脑瘫患儿的主要吞咽障碍症状是什么？
5. 脑外伤后吞咽障碍的干扰因素有哪些？

主要参考书目

1. 索绪尔．普通语言学教程．高名凯译．北京：商务印书馆，2009.

2. 万萍．言语治疗学．北京：人民卫生出版社，2012.

3. 李胜利．语言治疗学．3版．北京：人民卫生出版社，2018.

4. 藤田郁代．言语听觉障碍学概论．东京：医学书院，2013.

5. 万勤．言语科学基础．上海：华东师范大学出版社，2016.

6. 王德春，吴本虎，王德林．神经语言学．上海：上海外语教育出版社，1997.

7. 柏树令．系统解剖学．7版．北京：人民卫生出版社，2008.

8. 武煜明，系统解剖学．北京：中国中医药出版社，2015.

9. 白丽敏，李亚东．神经解剖学．北京：中国中医药出版社，2003.

10. 邵水金．正常人体解剖学．北京：中国中医药出版社，2012.

11. 尚克中，程英升．吞咽障碍诊疗学．北京：人民卫生出版社，2005.

12. Michael E. Groher. Dysphagia：Diagnosis and Management. 3rd ed. Boston：Butterworth-Heinemann，1997.

13. 孔维佳，王斌全．耳鼻咽喉头颈外科学．北京：人民卫生出版社，2008.

14. 王坚．听觉科学概论．北京：中国科学技术出版社，2005.

15. 韩德民，许时昂．听力学基础与临床．北京：科学技术文献出版社，2004.

16. 姜泗长，顾瑞．临床听力学．北京：北京医科大学、中国协和医科大学联合出版社，1999.

17. Jack Katz. 临床听力学．韩德民译．北京：人民卫生出版社，2006.

18. 谢鼎华．基础与应用听力学．长沙：湖南科技出版社，2003.

19. 边玉芳．儿童心理学．杭州：浙江教育出版社，2012.

20. 梁繁荣，赵吉平．针灸学．2版．北京：人民卫生出版社，2012.

21. 陈立典．传统康复方法学．2版．北京：人民卫生出版社，2013.

22. 李晓捷．人体发育学．北京：人民卫生出版社，2013.

23. 田莉．言语治疗学．北京：人民卫生出版社，2015.

24. 刘巧云．听觉康复的原理及方法．上海：华东师范大学出版社，2011.

25. 曾西，许予明．实用吞咽障碍治疗技术．北京：人民卫生出版社，2014.

26. 黄伯荣，廖序东．现代汉语（增订六版）．北京：高等教育出版社，2017.

全国中医药行业高等教育"十四五"规划教材

全国高等中医药院校规划教材（第十一版）

教材目录

注：凡标☆号者为"核心示范教材"。

（一）中医学类专业

序号	书 名	主 编		主编所在单位	
1	中国医学史	郭宏伟	徐江雁	黑龙江中医药大学	河南中医药大学
2	医古文	王育林	李亚军	北京中医药大学	陕西中医药大学
3	大学语文	黄作阵		北京中医药大学	
4	中医基础理论☆	郑洪新	杨 柱	辽宁中医药大学	贵州中医药大学
5	中医诊断学☆	李灿东	方朝义	福建中医药大学	河北中医药大学
6	中药学☆	钟赣生	杨柏灿	北京中医药大学	上海中医药大学
7	方剂学☆	李 冀	左铮云	黑龙江中医药大学	江西中医药大学
8	内经选读☆	翟双庆	黎敬波	北京中医药大学	广州中医药大学
9	伤寒论选读☆	王庆国	周春祥	北京中医药大学	南京中医药大学
10	金匮要略☆	范永升	姜德友	浙江中医药大学	黑龙江中医药大学
11	温病学☆	谷晓红	马 健	北京中医药大学	南京中医药大学
12	中医内科学☆	吴勉华	石 岩	南京中医药大学	辽宁中医药大学
13	中医外科学☆	陈红风		上海中医药大学	
14	中医妇科学☆	冯晓玲	张婷婷	黑龙江中医药大学	上海中医药大学
15	中医儿科学☆	赵 霞	李新民	南京中医药大学	天津中医药大学
16	中医骨伤科学☆	黄桂成	王拥军	南京中医药大学	上海中医药大学
17	中医眼科学	彭清华		湖南中医药大学	
18	中医耳鼻咽喉科学	刘 蓬		广州中医药大学	
19	中医急诊学☆	刘清泉	方邦江	首都医科大学	上海中医药大学
20	中医各家学说☆	尚 力	戴 铭	上海中医药大学	广西中医药大学
21	针灸学☆	梁繁荣	王 华	成都中医药大学	湖北中医药大学
22	推拿学☆	房 敏	王金贵	上海中医药大学	天津中医药大学
23	中医养生学	马烈光	章德林	成都中医药大学	江西中医药大学
24	中医药膳学	谢梦洲	朱天民	湖南中医药大学	成都中医药大学
25	中医食疗学	施洪飞	方 泓	南京中医药大学	上海中医药大学
26	中医气功学	章文春	魏玉龙	江西中医药大学	北京中医药大学
27	细胞生物学	赵宗江	高碧珍	北京中医药大学	福建中医药大学

序号	书 名	主 编		主编所在单位	
28	人体解剖学	邵水金		上海中医药大学	
29	组织学与胚胎学	周忠光	汪 涛	黑龙江中医药大学	天津中医药大学
30	生物化学	唐炳华		北京中医药大学	
31	生理学	赵铁建	朱大诚	广西中医药大学	江西中医药大学
32	病理学	刘春英	高维娟	辽宁中医药大学	河北中医药大学
33	免疫学基础与病原生物学	袁嘉丽	刘永琦	云南中医药大学	甘肃中医药大学
34	预防医学	史周华		山东中医药大学	
35	药理学	张硕峰	方晓艳	北京中医药大学	河南中医药大学
36	诊断学	詹华奎		成都中医药大学	
37	医学影像学	侯 键	许茂盛	成都中医药大学	浙江中医药大学
38	内科学	潘 涛	戴爱国	南京中医药大学	湖南中医药大学
39	外科学	谢建兴		广州中医药大学	
40	中西医文献检索	林丹红	孙 玲	福建中医药大学	湖北中医药大学
41	中医疫病学	张伯礼	吕文亮	天津中医药大学	湖北中医药大学
42	中医文化学	张其成	臧守虎	北京中医药大学	山东中医药大学
43	中医文献学	陈仁寿	宋咏梅	南京中医药大学	山东中医药大学
44	医学伦理学	崔瑞兰	赵 丽	山东中医药大学	北京中医药大学
45	医学生物学	詹秀琴	许 勇	南京中医药大学	成都中医药大学
46	中医全科医学概论	郭 栋	严小军	山东中医药大学	江西中医药大学
47	卫生统计学	魏高文	徐 刚	湖南中医药大学	江西中医药大学
48	中医老年病学	王 飞	张学智	成都中医药大学	北京大学医学部
49	医学遗传学	赵丕文	卫爱武	北京中医药大学	河南中医药大学
50	针刀医学	郭长青		北京中医药大学	
51	腧穴解剖学	邵水金		上海中医药大学	
52	神经解剖学	孙红梅	申国明	北京中医药大学	安徽中医药大学
53	医学免疫学	高永翔	刘永琦	成都中医药大学	甘肃中医药大学
54	神经定位诊断学	王东岩		黑龙江中医药大学	
55	中医运气学	苏 颖		长春中医药大学	
56	实验动物学	苗明三	王春田	河南中医药大学	辽宁中医药大学
57	中医医案学	姜德友	方祝元	黑龙江中医药大学	南京中医药大学
58	分子生物学	唐炳华	郑晓珂	北京中医药大学	河南中医药大学

（二）针灸推拿学专业

序号	书 名	主 编		主编所在单位	
59	局部解剖学	姜国华	李义凯	黑龙江中医药大学	南方医科大学
60	经络腧穴学☆	沈雪勇	刘存志	上海中医药大学	北京中医药大学
61	刺法灸法学☆	王富春	岳增辉	长春中医药大学	湖南中医药大学
62	针灸治疗学☆	高树中	冀来喜	山东中医药大学	山西中医药大学
63	各家针灸学说	高希言	王 威	河南中医药大学	辽宁中医药大学
64	针灸医籍选读	常小荣	张建斌	湖南中医药大学	南京中医药大学
65	实验针灸学	郭 义		天津中医药大学	

序号	书　名	主　编		主编所在单位	
66	推拿手法学☆	周运峰		河南中医药大学	
67	推拿功法学☆	吕立江		浙江中医药大学	
68	推拿治疗学☆	井夫杰	杨永刚	山东中医药大学	长春中医药大学
69	小儿推拿学	刘明军	邰先桃	长春中医药大学	云南中医药大学

（三）中西医临床医学专业

序号	书　名	主　编		主编所在单位	
70	中外医学史	王振国	徐建云	山东中医药大学	南京中医药大学
71	中西医结合内科学	陈志强	杨文明	河北中医药大学	安徽中医药大学
72	中西医结合外科学	何清湖		湖南中医药大学	
73	中西医结合妇产科学	杜惠兰		河北中医药大学	
74	中西医结合儿科学	王雪峰	郑　健	辽宁中医药大学	福建中医药大学
75	中西医结合骨伤科学	詹红生	刘　军	上海中医药大学	广州中医药大学
76	中西医结合眼科学	段俊国	毕宏生	成都中医药大学	山东中医药大学
77	中西医结合耳鼻咽喉科学	张勤修	陈文勇	成都中医药大学	广州中医药大学
78	中西医结合口腔科学	谭　劲		湖南中医药大学	
79	中药学	周祯祥	吴庆光	湖北中医药大学	广州中医药大学
80	中医基础理论	战丽彬	章文春	辽宁中医药大学	江西中医药大学
81	针灸推拿学	梁繁荣	刘明军	成都中医药大学	长春中医药大学
82	方剂学	李　冀	季旭明	黑龙江中医药大学	浙江中医药大学
83	医学心理学	李光英	张　斌	长春中医药大学	湖南中医药大学
84	中西医结合皮肤性病学	李　斌	陈达灿	上海中医药大学	广州中医药大学
85	诊断学	詹华奎	刘　潜	成都中医药大学	江西中医药大学
86	系统解剖学	武煜明	李新华	云南中医药大学	湖南中医药大学
87	生物化学	施　红	贾连群	福建中医药大学	辽宁中医药大学
88	中西医结合急救医学	方邦江	刘清泉	上海中医药大学	首都医科大学
89	中西医结合肛肠病学	何永恒		湖南中医药大学	
90	生理学	朱大诚	徐　颖	江西中医药大学	上海中医药大学
91	病理学	刘春英	姜希娟	辽宁中医药大学	天津中医药大学
92	中西医结合肿瘤学	程海波	贾立群	南京中医药大学	北京中医药大学
93	中西医结合传染病学	李素云	孙克伟	河南中医药大学	湖南中医药大学

（四）中药学类专业

序号	书　名	主　编		主编所在单位	
94	中医学基础	陈　晶	程海波	黑龙江中医药大学	南京中医药大学
95	高等数学	李秀昌	邵建华	长春中医药大学	上海中医药大学
96	中医药统计学	何　雁		江西中医药大学	
97	物理学	章新友	侯俊玲	江西中医药大学	北京中医药大学
98	无机化学	杨怀霞	吴培云	河南中医药大学	安徽中医药大学
99	有机化学	林　辉		广州中医药大学	
100	分析化学（上）（化学分析）	张　凌		江西中医药大学	

序号	书 名	主 编		主编所在单位	
101	分析化学（下）（仪器分析）	王淑美		广东药科大学	
102	物理化学	刘 雄	王颖莉	甘肃中医药大学	山西中医药大学
103	临床中药学☆	周祯祥	唐德才	湖北中医药大学	南京中医药大学
104	方剂学	贾 波	许二平	成都中医药大学	河南中医药大学
105	中药药剂学☆	杨 明		江西中医药大学	
106	中药鉴定学☆	康廷国	闫永红	辽宁中医药大学	北京中医药大学
107	中药药理学☆	彭 成		成都中医药大学	
108	中药拉丁语	李 峰	马 琳	山东中医药大学	天津中医药大学
109	药用植物学☆	刘春生	谷 巍	北京中医药大学	南京中医药大学
110	中药炮制学☆	钟凌云		江西中医药大学	
111	中药分析学☆	梁生旺	张 彤	广东药科大学	上海中医药大学
112	中药化学☆	匡海学	冯卫生	黑龙江中医药大学	河南中医药大学
113	中药制药工程原理与设备	周长征		山东中医药大学	
114	药事管理学☆	刘红宁		江西中医药大学	
115	本草典籍选读	彭代银	陈仁寿	安徽中医药大学	南京中医药大学
116	中药制药分离工程	朱卫丰		江西中医药大学	
117	中药制药设备与车间设计	李 正		天津中医药大学	
118	药用植物栽培学	张永清		山东中医药大学	
119	中药资源学	马云桐		成都中医药大学	
120	中药产品与开发	孟宪生		辽宁中医药大学	
121	中药加工与炮制学	王秋红		广东药科大学	
122	人体形态学	武煜明	游言文	云南中医药大学	河南中医药大学
123	生理学基础	于远望		陕西中医药大学	
124	病理学基础	王 谦		北京中医药大学	
125	解剖生理学	李新华	于远望	湖南中医药大学	陕西中医药大学
126	微生物学与免疫学	袁嘉丽	刘永琦	云南中医药大学	甘肃中医药大学
127	线性代数	李秀昌		长春中医药大学	
128	中药新药研发学	张永萍	王利胜	贵州中医药大学	广州中医药大学
129	中药安全与合理应用导论	张 冰		北京中医药大学	
130	中药商品学	闫永红	蒋桂华	北京中医药大学	成都中医药大学

（五）药学类专业

序号	书 名	主 编		主编所在单位	
131	药用高分子材料学	刘 文		贵州医科大学	
132	中成药学	张金莲	陈 军	江西中医药大学	南京中医药大学
133	制药工艺学	王 沛	赵 鹏	长春中医药大学	陕西中医药大学
134	生物药剂学与药物动力学	龚慕辛	贺福元	首都医科大学	湖南中医药大学
135	生药学	王喜军	陈随清	黑龙江中医药大学	河南中医药大学
136	药学文献检索	章新友	黄必胜	江西中医药大学	湖北中医药大学
137	天然药物化学	邱 峰	廖尚高	天津中医药大学	贵州医科大学
138	药物合成反应	李念光	方 方	南京中医药大学	安徽中医药大学

序号	书 名	主 编		主编所在单位	
139	分子生药学	刘春生	袁 媛	北京中医药大学	中国中医科学院
140	药用辅料学	王世宇	关志宇	成都中医药大学	江西中医药大学
141	物理药剂学	吴 清		北京中医药大学	
142	药剂学	李范珠	冯年平	浙江中医药大学	上海中医药大学
143	药物分析	俞 捷	姚卫峰	云南中医药大学	南京中医药大学

（六）护理学专业

序号	书 名	主 编		主编所在单位	
144	中医护理学基础	徐桂华	胡 慧	南京中医药大学	湖北中医药大学
145	护理学导论	穆 欣	马小琴	黑龙江中医药大学	浙江中医药大学
146	护理学基础	杨巧菊		河南中医药大学	
147	护理专业英语	刘红霞	刘 娅	北京中医药大学	湖北中医药大学
148	护理美学	余雨枫		成都中医药大学	
149	健康评估	阚丽君	张玉芳	黑龙江中医药大学	山东中医药大学
150	护理心理学	郝玉芳		北京中医药大学	
151	护理伦理学	崔瑞兰		山东中医药大学	
152	内科护理学	陈 燕	孙志岭	湖南中医药大学	南京中医药大学
153	外科护理学	陆静波	蔡恩丽	上海中医药大学	云南中医药大学
154	妇产科护理学	冯 进	王丽芹	湖南中医药大学	黑龙江中医药大学
155	儿科护理学	肖洪玲	陈偶英	安徽中医药大学	湖南中医药大学
156	五官科护理学	喻京生		湖南中医药大学	
157	老年护理学	王 燕	高 静	天津中医药大学	成都中医药大学
158	急救护理学	吕 静	卢根娣	长春中医药大学	上海中医药大学
159	康复护理学	陈锦秀	汤继芹	福建中医药大学	山东中医药大学
160	社区护理学	沈翠珍	王诗源	浙江中医药大学	山东中医药大学
161	中医临床护理学	裘秀月	刘建军	浙江中医药大学	江西中医药大学
162	护理管理学	全小明	柏亚妹	广州中医药大学	南京中医药大学
163	医学营养学	聂 宏	李艳玲	黑龙江中医药大学	天津中医药大学
164	安宁疗护	邸淑珍	陆静波	河北中医药大学	上海中医药大学
165	护理健康教育	王 芳		成都中医药大学	
166	护理教育学	聂 宏	杨巧菊	黑龙江中医药大学	河南中医药大学

（七）公共课

序号	书 名	主 编		主编所在单位	
167	中医学概论	储全根	胡志希	安徽中医药大学	湖南中医药大学
168	传统体育	吴志坤	邵玉萍	上海中医药大学	湖北中医药大学
169	科研思路与方法	刘 涛	商洪才	南京中医药大学	北京中医药大学
170	大学生职业发展规划	石作荣	李 玮	山东中医药大学	北京中医药大学
171	大学计算机基础教程	叶 青		江西中医药大学	
172	大学生就业指导	曹世奎	张光霁	长春中医药大学	浙江中医药大学

序号	书名	主编		主编所在单位	
173	医患沟通技能	王自润	殷越	大同大学	黑龙江中医药大学
174	基础医学概论	刘黎青	朱大诚	山东中医药大学	江西中医药大学
175	国学经典导读	胡真	王明强	湖北中医药大学	南京中医药大学
176	临床医学概论	潘涛	付滨	南京中医药大学	天津中医药大学
177	Visual Basic 程序设计教程	闫朝升	曹慧	黑龙江中医药大学	山东中医药大学
178	SPSS 统计分析教程	刘仁权		北京中医药大学	
179	医学图形图像处理	章新友	孟昭鹏	江西中医药大学	天津中医药大学
180	医药数据库系统原理与应用	杜建强	胡孔法	江西中医药大学	南京中医药大学
181	医药数据管理与可视化分析	马星光		北京中医药大学	
182	中医药统计学与软件应用	史周华	何雁	山东中医药大学	江西中医药大学

（八）中医骨伤科学专业

序号	书名	主编		主编所在单位	
183	中医骨伤科学基础	李楠	李刚	福建中医药大学	山东中医药大学
184	骨伤解剖学	侯德才	姜国华	辽宁中医药大学	黑龙江中医药大学
185	骨伤影像学	栾金红	郭会利	黑龙江中医药大学	河南中医药大学洛阳平乐正骨学院
186	中医正骨学	冷向阳	马勇	长春中医药大学	南京中医药大学
187	中医筋伤学	周红海	于栋	广西中医药大学	北京中医药大学
188	中医骨病学	徐展望	郑福增	山东中医药大学	河南中医药大学
189	创伤急救学	毕荣修	李无阴	山东中医药大学	河南中医药大学洛阳平乐正骨学院
190	骨伤手术学	童培建	曾意荣	浙江中医药大学	广州中医药大学

（九）中医养生学专业

序号	书名	主编		主编所在单位	
191	中医养生文献学	蒋力生	王平	江西中医药大学	湖北中医药大学
192	中医治未病学概论	陈涤平		南京中医药大学	
193	中医饮食养生学	方泓		上海中医药大学	
194	中医养生方法技术学	顾一煌	王金贵	南京中医药大学	天津中医药大学
195	中医养生学导论	马烈光	樊旭	成都中医药大学	辽宁中医药大学
196	中医运动养生学	章文春	邬建卫	江西中医药大学	成都中医药大学

（十）管理学类专业

序号	书名	主编		主编所在单位	
197	卫生法学	田侃	冯秀云	南京中医药大学	山东中医药大学
198	社会医学	王素珍	杨义	江西中医药大学	成都中医药大学
199	管理学基础	徐爱军		南京中医药大学	
200	卫生经济学	陈永成	欧阳静	江西中医药大学	陕西中医药大学
201	医院管理学	王志伟	翟理祥	北京中医药大学	广东药科大学
202	医药人力资源管理	曹世奎		长春中医药大学	
203	公共关系学	关晓光		黑龙江中医药大学	

序号	书　名	主　编		主编所在单位	
204	卫生管理学	乔学斌	王长青	南京中医药大学	南京医科大学
205	管理心理学	刘鲁蓉	曾　智	成都中医药大学	南京中医药大学
206	医药商品学	徐　晶		辽宁中医药大学	

（十一）康复医学类专业

序号	书　名	主　编		主编所在单位	
207	中医康复学	王瑞辉	冯晓东	陕西中医药大学	河南中医药大学
208	康复评定学	张　泓	陶　静	湖南中医药大学	福建中医药大学
209	临床康复学	朱路文	公维军	黑龙江中医药大学	首都医科大学
210	康复医学导论	唐　强	严兴科	黑龙江中医药大学	甘肃中医药大学
211	言语治疗学	汤继芹		山东中医药大学	
212	康复医学	张　宏	苏友新	上海中医药大学	福建中医药大学
213	运动医学	潘华山	王　艳	广东潮州卫生健康职业学院	黑龙江中医药大学
214	作业治疗学	胡　军	艾　坤	上海中医药大学	湖南中医药大学
215	物理治疗学	金荣疆	王　磊	成都中医药大学	南京中医药大学